메디컬코리아
Medical Korea

MARTINI'S ATLAS of the HUMAN BODY

Frederic H. Martini, Ph.D.

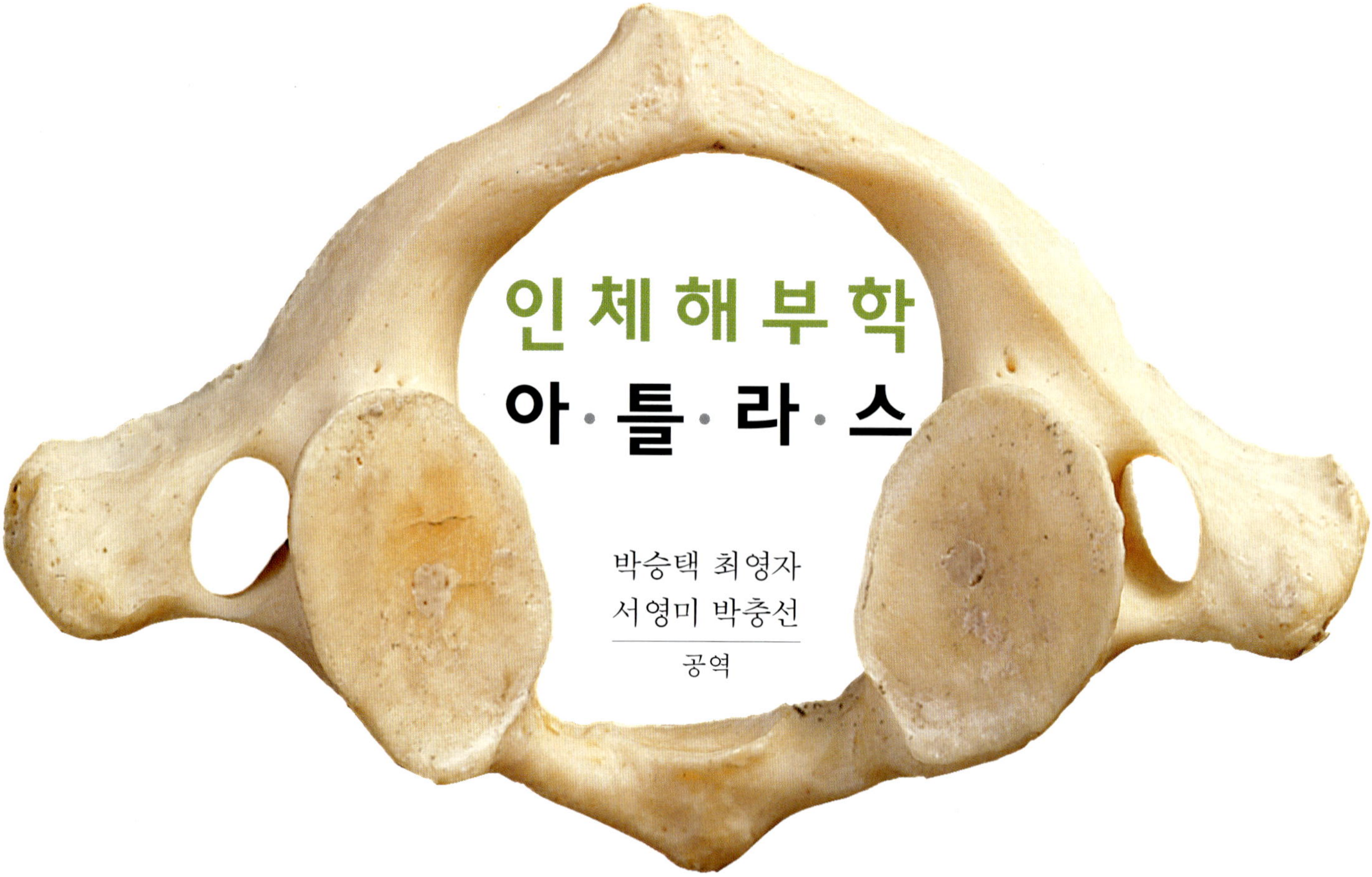

인체해부학 아·틀·라·스

박승택 최영자
서영미 박충선
공역

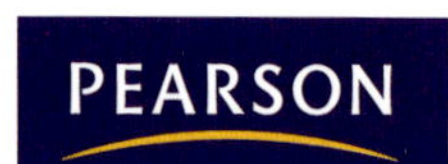

San Francisco Boston New York
Capetown Hong Kong London Madrid Mexico City
Montreal Munich Paris Singapore Sidney Tokyo Toronto

Authorized Translation from the English language edition, entitled MARTINI' S ATLAS OF THE HUMAN BODY FOR FUNDAMENTALS OF ANATOMY & PHYSIOLOGY (COMPONENT), 8th Edition by MARTINI, FREDERIC H., published by Pearson Education, Inc, publishing as Benjamin Cummings, Copyright © 2009

All rights reserved. No part of this book may be reproduced or transmitted in any form or by any means, electronic or mechanical, including photocopying, recording or by any information storage retrieval system, without permission from Pearson Education, Inc.

KOREAN language edition published by PEARSON EDUCATION KOREA LTD and MEDICAL KOREA, Copyright © 2010

Benjamin Cummings
is an imprint of

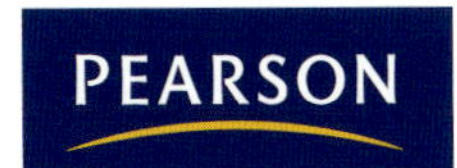

저자 서문

해부학과 생리학과정을 학생들에게 소개하는 경우 가끔 해설적인 해부학적 예시를 제시하는 것이 아무런 혼란없이 중요한 정보를 알려주는 가장 좋은 방법이다. 어떻든, 해부학을 진실로 이해하기 위해서는 대개 훨씬 복잡한 '진실세계' 의 해부학과 관련된 해설적인 실례와 연관시키는 것이 무엇보다도 중요하다. 예를 들면, 단지 혈관과 골격구조만이 있는 영상에서 주된 동맥들의 분포를 배우는 것은 쉬운 일이다. 그러나 이같은 개념에 의한 학습방법은 실제로 사체실습이나 또는 병원응급상황시에 이를 응용하거나 해석하는데 있어서는 어려움이 따를 수 있다. 이 경우 우선적으로 대처할 수 있는 가장 좋은 해결방법은 사체해부사진이나 또는 의학적 영상과 같은 실제 영상에 대한 해설적인 그림이 수록되어 있는 교과서를 펼쳐보는 것이다. 실제로 저자가 집필한 교과서들에는 위와 같은 수많은 그림들이 수록되어 있다. 그러나 넓은 의미로 볼 때 교과서에 수록된 모든 구조나 체계들이 한편은 비실질적이거나 또는 너무 자료가 방대할 수 있다는 것이다. 그 이유는, 무엇보다도, 교과서에 동일한 사진들이 수없이 반복되어 나타난다는 점이다. 예를 들면, 해부된 전완의 동일한 영상이 뼈를 비롯하여 근육, 신경, 동맥, 정맥 및 림프관에 따른 각각의 실례와 함께 반복되어 실려져 있다. 물론, 크면서도 많은 영상들이 이해를 높인다는 의견 때문에 부득이 이러한 중복이 허용된다고 할지라도 교과서에 실려진 실례의 크기를 반으로 줄이지 않는 한 교과서의 부피는 배가 될 수 밖에 없다.

본 Atlas는 이러한 문제를 해결하기 위하여 교과서에 있는 간결하고도 선명한 도식적인 도해만을 삽입하여 해부영상과 의학적 영상의 진실세계와 쉽게 연관되어 질 수 있도록 편집되었다. 또한, 이 책은 *Fundamentals of Anatomy & Physiology*(제8판)에 있는 해부학적 도해를 담고 있으며 동시에 교과서 안에 있는 그림제목들은 본 Atlas에 수록되어 있는 관련된 수많은 도해와 연관되어 있도록 하였다. 이와 더불어 교과서와 본 Atlas는 인체의 해부에 관하여 매우 이해하기 쉽도록 되어 있으며 동시에 고도의 생생한 영상배열도 수록하였다.

이같은 맥락에서, 본 Atlas는 이해를 돕기 위한 연속적인 영상은 물론, *Martini/Timmons/Tallitsch Human Anatomy; Martini/Bartholomew Essentials of Anatomy & Physiology; Martini Anatomy & Physiology*를 포함한 본 저자의 다른 교과서들과 상호 유용하게 보완적 역할을 할 수 있도록 편집되었다.

본 Atlas에 있는 영상들은 인체부위별로 체계화 되어 있다. 인체의 중요부위에서는 진단적 의학영상을 사체해부영상과 함께 동시에 실었는데 이는 개개인이 더욱 깊이 있는 공부를 하는데 있어 도움을 주기 위해서다. 다시 말해서, 도식적인 도해(교과서 내)로부터 해부실습실의 사체해부로, 또한 부동사체로부터 살아있는 사람의 의학적 영상으로 각각 전환시켜 줄 수 있도록 하였다.

본 Atlas는 또한 인체발생학에 대한 시각적인 요약을 수록하고 있다. 발생학의 주요 화제의 적용은 시간적, 심층적으로 수업에 따라 광범위하게 변화될 수 있다. 즉, 어떤 강사는 주요 화제를 각 계통의 토의를 위하여 개개의 인체계통의 배아발생을 총체적으로 다루는데 적용하는 반면에, 또 어떤 사람들은 강의의 마지막 과정을 부각시키는데 적용하기도 하며 또는 단지 시작과 마지막 과정을 단층적으로 짧게 설명하는데 적

저자 서문

용하기도 한다. 적용이 어떻든, 해부학적 발생에 있어서 중추적인 사건을 이해하는 데에는 일반적으로 삼차원적 공간에서 일어나는 사건을 시각적으로 표현할 수 있는 능력이 필요하다는 견해가 있어 왔다. 따라서, 본 Atlas의 발생학 요약 단위에서는 해석적 그림으로 각각 묘사한 것을 시각적 설명과 함께 덧붙였다. 또한, 발생학 과정을 공부하면서 필요한 화제나 인체계통에 대한 확인이 필요한 경우 발생학 요약에 있는 보조단위를 참고할 수 있도록 하였다.

끝으로, 본 Atlas를 편찬하는데 있어서 세계적으로 뛰어난 해부학 사진기사로 알려진 Ralph Hutchings씨와 함께 일할 수 있어 매우 영광스럽게 생각하며, 또한 복잡한 그림의 표시와 발생학 요약의 편찬을 도와주면서 나와 함께 일해 준 훌륭하고 창의적인 의학삽화가인 William Ober박사와 Claire Garrison씨에게 감사드린다. 또한, 지난 3년 이상 본 Atlas를 재편성하고 발전시키는데 많은 제언을 아끼지 않은 모든 직원 여러분들께도 감사드린다.

본 저자는 본 Atlas가 여러분이 공부하는데 많은 도움이 되기를 바라며 만약 이 책에 대한 지도편달이나 도움말이 있으면 아래주소로 연락주기 바란다.

Frederic H. Martini
martini@maui.net

옮긴이 머리말

본 실습서는 인체를 공부하는 보건의약계열을 비롯하여 인체와 관련된 모든 분야에 종사하고 있는 사람들이 인체해부학을 공부하는데 있어 필수적인 실습지침서의 하나이다. 몇 년전만 해도 해부학실습에 대한 지침서는 국내에서 편찬된 저서가 매우 드물었기 때문에 대부분 외국에서 편찬된 원본을 그대로 사용하였거나 또는 이를 약간 수정보완하여 사용한 경우가 많았다. 그러나 인체해부학에 대한 관심이 점차 높아짐에 따라 해부학실습이 또한 중요한 필수과정으로 부각되면서 이에 대한 필요성이 급증하게 되었다. 특히, 해부학은 이론도 중요하지만 이에 못지 않게 이론을 확인검정할 수 있는 해부실습은 그 무엇보다도 중요하다는 것은 이미 잘 알려진 사실이다. 그러나 해부실습을 하는 데에 있어 가장 어려운 문제점의 하나는 실제 인체해부에 필요한 사체 확보가 그 무엇보다도 어렵다는 것이다. 그 이유의 하나는 통상적인 사회적 정서로 볼 때 실습을 위한 사체를 쉽게 확보하기가 어려운 실정에 있는 것은 사실이다. 따라서 실제로 사체 실습과 동일한 효과를 획득할 수 있는 방법의 하나는 학문적으로 체계화된 사체해부의 실제사진이나 삽화가 들어 있는 해부실습서를 통하여 반복학습을 하는 길이다. 더욱이 실제 해부실습에 임한 경우에도 부위별에 대한 정확한 지식을 습득하기 위하여 골격계통이나 근육계통, 신경계통 등 각 인체계통에 대한 다양한 지식과 선명한 영상 및 정확하고도 자세한 부위별 설명이 필수적이다. 이러한 이유에서 본 실습서는 중요한 문답형태의 많고도 다양한 문제를 관련 그림과 함께 수록하였으며 각 계통의 구조물의 설명에는 신용어와 구용어 및 영문순으로 기록하였다. 그 무엇보다도 Frederie H. Martini의 저서인 'Atlas of the Human Body' 를 직접 번역한 인체도보를 함께 첨가함으로서 실제 해부실습시 각 기관에 대한 정확하고도 풍부한 지식은 물론이고, 실습서만으로도 실제의 해부실습과 동일한 생생한 학습효과를 느낄수 있게 하였다는 것이 본 실습서의 특징이다. 본 실습서의 내용에 대한 충실성을 기하기 위하여 많은 노력을 기울였으나 아직도 부족하고 미흡한 점에 대해서는 조금씩 수정, 보완하여 나가겠으며 이에 대한 많은 조언을 바란다.

끝으로 이 책의 출판을 기꺼이 허락해 주신 메디컬코리아 김기봉 사장님께 깊이 감사드리며 또한 어려운 여건속에서도 모든 정성과 열성을 다하여 열심히 도와주신 출판사 모든 임직원 여러분께 진심어린 감사를 드린다.

2010년 2월

저자 일동

차례 Contents

복부골반강 Abdominopelvic Cavity

요생식해부학 Urogenital Anatomy

골반 및 하지 Pelvis and Lower Limbs

태아발달 Fetal Development

발생학 요약 EMBRYOLOGY SUMMARIES

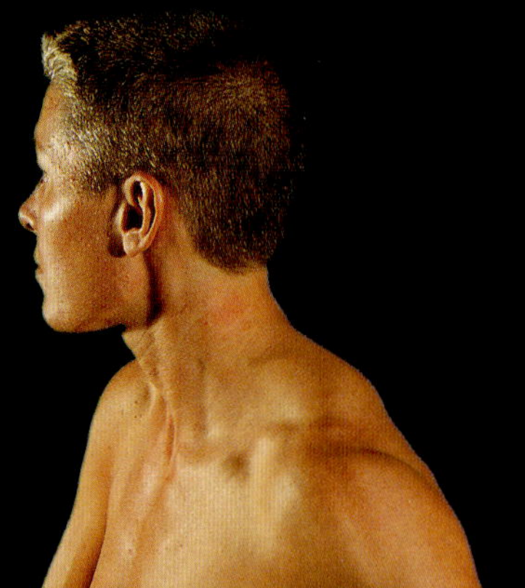

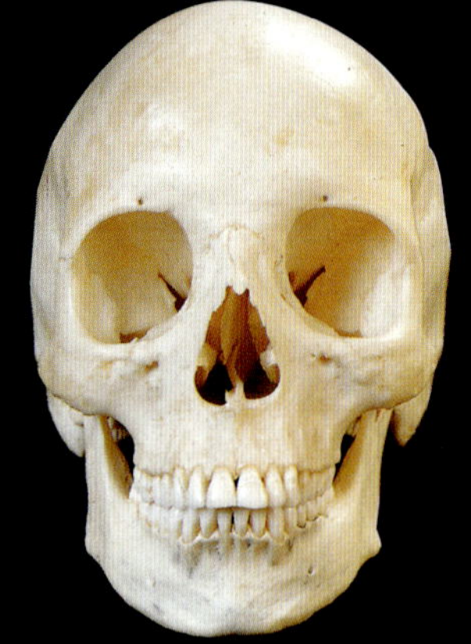

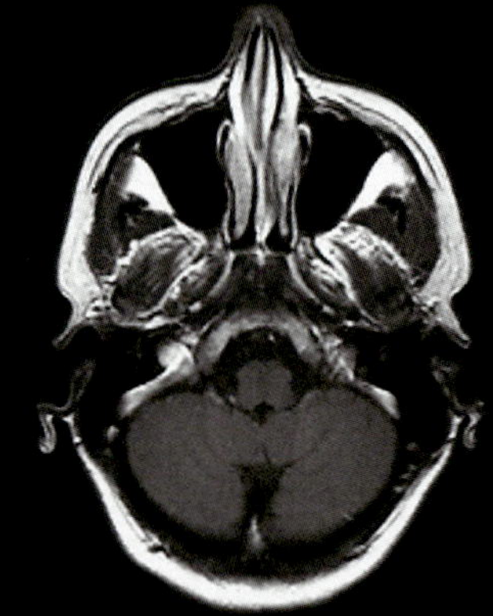

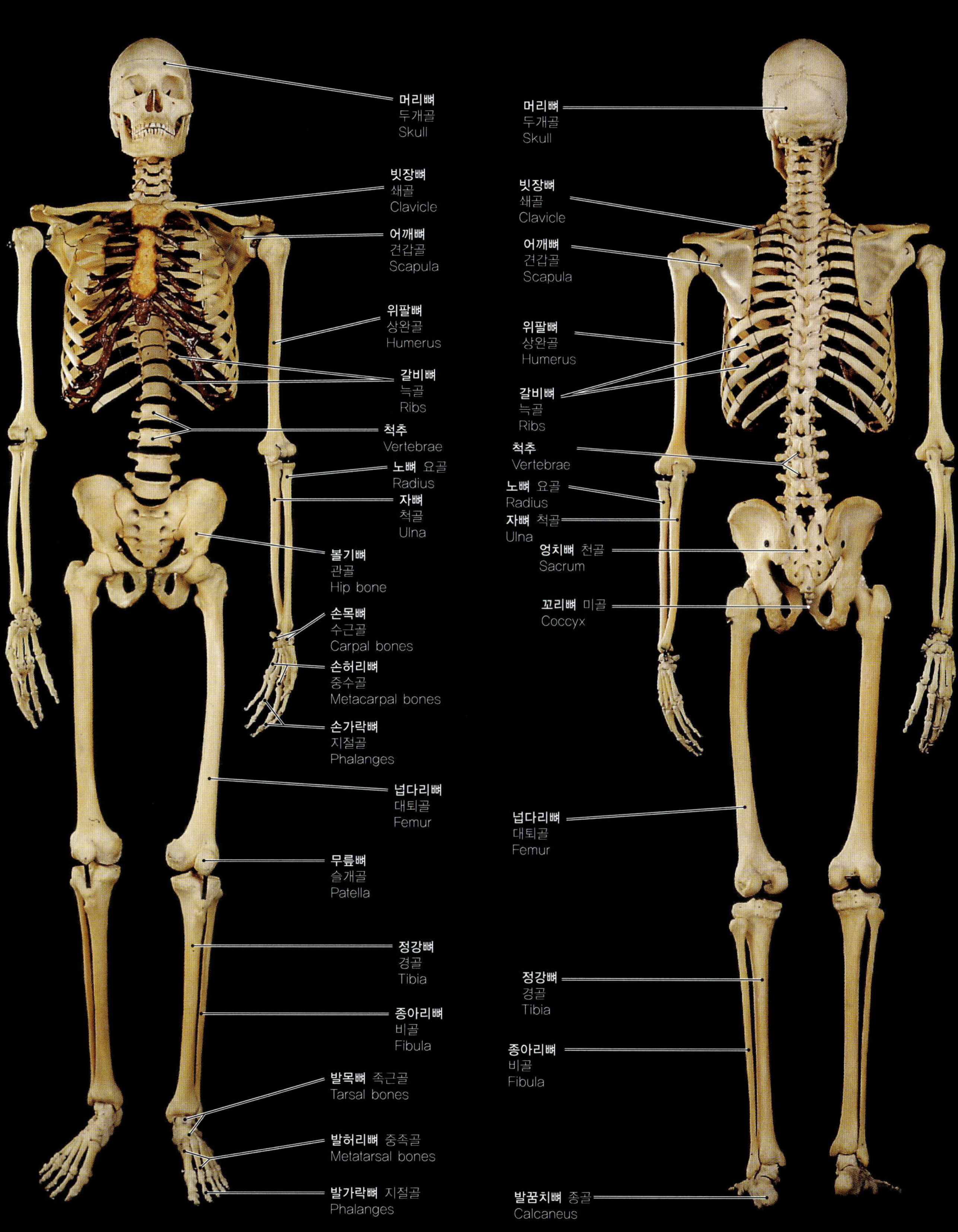

그림 1a 골격 전면

그림 1b 골격 후면

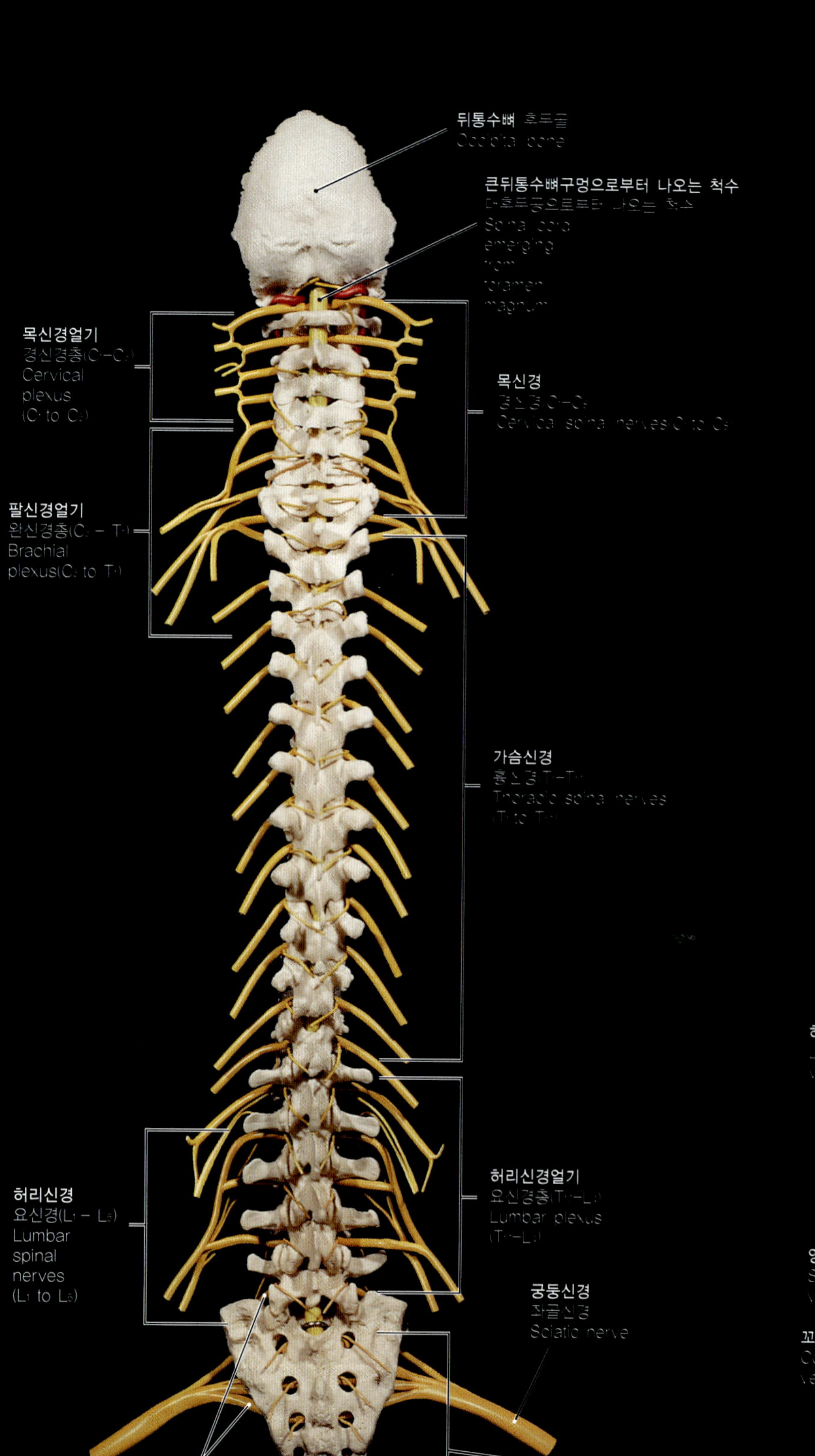

뒤통수뼈 후두골
Occipital bone
큰뒤통수뼈구멍으로부터 나오는 척수
대후두공으로부터 나오는 척수
Spinal cord emerging from foramen magnum
목신경얼기
경신경총(C_1–C_4)
Cervical plexus (C_1 to C_4)
목신경
경신경(C_1–C_8)
Cervical spinal nerves(C_1 to C_8)
팔신경얼기
완신경총(C_5 – T_1)
Brachial plexus(C_5 to T_1)
가슴신경
흉신경(T_1–T_{12})
Thoracic spinal nerves (T_1 to T_{12})
허리신경
요신경(L_1 – L_5)
Lumbar spinal nerves (L_1 to L_5)
허리신경얼기
요신경총(T_{12}–L_4)
Lumbar plexus (T_{12}–L_4)
궁둥신경
좌골신경
Sciatic nerve
엉치신경얼기
천골신경총(L_4 – S_4)
Sacral plexus(L_4 – S_4)
꼬리신경
미골신경(Co_1)
Coccygeal nerves(Co_1)
엉치뼈구멍으로부터 나오는 엉치신경(S_1–S_5)
천골공으로부터 나오는 천골신경(S_1–S_5)
Sacralspinalnerves($S_1$to S_5)emerging from sacral foramina
목뼈
등뼈
허리뼈
Lumbar vertebrae
엉치뼈
Sacral vertebrae
꼬리뼈
Coccygeal vertebrae

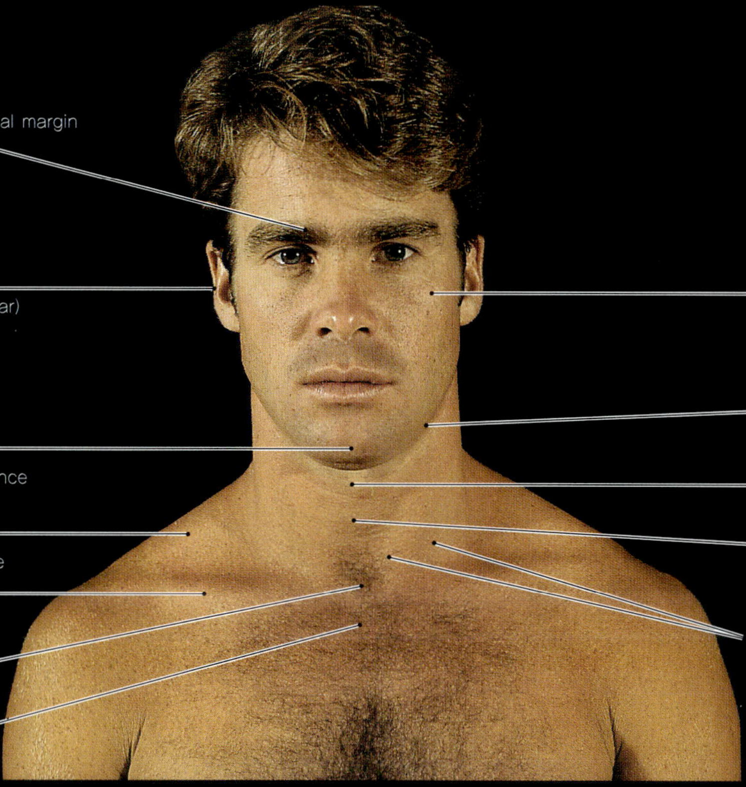

눈확위모서리
상안와연 Supraorbital margin
귀바퀴(바깥귀)
이개(외이)
Auricle(external ear)
광대뼈
관골(권골) Zygomatic bone
아래턱뼈의 몸통
하악골체
Body of mandible
턱끝융기
이융기
Mental protuberance
방패연골
갑상연골
Thyroid cartilage
등세모근
승모근
Trapezius muscle
반지연골
윤상연골 Cricoid cartilage
빗장뼈
쇄골 Clavicle
목빗근(빗장뼈머리 및 복장뼈머리)
흉쇄유돌근 Sternocleidomastoid muscle
(쇄골두 및 흉골두 clavicular head and
sternal head)
복장위패임
흉골상절흔
Suprasternal notch
복장뼈 흉골 Sternum
(복장뼈자루 흉골병 manubrium)

그림 3a 머리와 목의 표면해부학 앞면(두부와 경부의 표면해부학, 전면)

턱뼈각
하악각 Angle of mandible
턱밑샘과 턱밑림프절의 만나는 점
악하선과 악하림프절의 촉지부위
Site for palpation of
submandibular gland
and submandibular
lymph nodes
앞목삼각의 구분요점
전경삼각의 구분요점
SHT = 목뿔뼈위삼각 설골상삼각
Suprahyoid triangle
SMT = 아래턱삼각 악하삼각
Submandibular triangle
SCT = 위목동맥삼각 상경동맥삼각
Superiorcarotid triangle
ICT = 아래목동맥삼각 하경동맥삼각
Inferior carotid triangle
목뿔뼈
설골
Hyoid bone
등세모근
승모근
Trapezius muscle
방패연골
갑상연골
Thyroid cartilage
빗장뼈위오목
쇄골상와
Supraclavicular fossa
앞목삼각 전경삼각
Anterior cervical triangle
복장위패임
흉골상절흔
Suprasternal notch
SHT
SMT
SCT
ICT
꼭지돌기
유양돌기 Mastoid process
복장빗장꼭지부분 흉쇄유돌부
Sternocleidomastoid region
목동맥박동촉지부위
경동맥박동 촉지부위
Site for palpation of carotid pulse
넓은목근 아래의 바깥목정맥
광경근 아래의 외경정맥
External jugular vein
beneath platysma
목뒤삼각 후경삼각
Posterior cervical triangle
팔신경얼기의 시작 완신경총의 기시
Origin of brachial plexus
봉우리 견봉 Acromion
빗장뼈 쇄골 Clavicle
빗장뼈위삼각 쇄골상삼각
Supraclavicular triangle
목빗근(빗장뼈머리[가쪽] 및
복장뼈머리 안쪽)
흉쇄유돌근(쇄골두[외측] 및 흉골두[내측])
Sternocleidomastoid
muscle (clavicular
head[lateral] and sternal head
[medial])

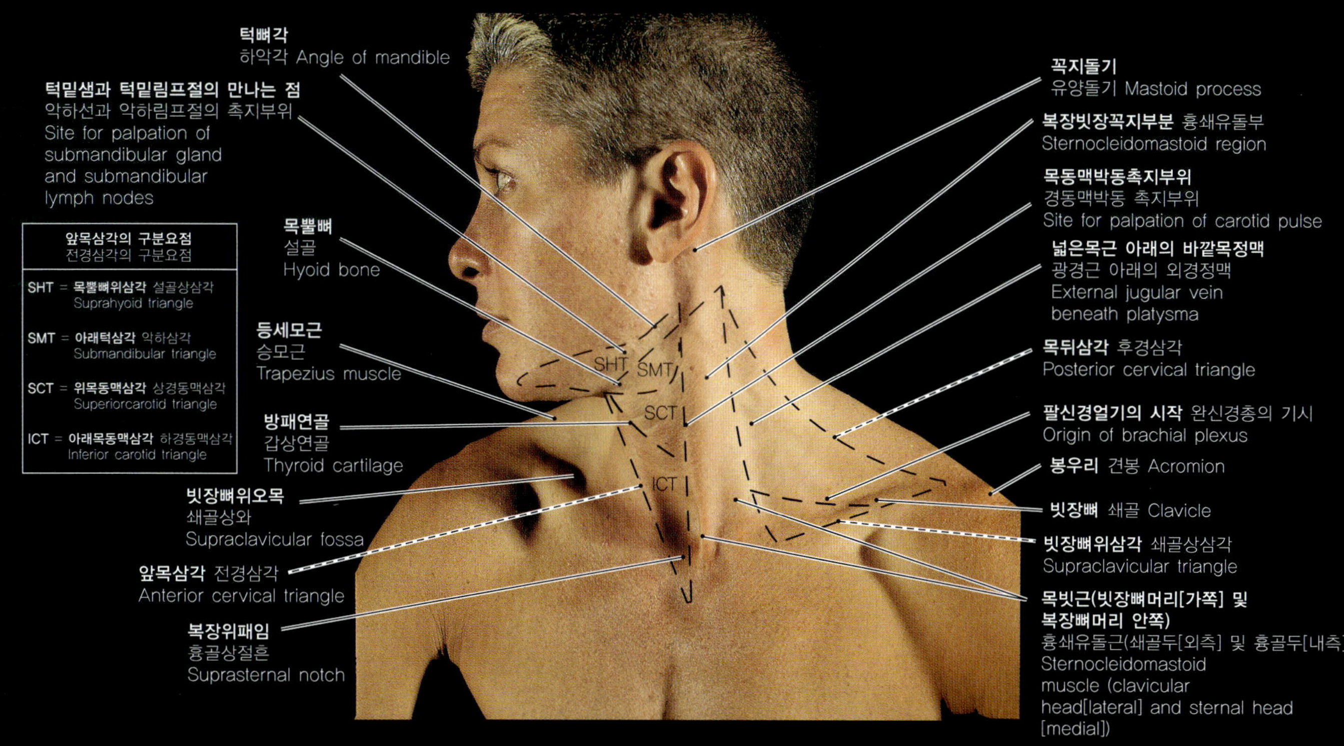

그림 3b 목삼각(경삼각)

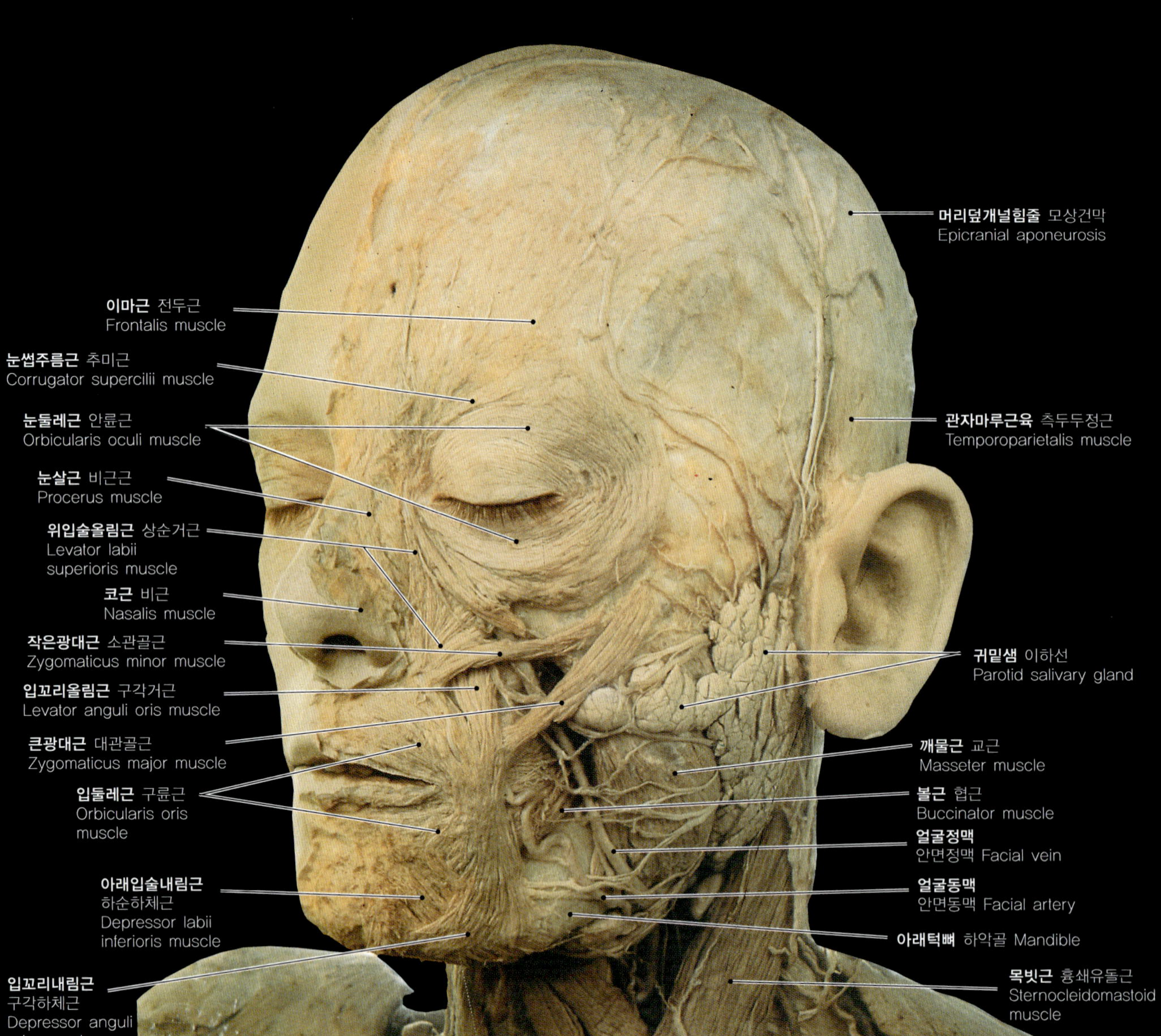
머리덮개널힘줄 모상건막
Epicranial aponeurosis
이마근 전두근
Frontalis muscle
눈썹주름근 추미근
Corrugator supercilii muscle
눈둘레근 안륜근
Orbicularis oculi muscle
관자마루근육 측두두정근
Temporoparietalis muscle
눈살근 비근근
Procerus muscle
위입술올림근 상순거근
Levator labii superioris muscle
코근 비근
Nasalis muscle
작은광대근 소관골근
Zygomaticus minor muscle
귀밑샘 이하선
Parotid salivary gland
입꼬리올림근 구각거근
Levator anguli oris muscle
큰광대근 대관골근
Zygomaticus major muscle
깨물근 교근
Masseter muscle
입둘레근 구륜근
Orbicularis oris muscle
볼근 협근
Buccinator muscle
얼굴정맥
안면정맥 Facial vein
아래입술내림근
하순하체근
Depressor labii inferioris muscle
얼굴동맥
안면동맥 Facial artery
아래턱뼈 하악골 Mandible
입꼬리내림근
구각하체근
Depressor anguli oris muscle
목빗근 흉쇄유돌근
Sternocleidomastoid muscle

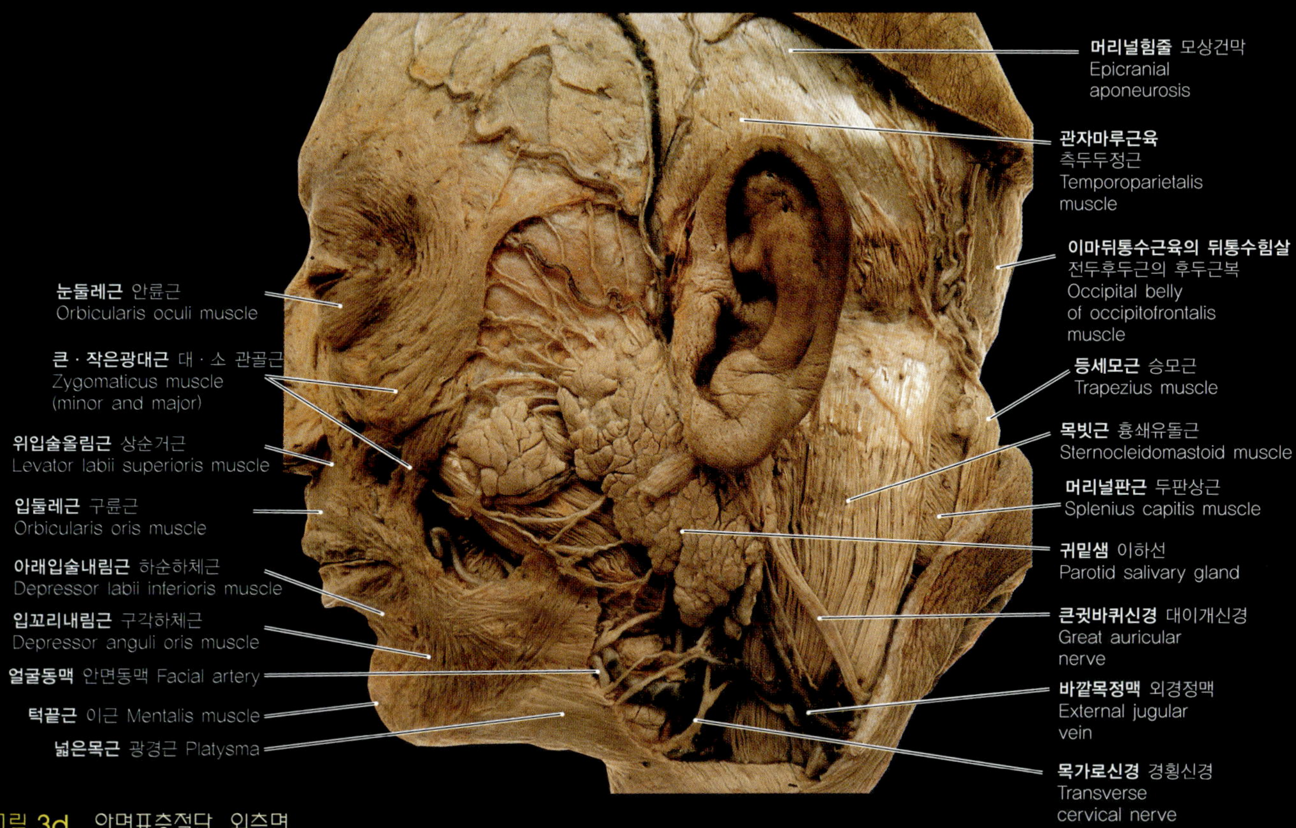

그림 3d 안면표층절단, 외측면

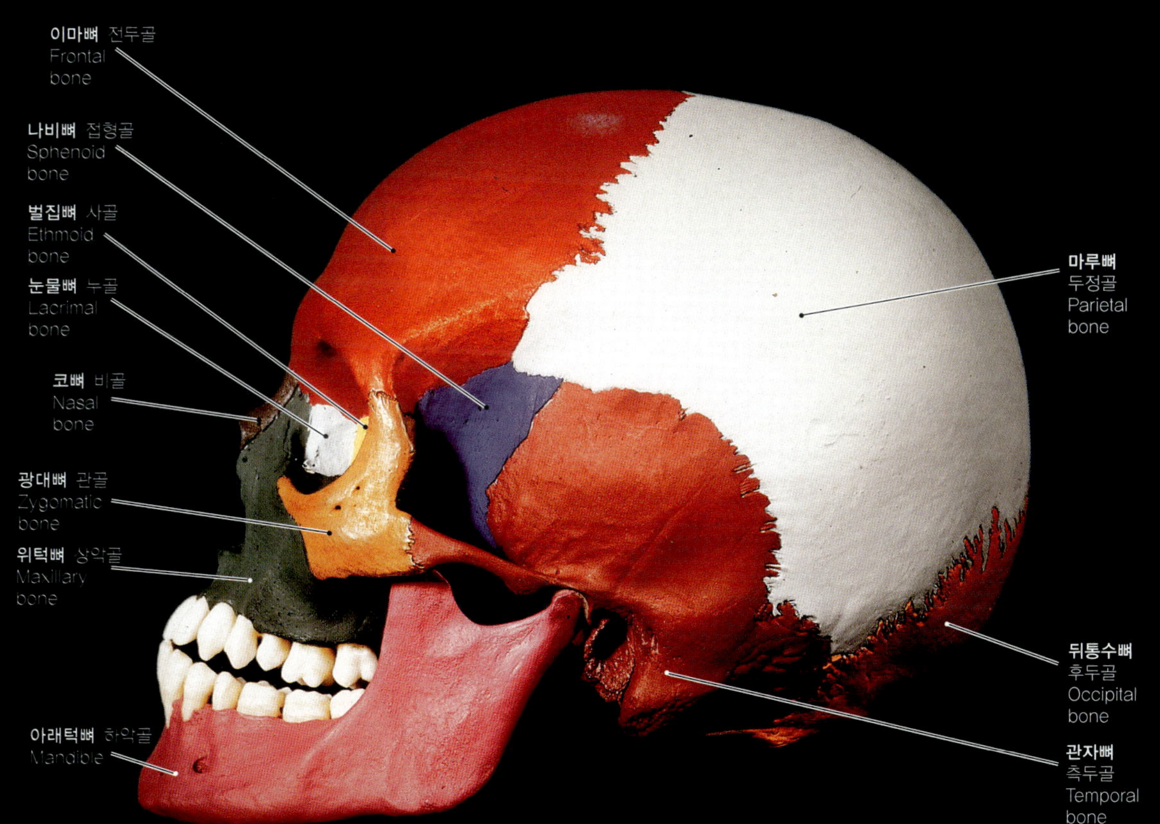

그림 4a 색칠한 머리뼈(두개골), 가쪽면(외측면)

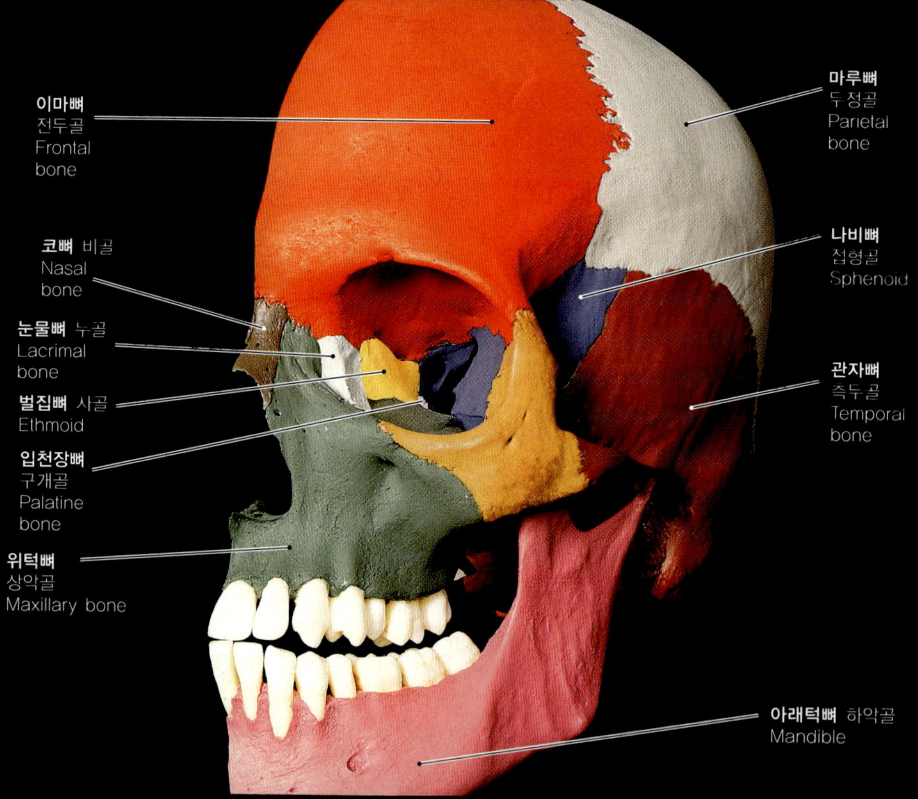

이마뼈
전두골
Frontal
bone
코뼈 비골
Nasal
bone
눈물뼈 누골
Lacrimal
bone
벌집뼈 사골
Ethmoid
입천장뼈
구개골
Palatine
bone
위턱뼈
상악골
Maxillary bone
마루뼈
두정골
Parietal
bone
나비뼈
접형골
Sphenoid
관자뼈
측두골
Temporal
bone
아래턱뼈 하악골
Mandible

그림 4b 색칠한 머리뼈(두개골), 앞가쪽면(전외측면)

이마뼈 전두골
Frontal bone
이마뼈굴 전두동
Frontal sinus
볏돌기(계관) 벌집뼈 사골
Crista galli
(ethmoid)
위코선반뼈(벌집뼈)
상비갑개(사골)
Superior nasal
concha (ethmoid)
중간코선반뼈(벌집뼈)
중비갑개(사골)
Middle nasal concha
(ethmoid)
아래코선반뼈 하비갑개
Inferior nasal concha
위턱뼈 상악골
Maxillary bone
입천장뼈 구개골
Palatine bone
마루뼈 두정골
Parietal bone
나비뼈 접형골
Sphenoid bone

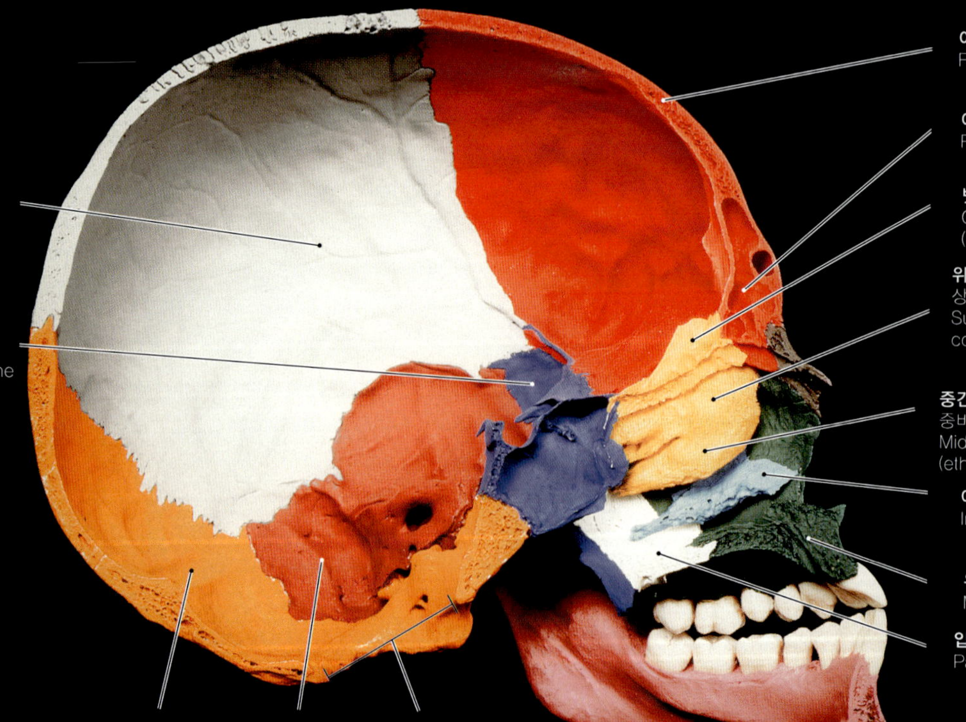

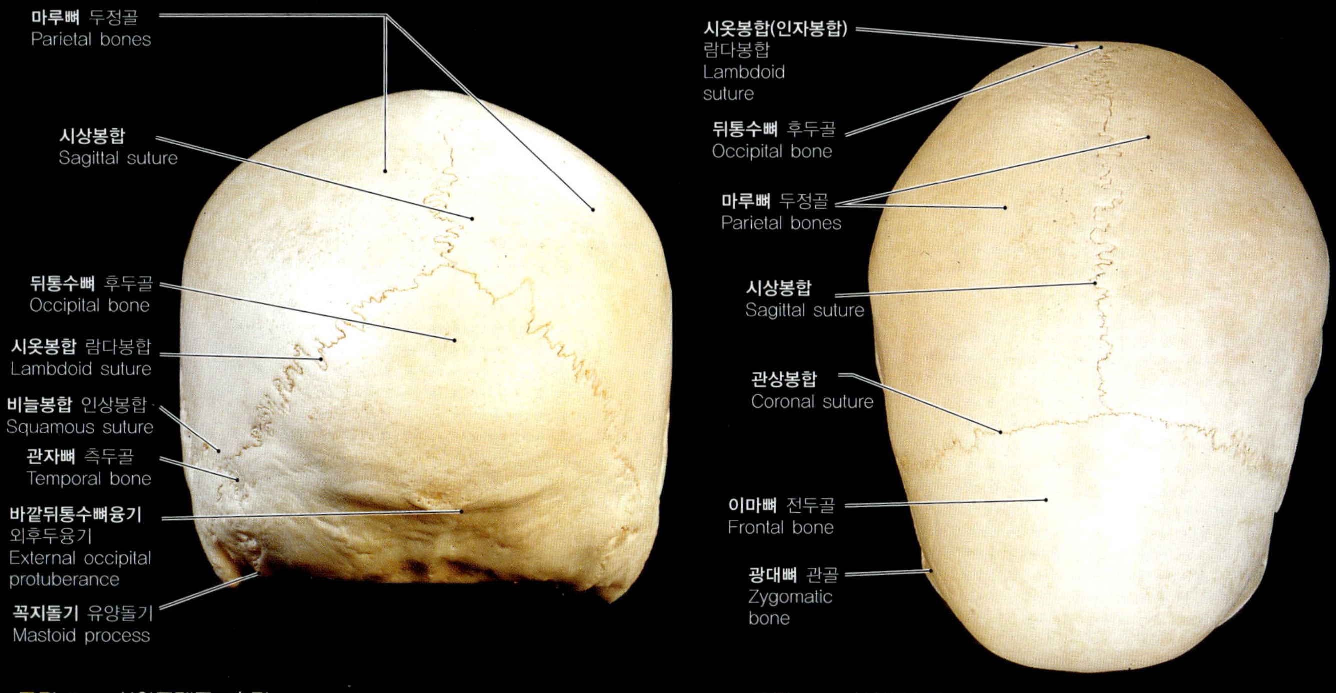

그림 5a 성인두개골, 후면

그림 5b 성인두개골, 상면

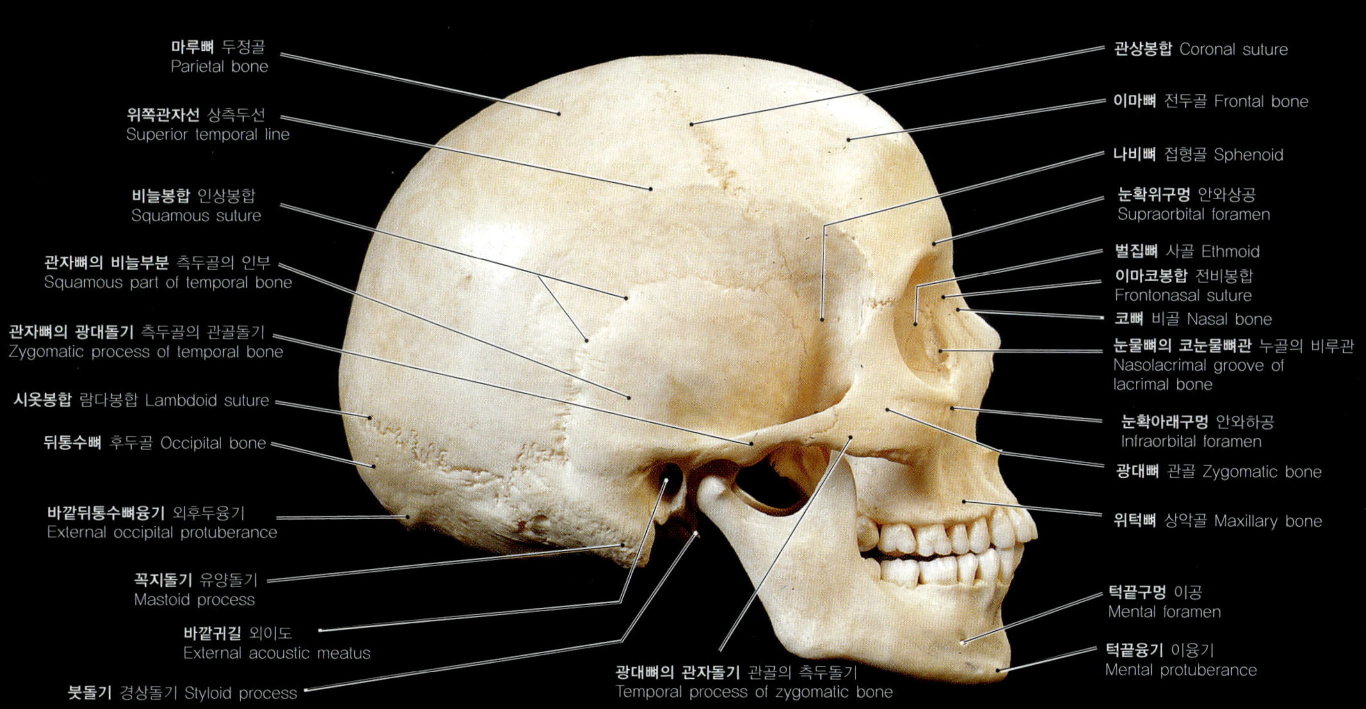

그림 5c 성인두개골, 가쪽면(외측면)

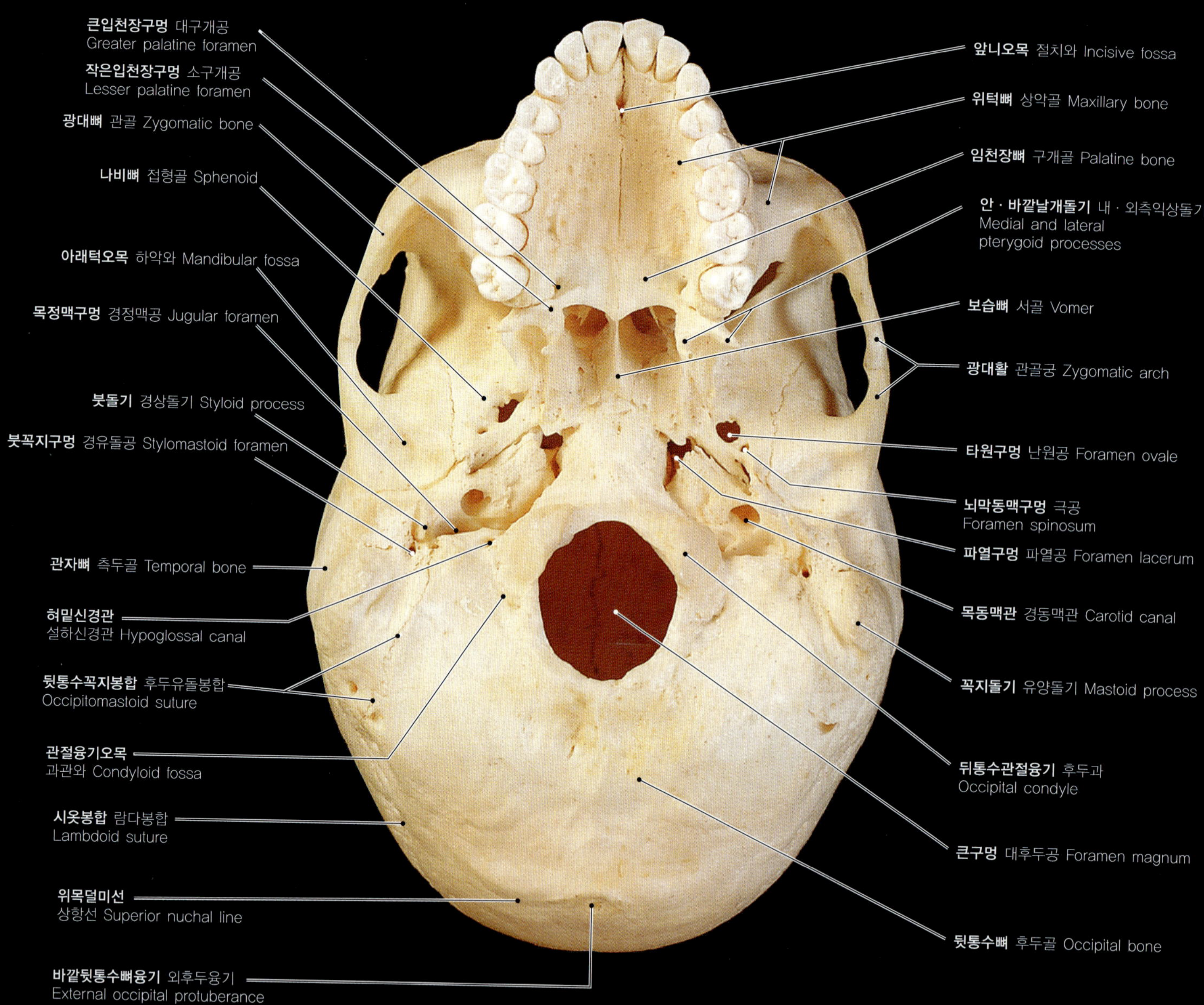

그림 5d 성인두개골, 하면(아래턱뼈 제거)

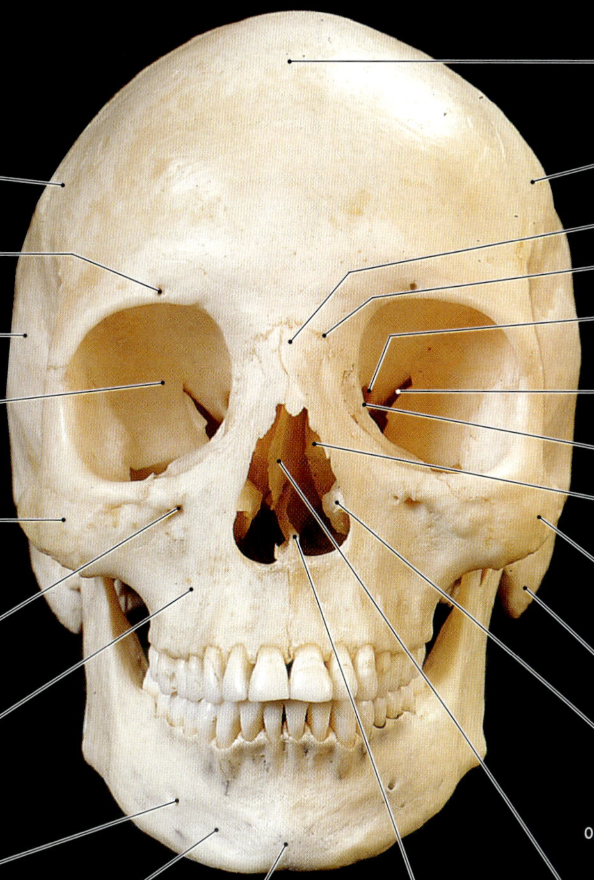

이마뼈 전두골 Frontal bone
관상봉합 Coronal suture
코뼈 비골 Nasal bone
이마코봉합 전비봉합 Frontonasal suture
시각신경관 시신경관 Optic canal
위눈확틈새 상안와열
Superior orbital fissure
눈물뼈 누골 Lacrimal bone
중간코선반뼈 중비갑개
Middle nasal concha
광대뼈의 관자돌기 관골의 측두돌기
Temporal process of zygomatic bone
꼭지돌기 유양돌기 Mastoid process
아래코선반뼈 하비갑개 Inferior nasal concha
벌집뼈 수직판 사골의 수직판
Perpendicular plate of ethmoid
보습뼈 서골
Vomer
코뼈가운데막 코중격 비중격 Bony nasal septum
마루뼈 두정골
Parietal bone
눈확위구멍 안와상공
Supraorbital foramen
관자뼈 측두골
Temporal bone
나비뼈 접형골
Sphenoid bone
광대뼈 관골
Zygomatic bone
눈확아래구멍 안와하공
Infraorbital foramen
위턱뼈 상악골
Maxillary bone
턱끝구멍 이공
Mental foramen
아래턱뼈 하악골
Mandible
턱끝융기 이융기
Mental protuberance

그림 5e 성인두개골, 전면

이마뼈 전두골
Frontal bone
눈확위패임 안와상절흔
Supraorbital notch
나비뼈 접형골
Sphenoid bone
시각신경관 시신경관
Optic canal
위눈확틈새 상안와열
Superior orbital fissure
눈확아래고랑 안와하구
Infraorbital groove
아래눈확틈새 하안와열
Inferior orbital fissure
광대뼈 관골
Zygomatic bone
벌집뼈 사골 Ethmoid
코뼈 비골
Nasal bone
위턱뼈와 눈물뼈의 코눈물뼈관
상악골과 누골의 비루관
Nasolacrimal canal of lacrimal
bone and maxillary bone
위턱뼈 상악골
Maxillary bone
눈확아래구멍 안와하공
Infraorbital foramen

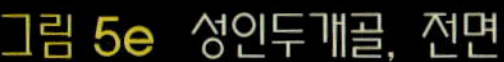

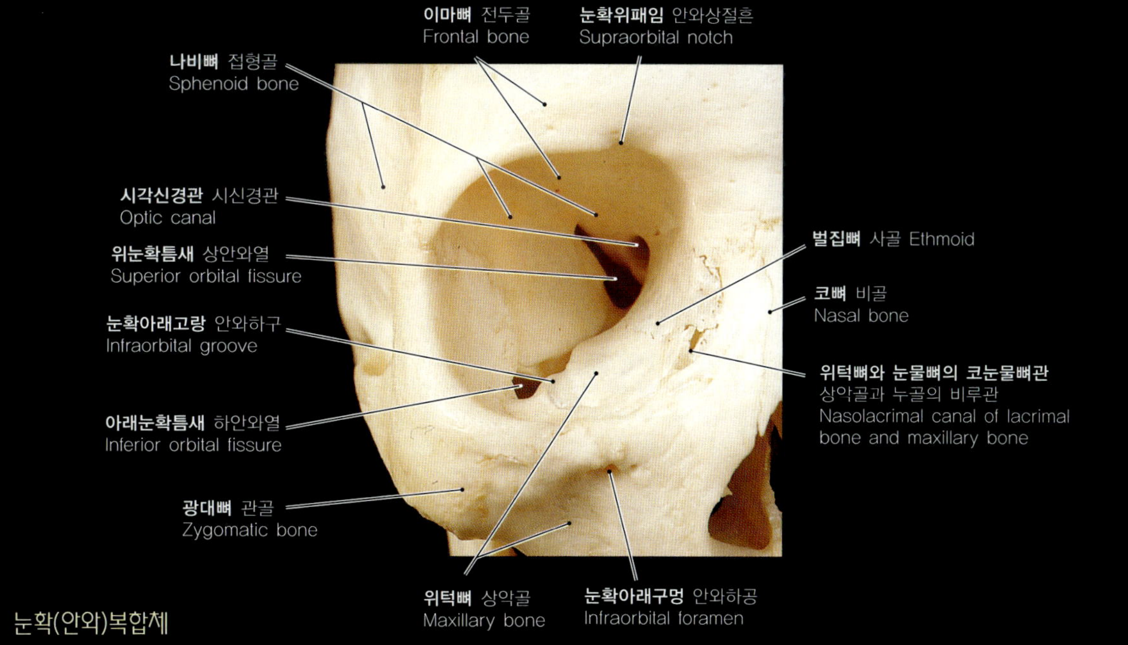

그림 5f 눈확(안와)복합체

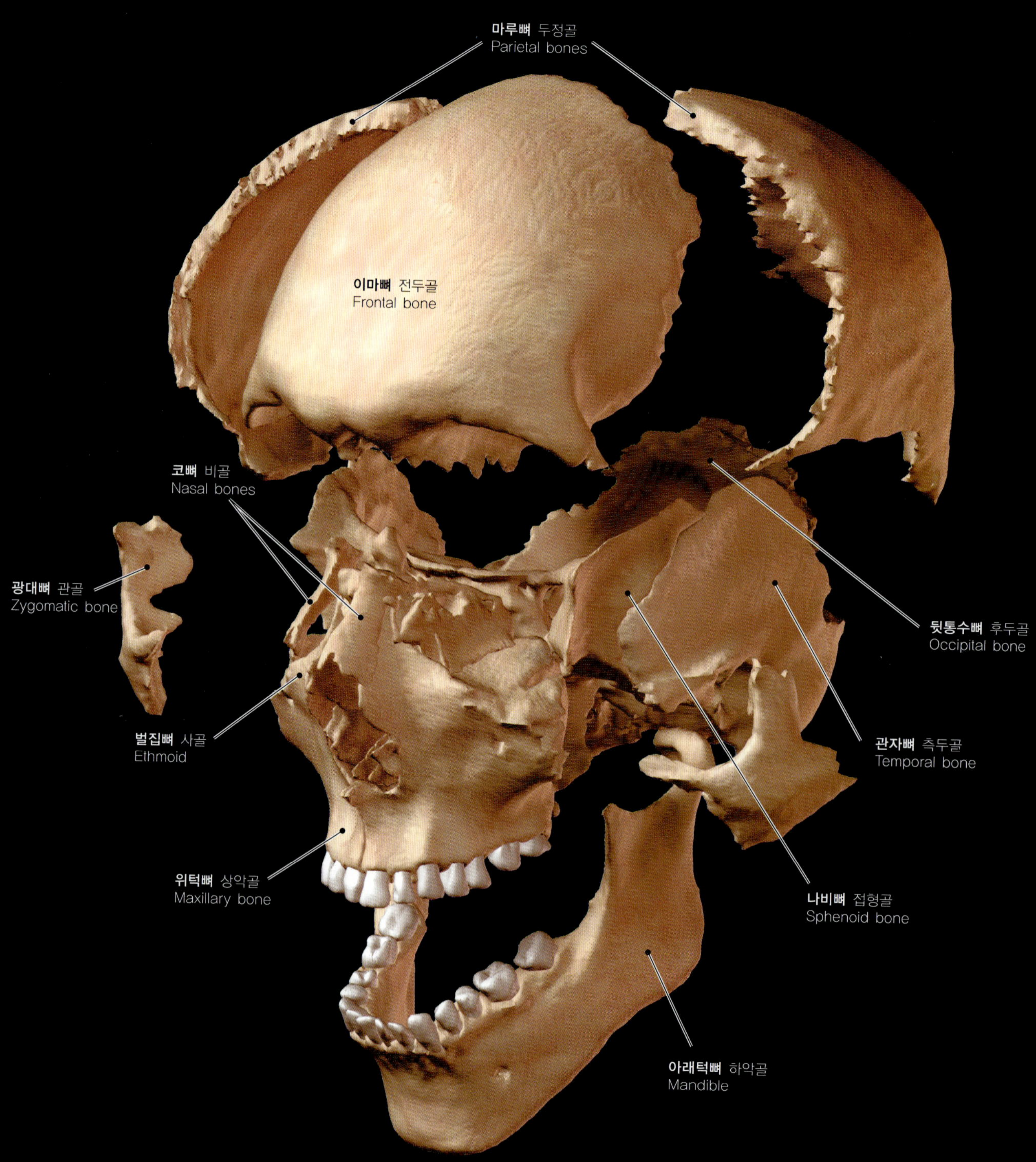

그림 6 해체된 뼈의 컴퓨터재건

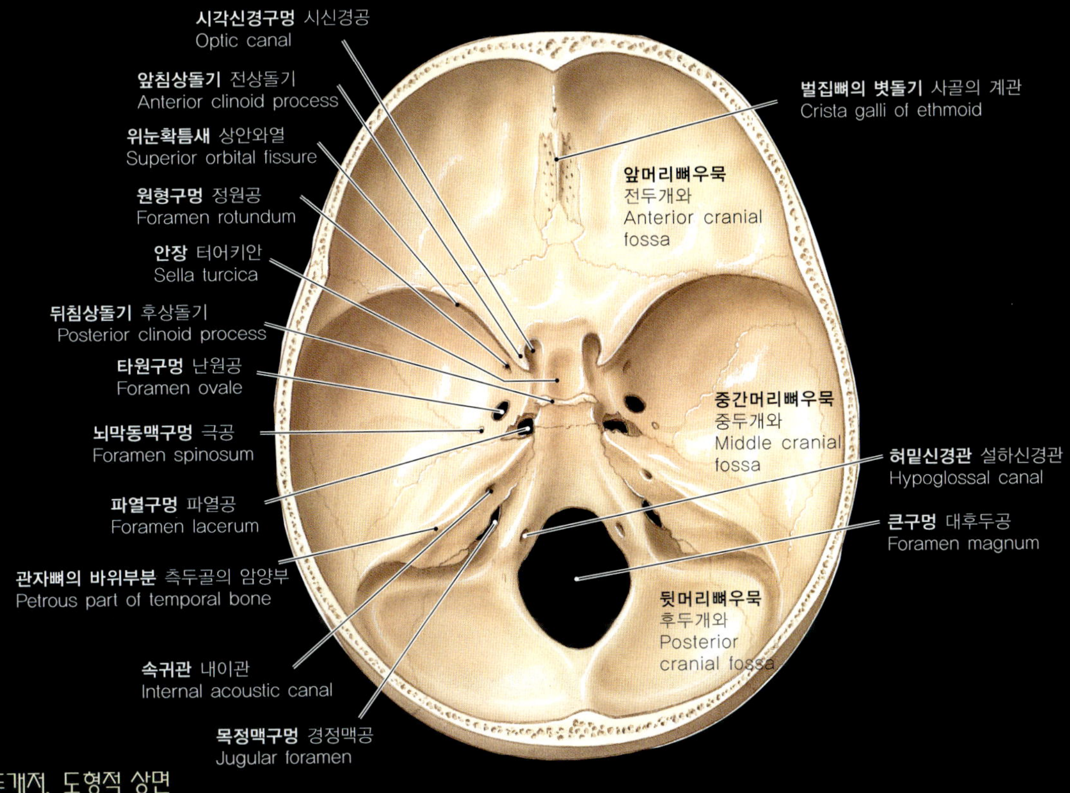

그림 7a 두개저, 도형적 상면

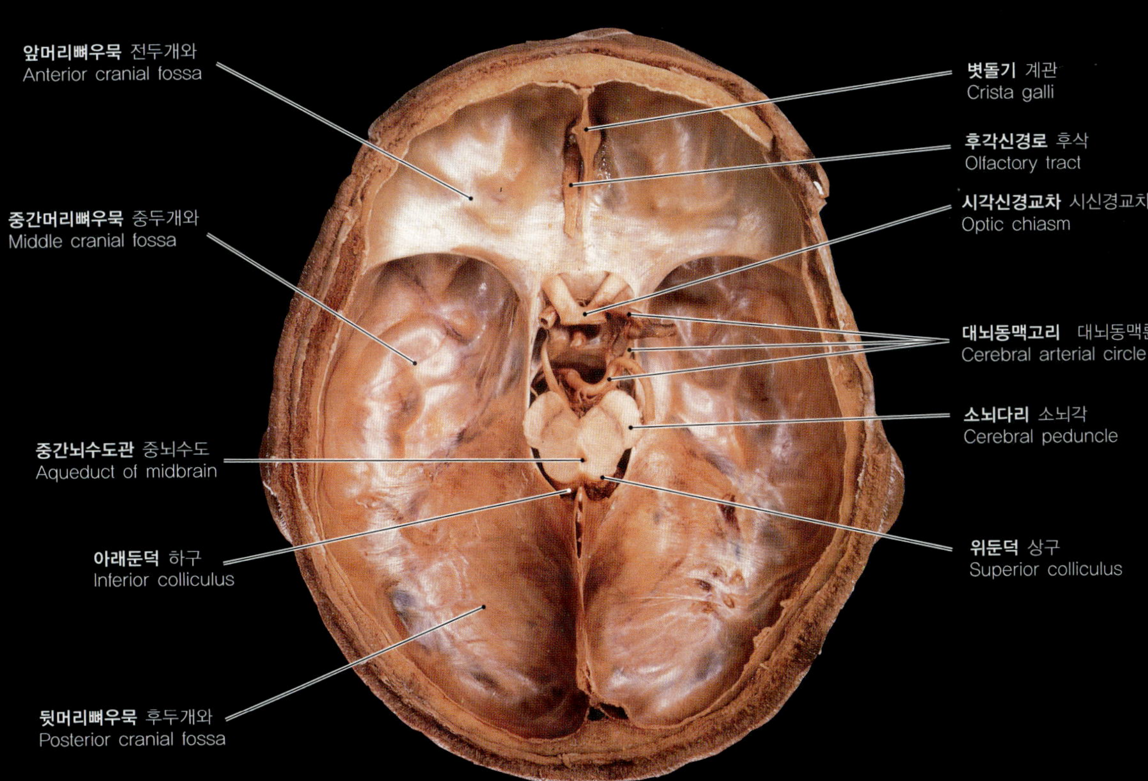

그림 7b 두개저, 상면

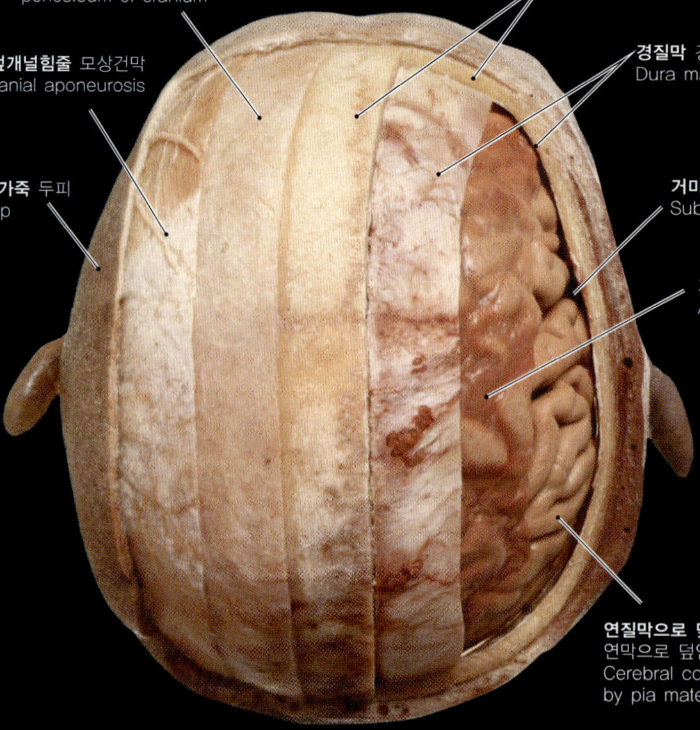

소성결합조직 및 뇌두개골막
Loose connective tissue and periosteum of cranium

앞 전 ANTERIOR

뇌머리뼈 뇌두개(두개골)
Cranium(skull)

머리덮개널힘줄 모상건막
Epicranial aponeurosis

경질막 경막
Dura mater

머리가죽 두피
Scalp

거미막밑공간 지주막하
Subarachnoid space

거미막 지주막
Arachnoid mater

연질막으로 덮인 대뇌겉질
연막으로 덮인 대뇌피질
Cerebral cortex covered by pia mater

막, 상면

뒤 후 POSTERIOR

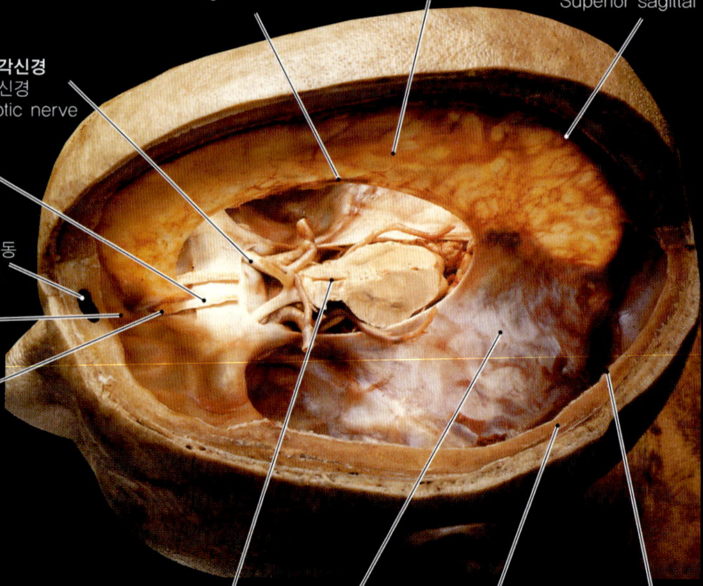

아래시상정맥굴 하시상정맥동
Inferior sagittal sinus

대뇌낫 대뇌겸
Falx cerebri

위시상정맥굴 상시상정맥동
Superior sagittal sinus

시각신경
시신경
Optic nerve

후각신경로 후삭
Olfactory tract

이마뼈굴 전두동
Frontal sinus

볏돌기 계관
Crista galli

후각망울 후구
Olfactory bulb

셋째뇌실 제3뇌실
Third ventricle

소뇌천막
Tentorium cerebelli

뇌머리뼈 뇌두개
Cranium

경질막 경막
Dura mater

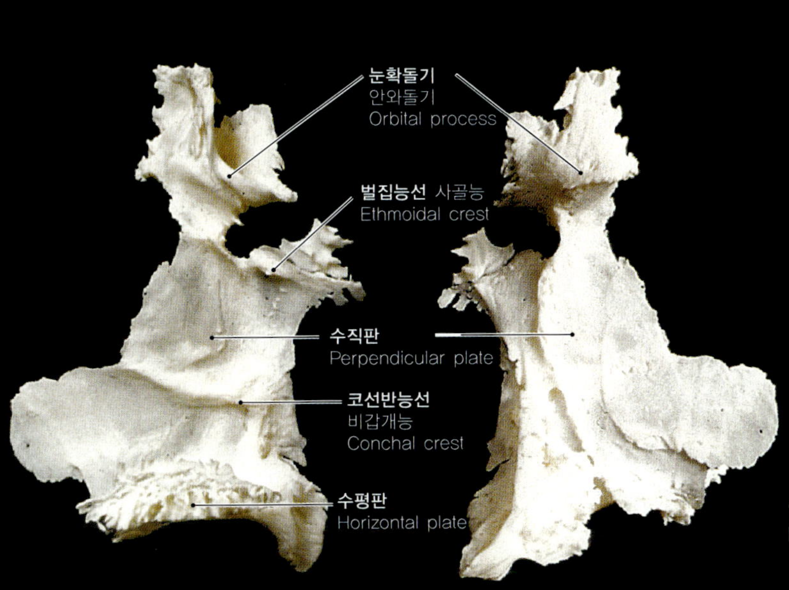

그림 8a-b 입천장뼈(구개골), 내 · 외측면

이마돌기 전두돌기
Frontal process
눈확테두리 안와륜
Orbital rim
위턱굴 상악골동
Maxillary sinus
앞코가시 전비극
Anterior nasal spine
앞니관 절치관
Incisive canal
입천장돌기 구개돌기
Palatine process
이틀돌기 치조돌기
Alveolar process

그림 8c 오른쪽위턱뼈 안쪽면(우측상악골, 내측면)

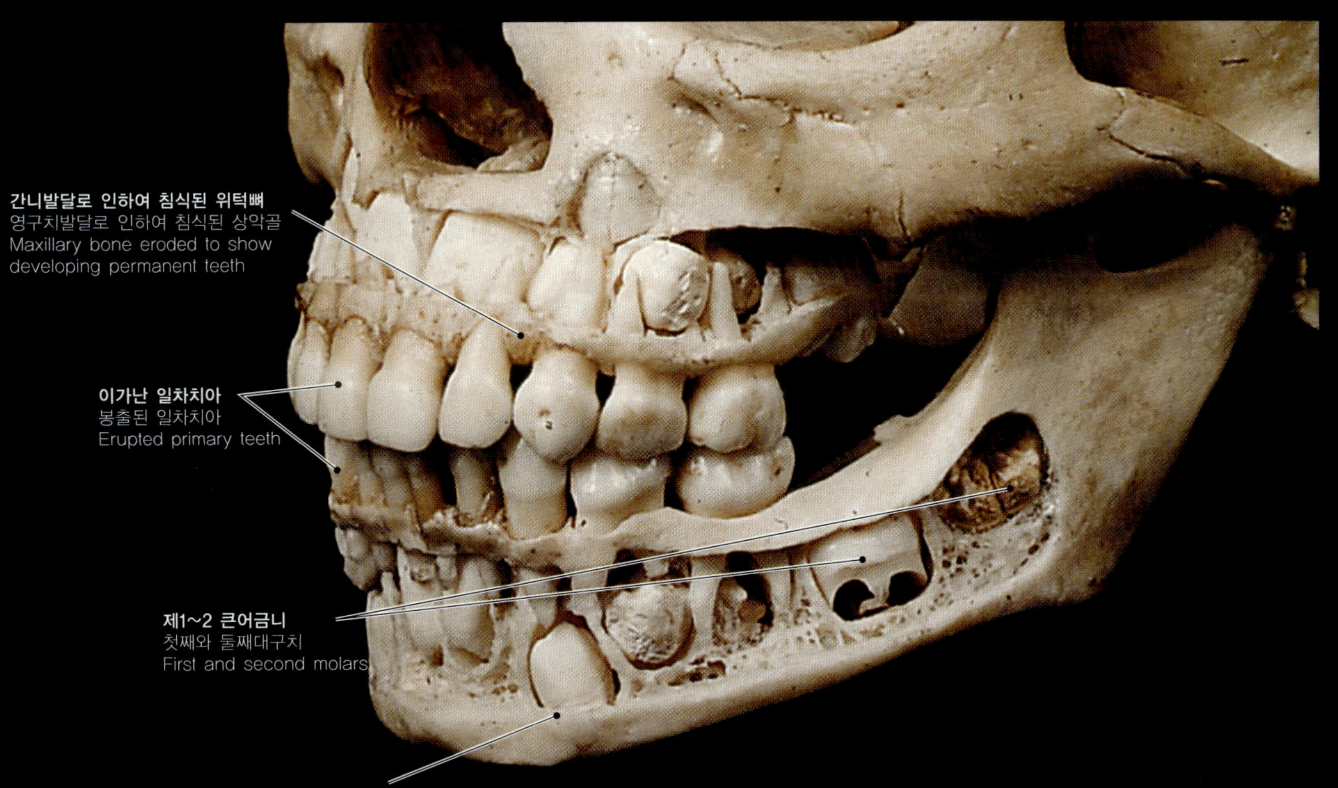

그림 8d 노출된 나지 않은 치아가 보이는 아래턱뼈와 위턱뼈(노출된 미봉출치아가 보이는 하악골과 상악골)

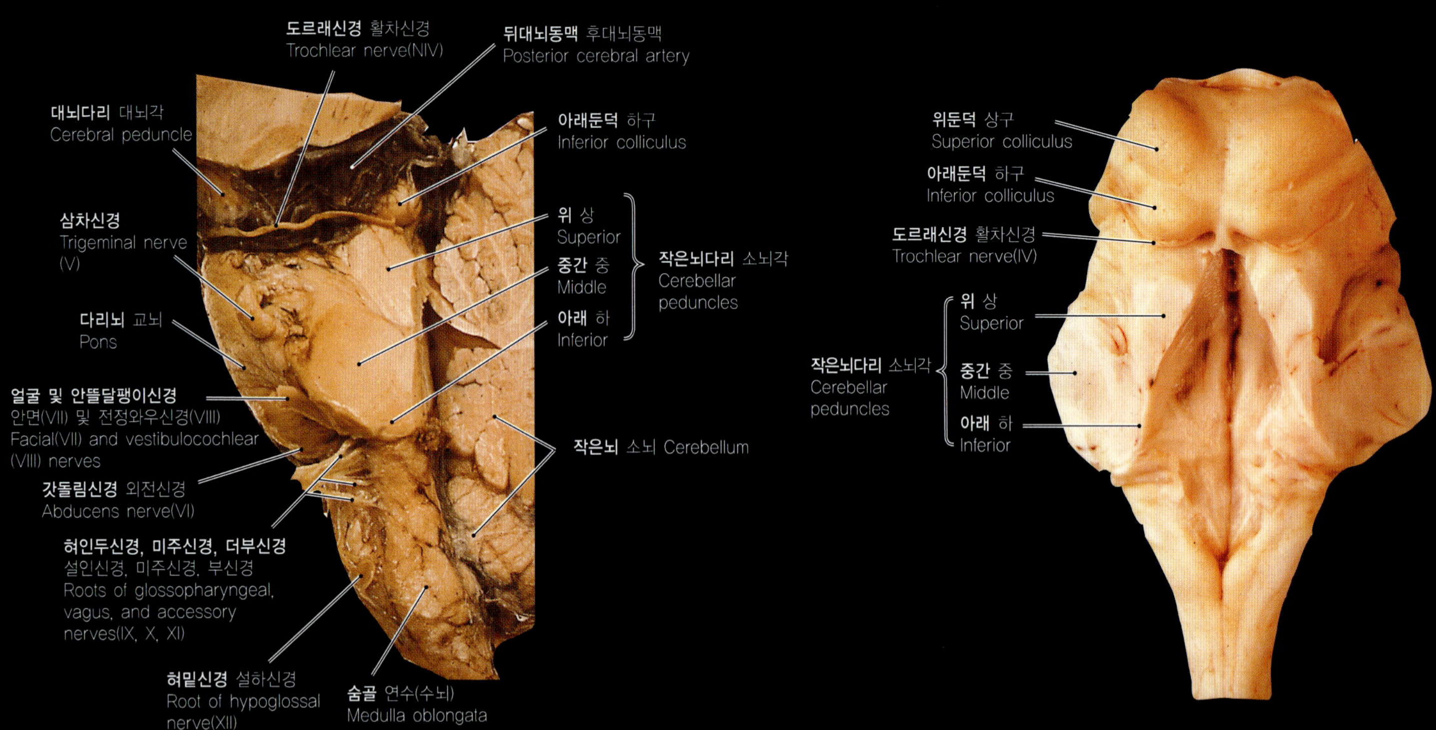

그림 9a 뇌줄기(뇌간), 외측면

그림 9b 뇌줄기(뇌간), 후면

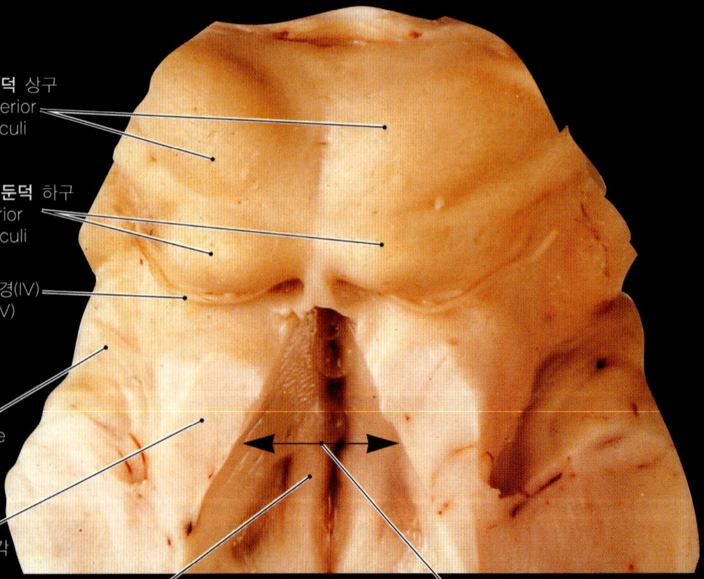

네둔덕체
사구체
Corpora
quadrigemina

위둔덕 상구
Superior
colliculi

아래둔덕 하구
Inferior
colliculi

도르래신경 활차신경(IV)
Trochlear nerve(IV)

작은뇌다리 소뇌각
Cerebral peduncle

위작은뇌다리 상소뇌각
Superior cerebellar
peduncle

넷째뇌실바닥의 그물체 제4뇌실바닥의 망상체
Reticular formation in floor of fourth ventricle

넷째뇌실 제4뇌실 Fourth ventricle

그림 9c 가운데뇌, 뒷면

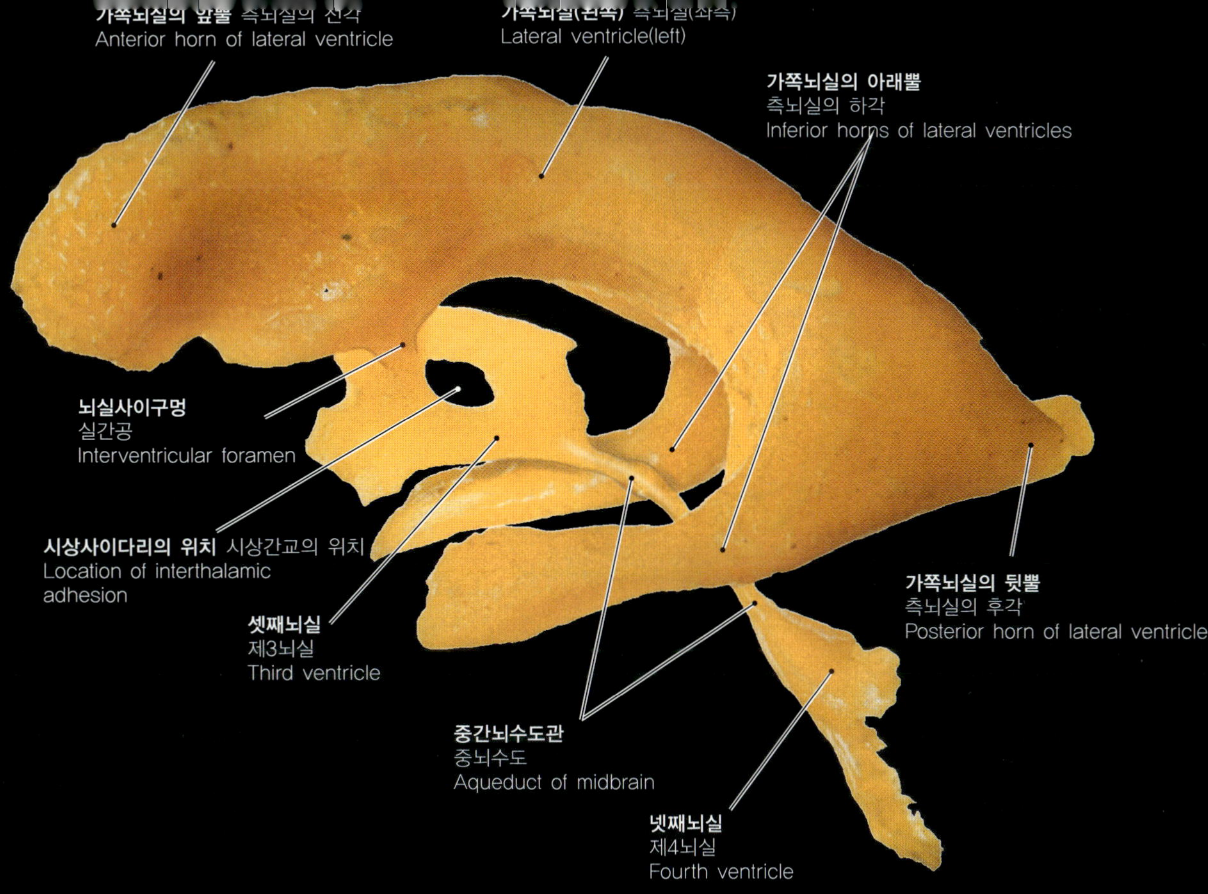

그림 10 뇌실주형, 가쪽면

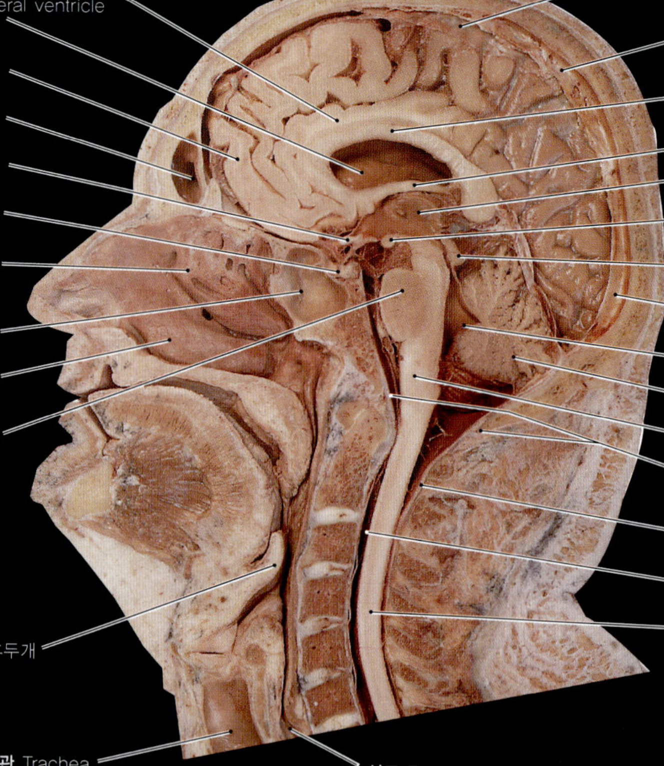

띠이랑 대상회 Cingulate gyrus
가쪽뇌실 측뇌실 Lateral ventricle
이마엽 전두엽 Frontal lobe
이마뼈굴 전두동 Frontal sinus
시각신경교차 시신경교차 Optic chiasm
뇌하수체 Pituitary gland
중간코선반뼈 중비갑개 Middle nasal concha
나비뼈굴 접형골동 Sphenoidal sinus
아래코선반뼈 하비갑개 Inferior nasal concha
다리뇌 교뇌 Pons
후두덮개 후두개 Epiglottis
기관 Trachea
식도 Esophagus
마루엽을 엎고 있는 뇌막 두정엽을 덮고 있는 뇌막 Cranial meninges covering parietal lobe
위시상정맥굴 상시상정맥동 Superior sagittal sinus
뇌들보 뇌량 Corpus callosum
뇌활 뇌궁 Fornix
시상 Thalamus
유두체 Mamillary body
네둔덕체 사구체 Corpora quadrigemina
뒤통수엽 후두엽 Occipital lobe
넷째뇌실 제4뇌실 Fourth ventricle
작은뇌 소뇌 Cerebellum
숨뇌 연수 Medulla oblongata
큰구멍모서리가장자리 대후두공연 Margin of foramen magnum
경질막 경막 Dura mater
거미막밑공간 지주막하강 Subarachnoid space
척수 Spinal cord

그림 11a 두부와 경부를 경유하는 정중시상단면

띠이랑 대상회 Cingulate gyrus
이마뼈 전두골 Frontal bone
뇌들보 뇌량 Corpus callosum
시상 Thalamus
셋재뇌실 제3뇌실 Third ventricle
위턱뼈 상악골 Mamillary body
이마뼈굴 전두동 Frontal sinus
벌집뼈의수직판 사골의수직판 Perpendicular plate of ethmoid
시각신경 시신경(II) Optic nerve(II)
코중격연골 비중격연골 Cartilage of nasal septum
보습뼈 서골 Vomer
혀 Tongue
턱끝허근 이설근 Genioglossus muscle
아래턱뼈 하악골 Mandible
치아돌기 치돌기 Dens
후두덮개 후두개 Epiglottis
중간뇌 중뇌 Mesencephalon
솔방울샘 송과체 Pineal gland
마루뼈 두정골 Parietal bone
둔덕 구 Colliculi
위 상 Superior
아래 하 Inferior
중간뇌수도관 중뇌수도 Aqueduct of midbrain
뒤통수뼈 후두골 Occipital bone
작은뇌 소뇌 Cerebellum
넷재뇌실 제4뇌실 Fourth ventricle
다리뇌의 가로섬유 교뇌의 횡섬유 Transverse fibers of pons
척수 Spinal cord
C2
C3
C4

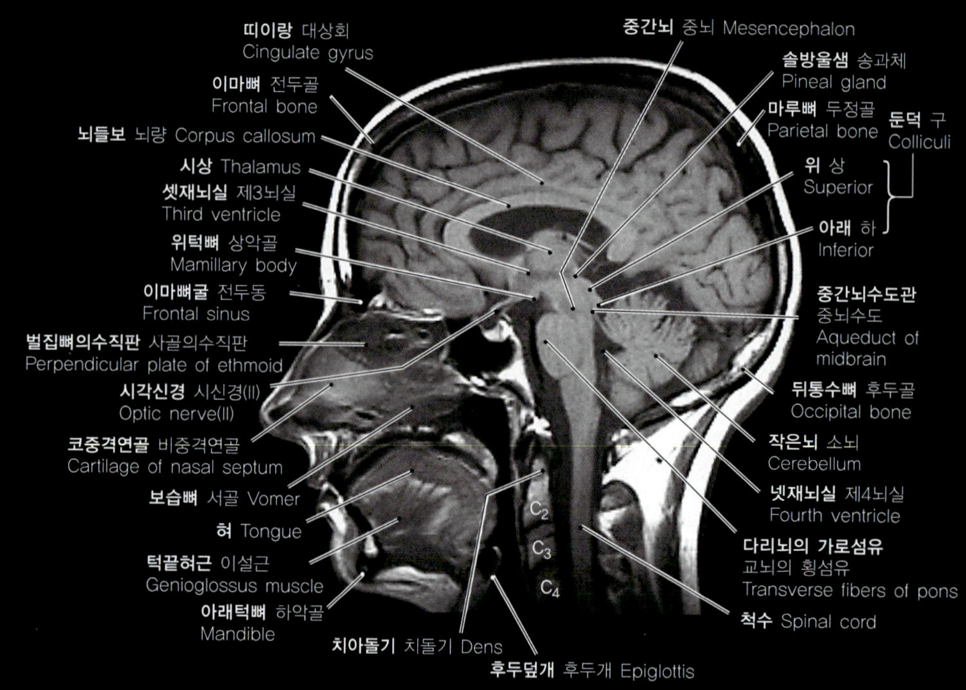

그림 11b 뇌의 MRI 영상, 정중시상단면

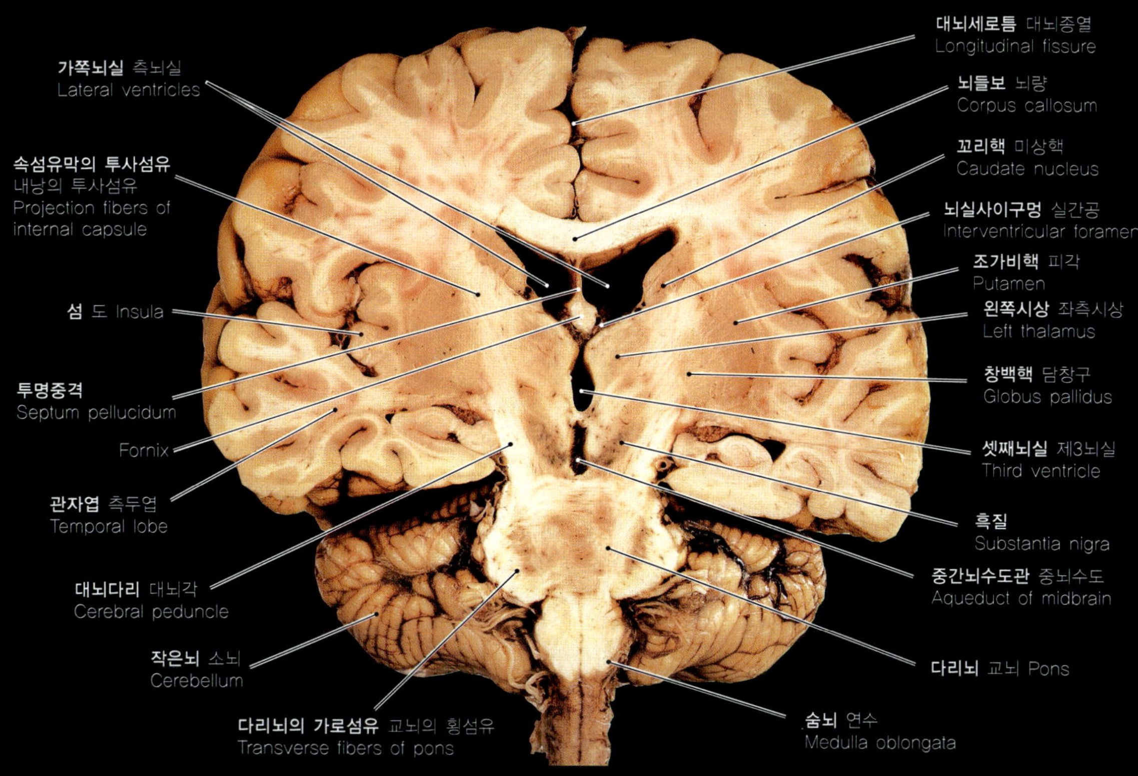

그림 11c 중간뇌(중뇌)와 다리뇌(교뇌) 위치에서 뇌를 경유하는 겨드랑단면(액와단면)

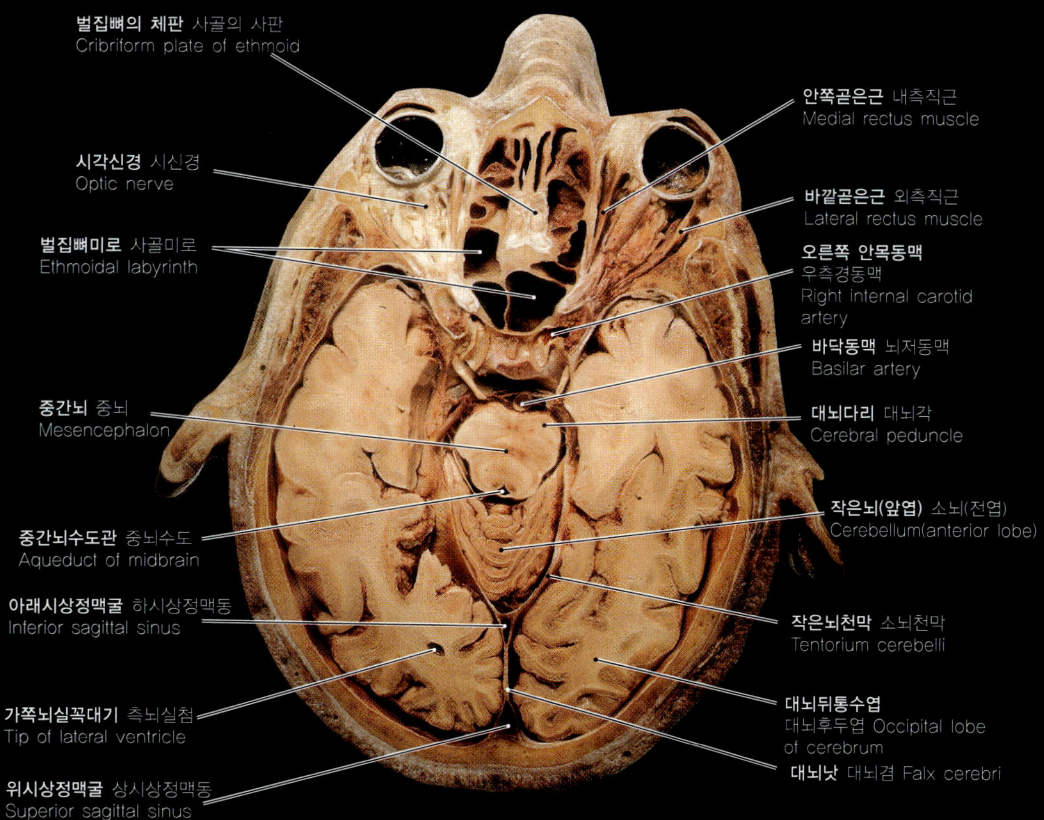

그림 12a 두부를 경유하는 수평면

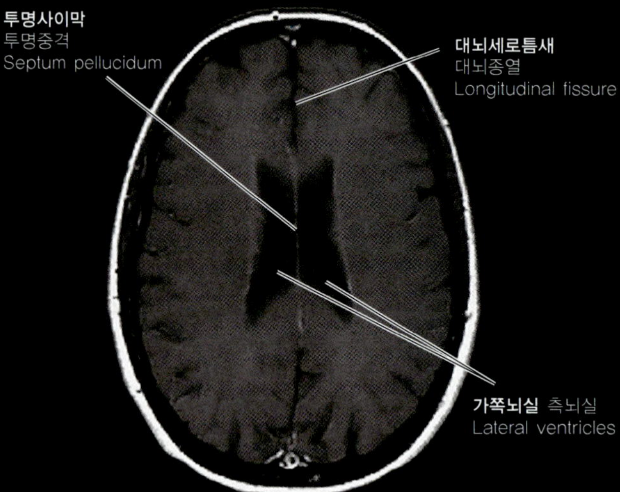

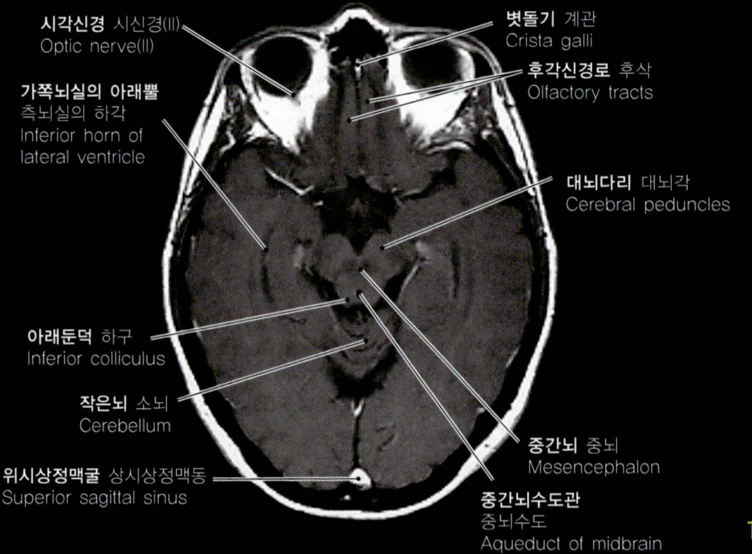

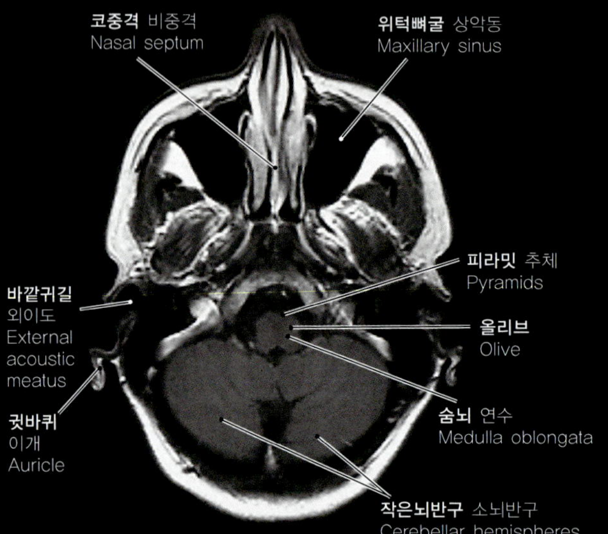

그림 12b-d 뇌의 MRI영상, 수평면, 상부에서 하부로 연속

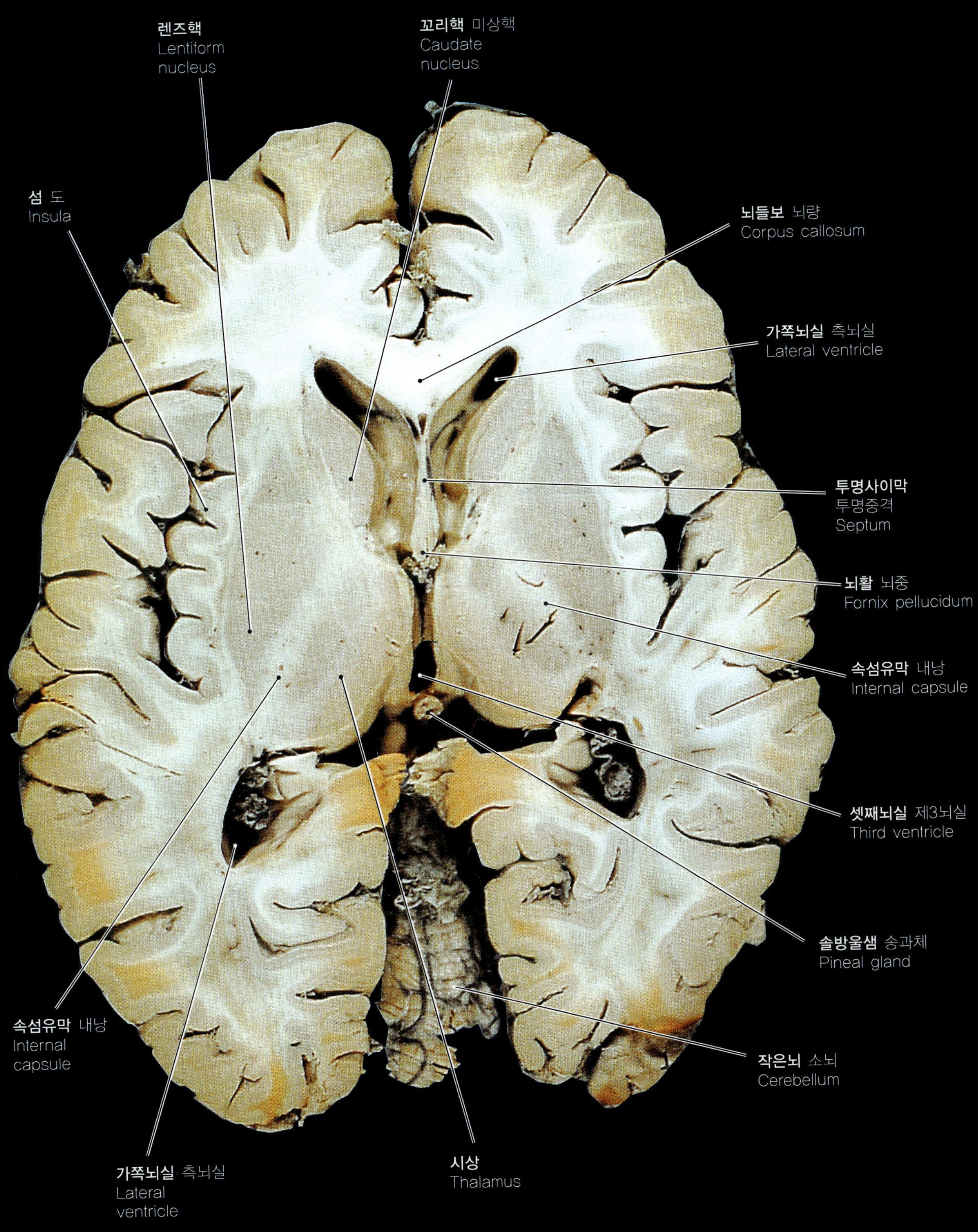

그림 13a 뇌를 경유하는 수평면

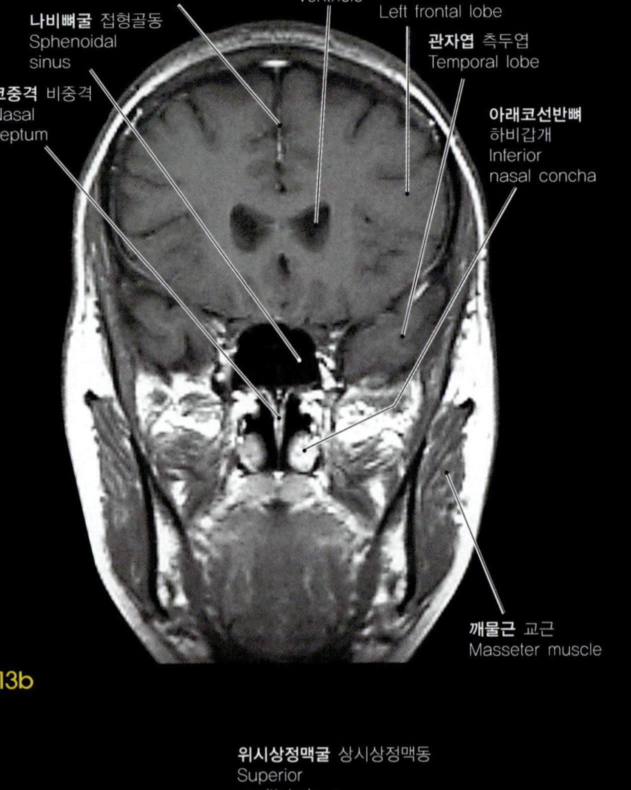

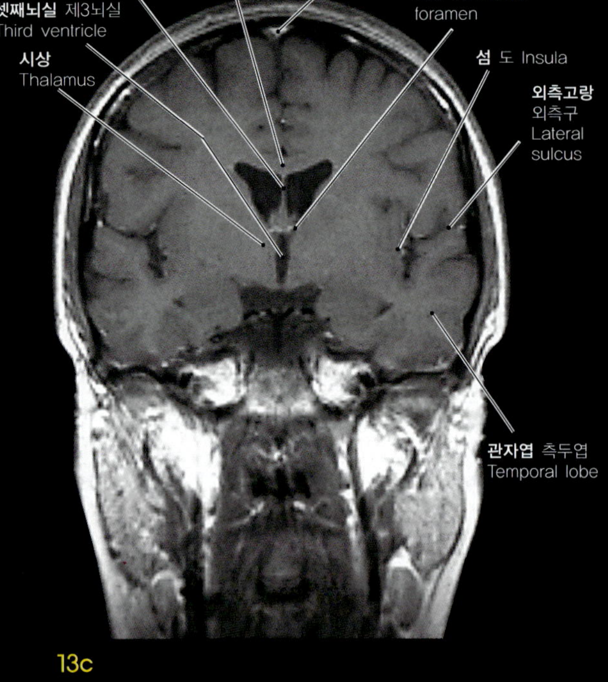

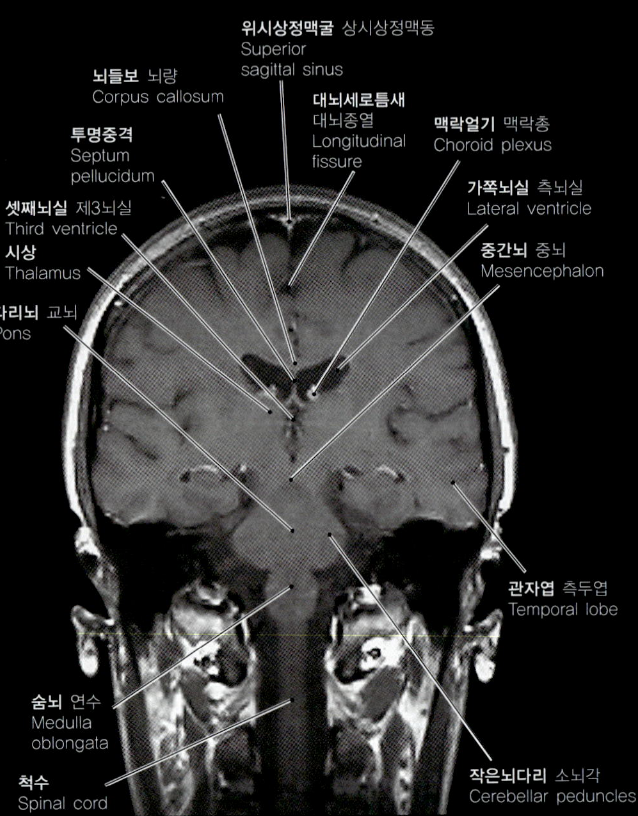

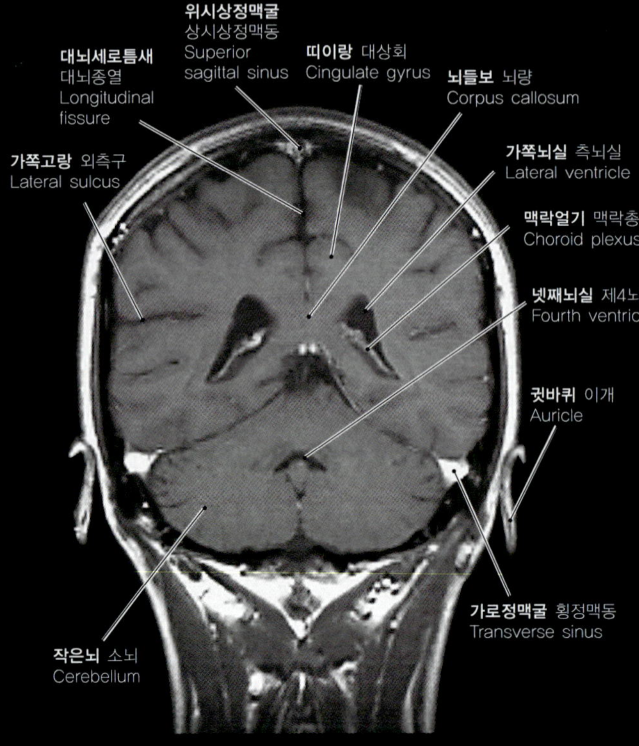

그림 13b-e 뇌의 MRI영상, 전두(액와)단면, 전부에서 후부로 연속

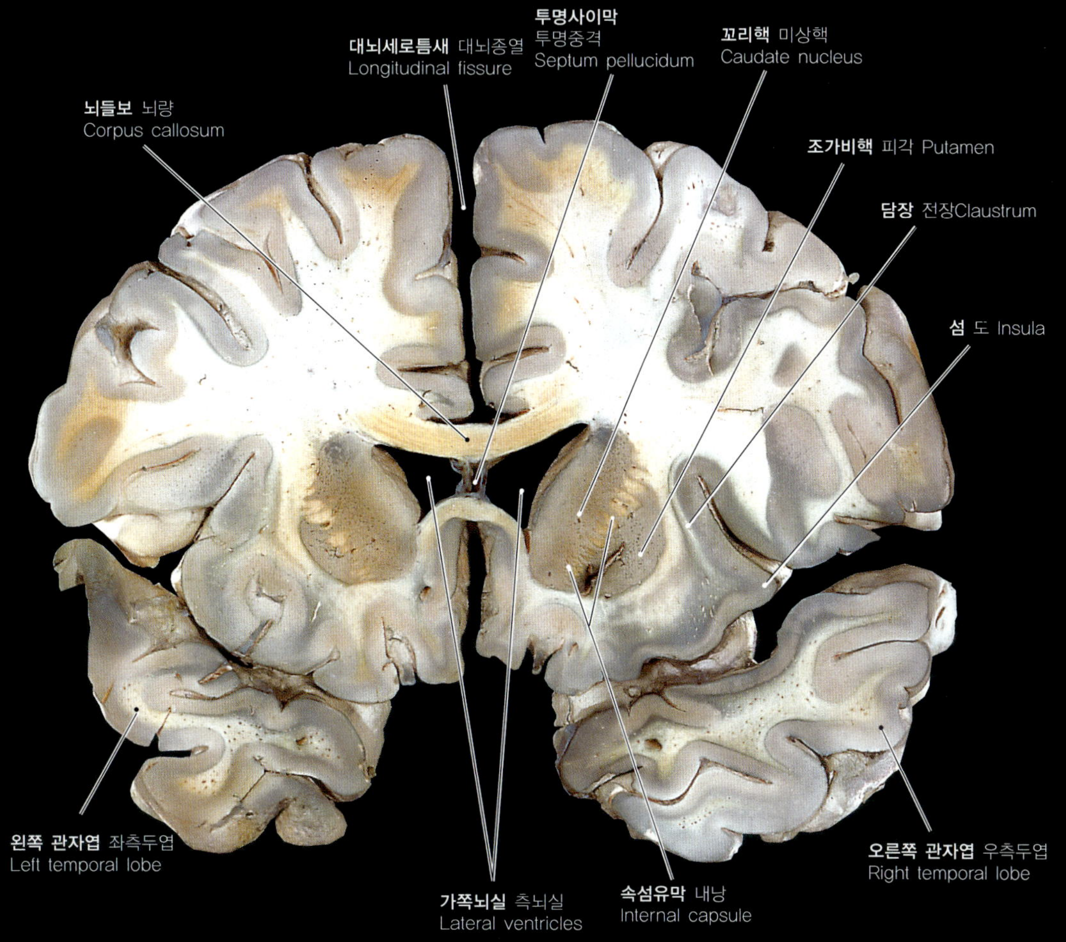

그림 13f 기저핵 위치에서 뇌를 경유하는 전두단면

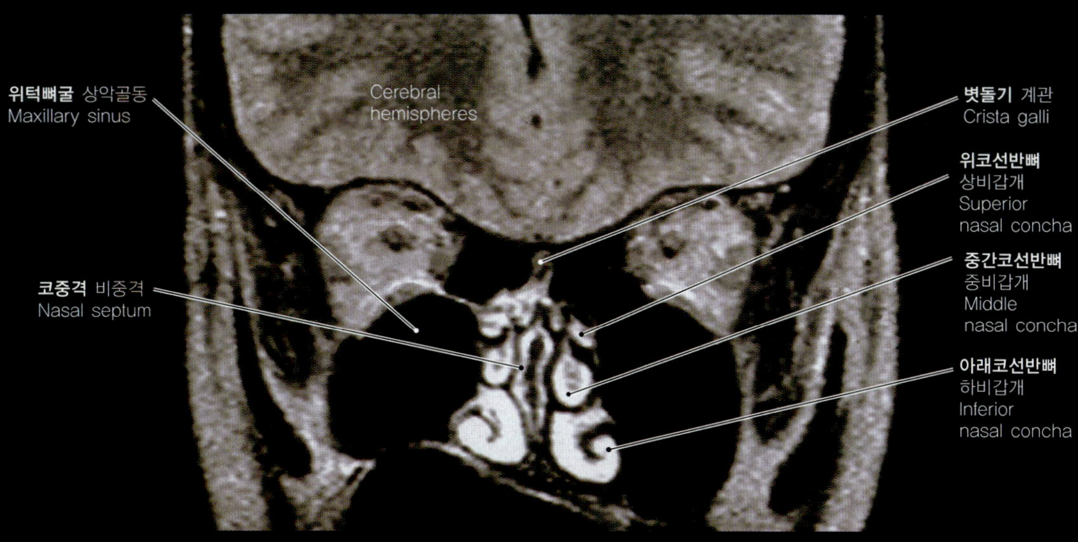

그림 13g 부비동을 보여주는 액와 단면, MRI 영상

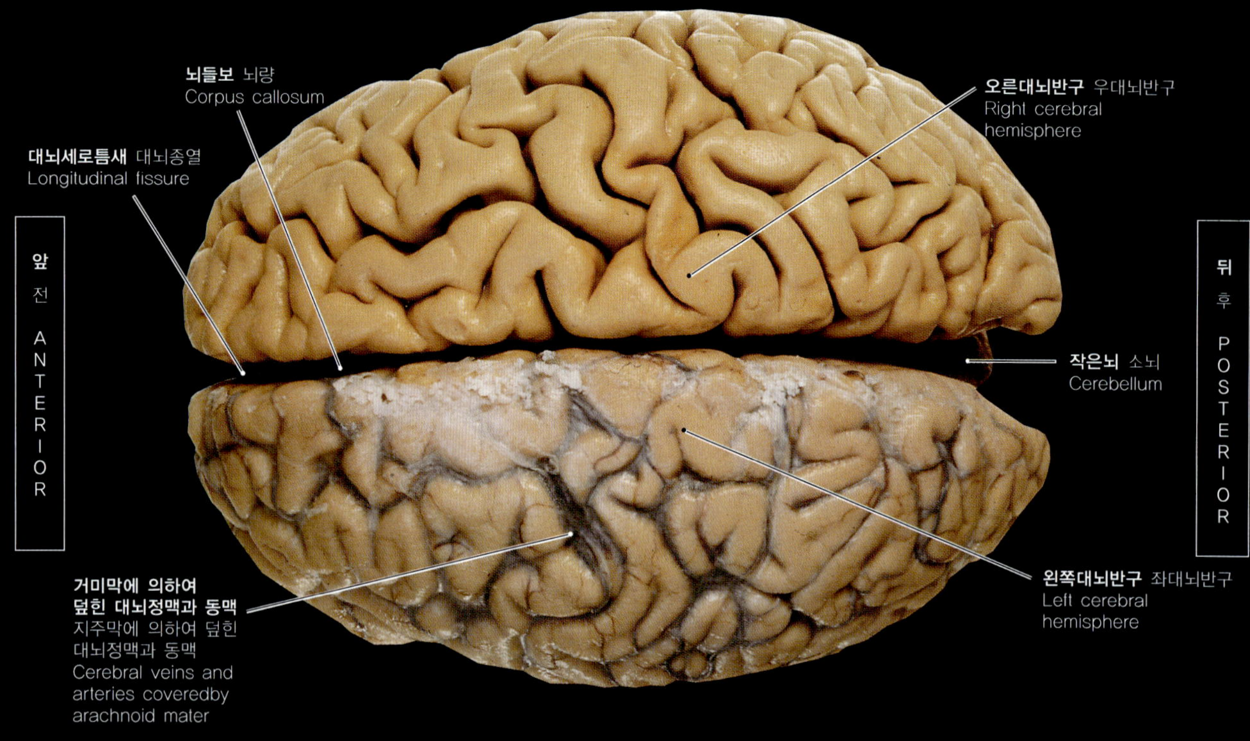

그림 14a 뇌의 표면해부학, 상면

대뇌세로틈새 대뇌종열
Longitudinal fissure

이마엽 전두엽
FRONTAL LOBE

가쪽틈새 외측열
Lateral fissure

관자엽 측두엽
TEMPORAL LOBE

다리뇌 교뇌
Pons

작은뇌 소뇌
Cerebellum

숨뇌 연수
Medulla oblongata

그림 14b 뇌의 표면해부학, 전면

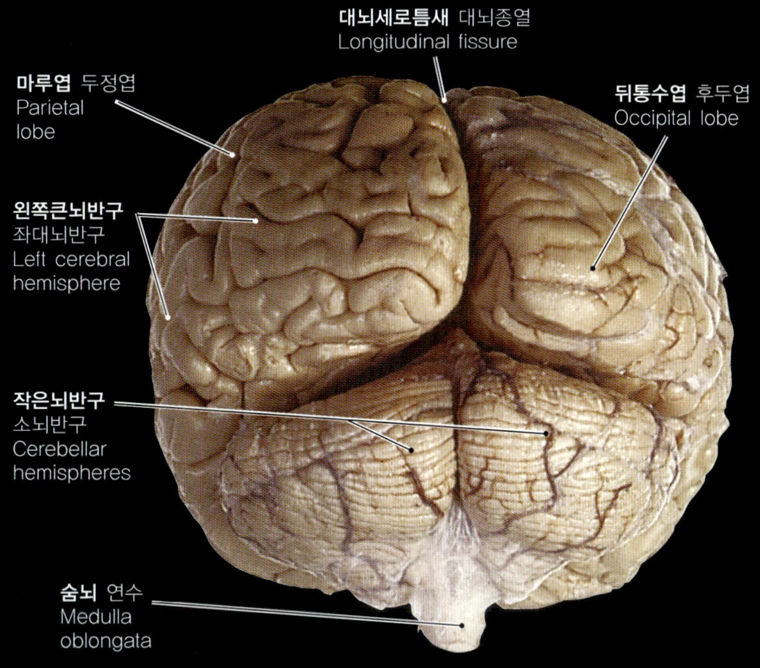

그림 14c 뇌의 표면해부학, 후면

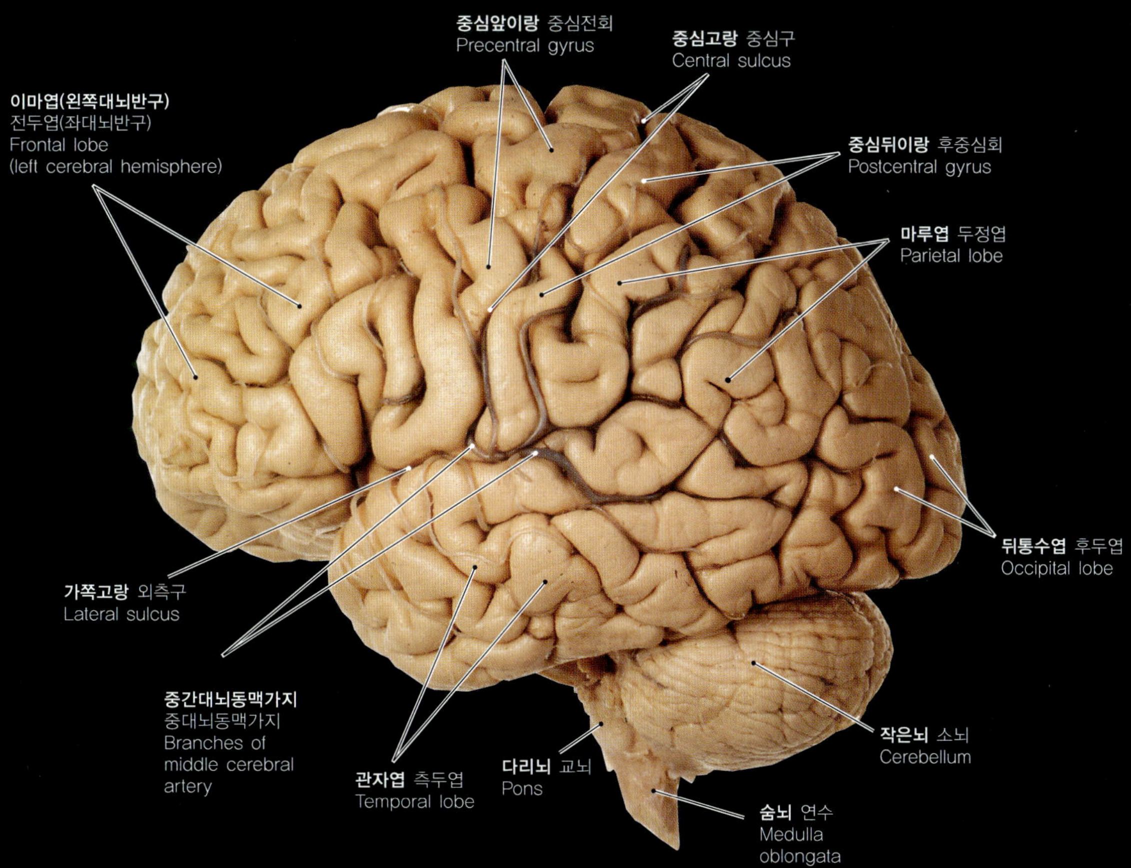

그림 14d 뇌의 표면해부학, 외측면

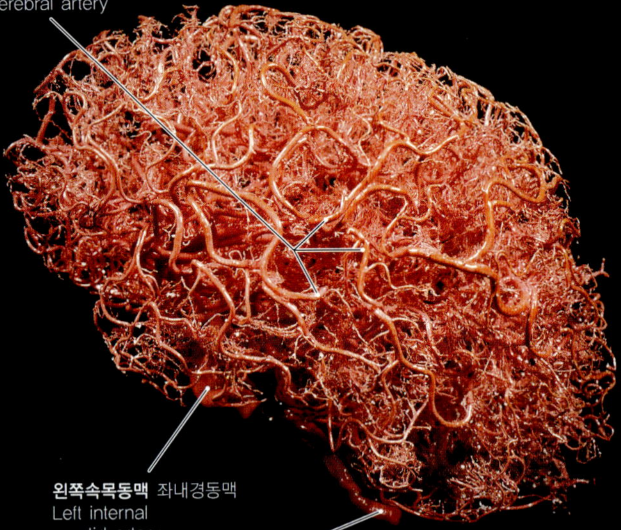

중간대뇌동맥의 가지 중대뇌동맥의 가지
Branches of left middle cerebral artery

왼쪽속목동맥 좌내경동맥
Left internal carotid artery

뇌바닥동맥 뇌저동맥
Basilar artery

그림 15a 뇌로 가는 동맥순환, 부식주조영상의 외측면

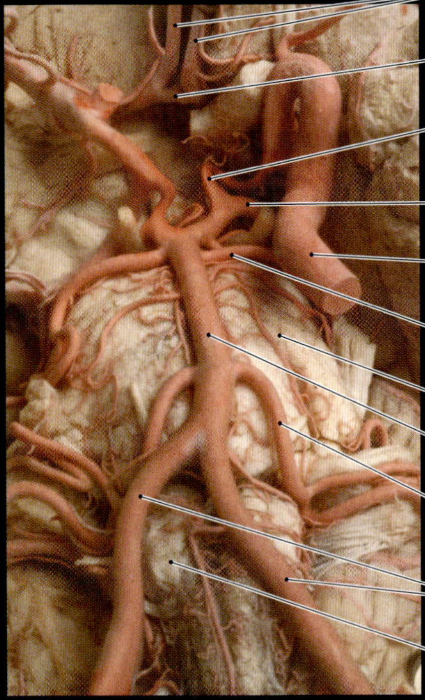

앞대뇌동맥 전대뇌동맥
Anterior cerebral arteies

앞교통동맥 전교통동맥
Anterior communicating artery

뒤교통동맥 후교통동맥
Posterior communicating artery

뒤대뇌동맥 후대뇌동맥
Posterior cerebral artery

왼쪽속목동맥 좌내경동맥
Left internal carotid artery

위작은뇌동맥 상소뇌동맥
Superior cerebellar artery

다리뇌 교뇌 Pons

뇌바닥동맥 뇌저동맥
Basilar artery

앞아래작은뇌동맥 전하소뇌동맥
Anterior cerebellar artery

척추동맥 추골동맥
Vertebral arteries

숨뇌 연수
Medulla oblongata

그림 15c 뇌의 하표면위의 동맥

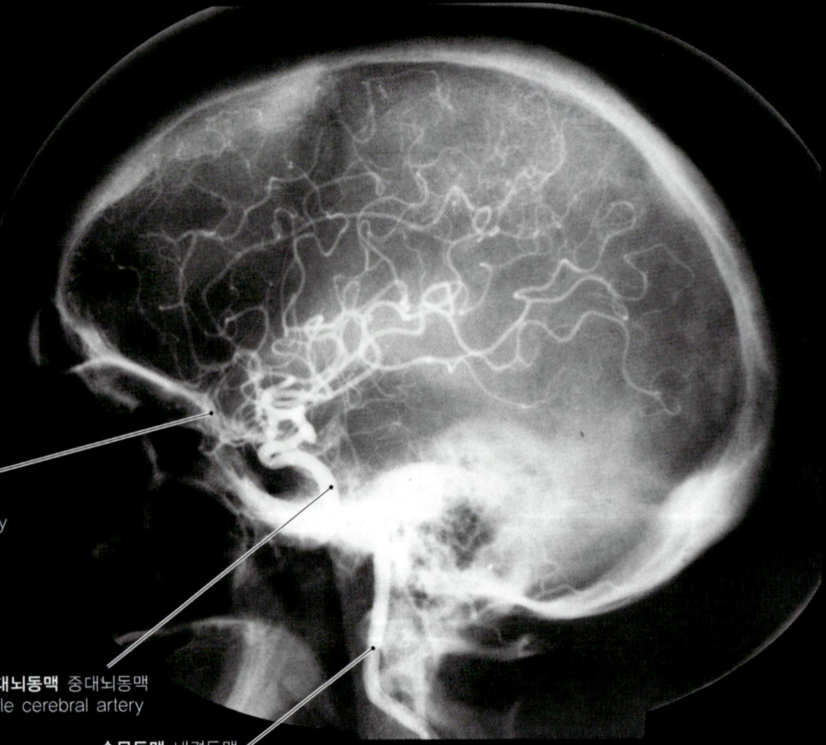

앞대뇌동맥 전대뇌동맥
Anterior cerebral artery

중간대뇌동맥 중대뇌동맥
Middle cerebral artery

속목동맥 내경동맥
internal carotid artery

눈꺼풀올림근 상안검거근
Levator palpebrae superioris muscle
눈물샘 누선
Lacrimal gland
안구
Eyeball
위빗근 상사근
Superior oblique muscle
위곧은근 상직근
Superior rectus muscle
도르래신경 활차신경(IV)
Trochlear nerve(IV)
삼차신경(V)의 지각지
Sensory branches of V
갓돌림신경 외전신경(VI)
Abducens nerve(VI)
시각신경 시신경(II)
Optic nerve(II)
가쪽곧은근 외측직근(반전)
Lateral rectus muscle (reflected)
속목동맥 내경동맥
internal carotid artery
눈돌림신경 동안신경(III)
Oculomotor nerve (III)

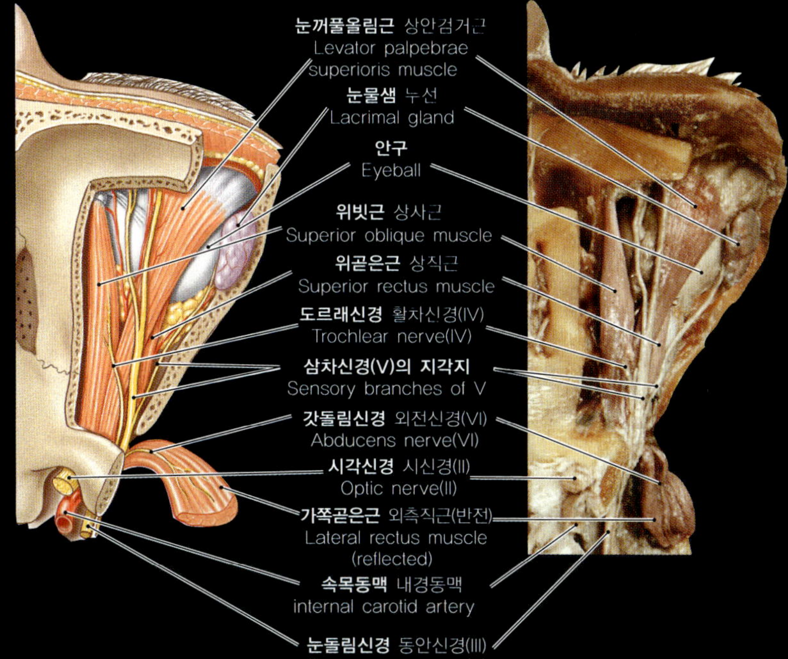

그림 16a-b 안구의 부속구조물, 상면

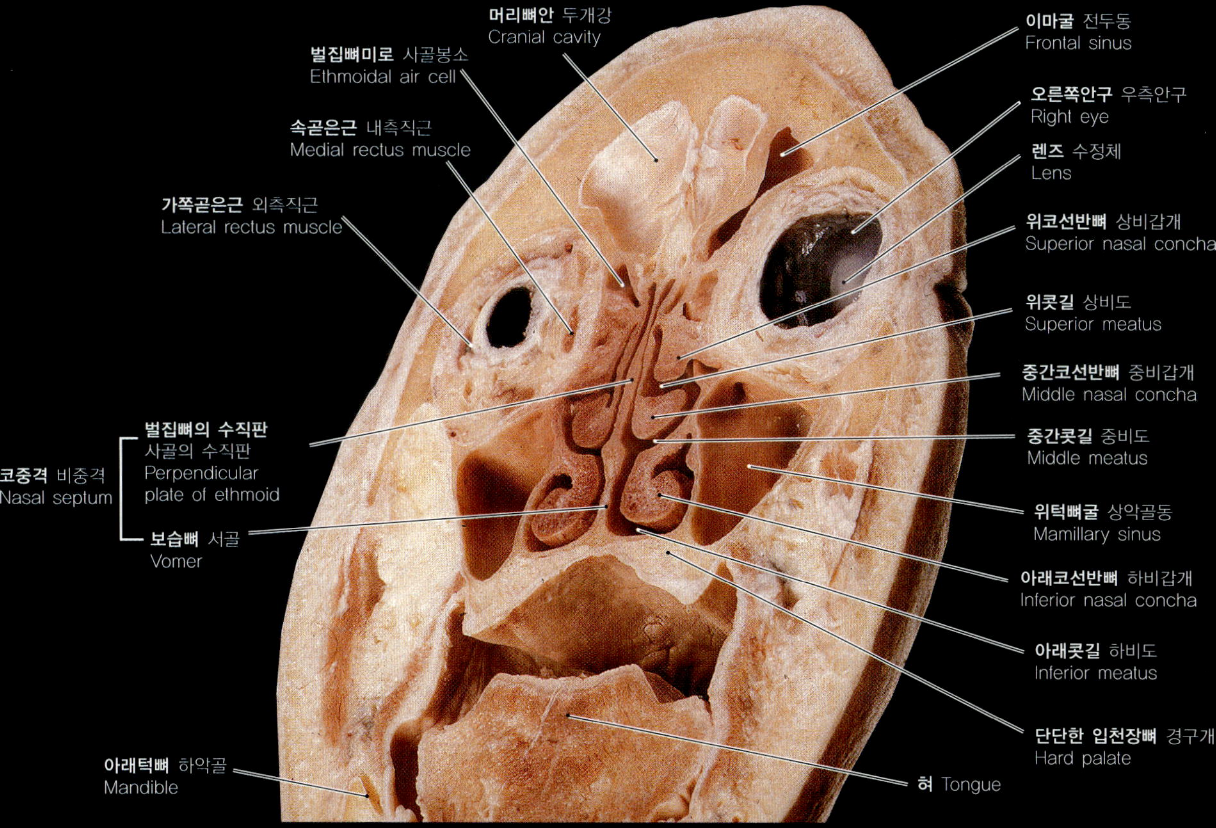

머리뼈안 두개강
Cranial cavity
벌집뼈미로 사골봉소
Ethmoidal air cell
속곧은근 내측직근
Medial rectus muscle
가쪽곧은근 외측직근
Lateral rectus muscle
코중격 비중격
Nasal septum
벌집뼈의 수직판
사골의 수직판
Perpendicular plate of ethmoid
보습뼈 서골
Vomer
아래턱뼈 하악골
Mandible
이마굴 전두동
Frontal sinus
오른쪽안구 우측안구
Right eye
렌즈 수정체
Lens
위코선반뼈 상비갑개
Superior nasal concha
위콧길 상비도
Superior meatus
중간코선반뼈 중비갑개
Middle nasal concha
중간콧길 중비도
Middle meatus
위턱뼈굴 상악골동
Mamillary sinus
아래코선반뼈 하비갑개
Inferior nasal concha
아래콧길 하비도
Inferior meatus
단단한 입천장뼈 경구개
Hard palate
혀 Tongue

그림 16c 얼굴(안면)을 경유하는 이마면(전두) 단면

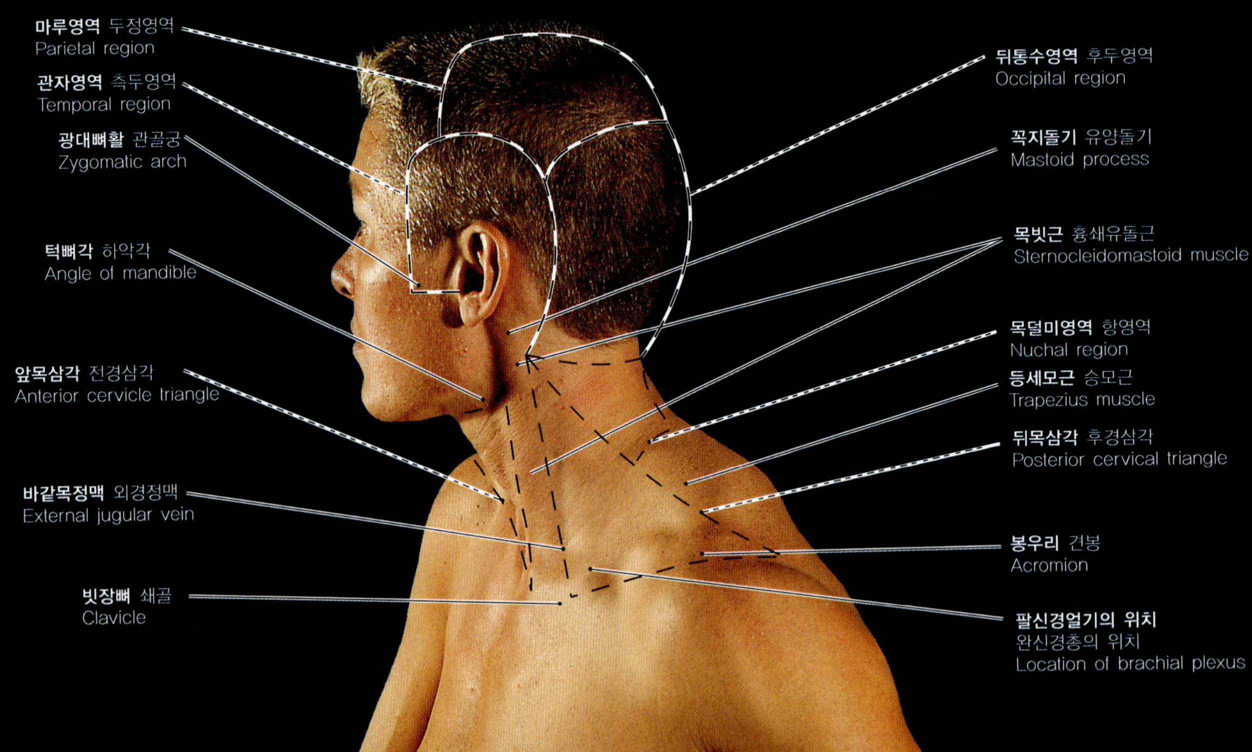

그림 17 후경삼각

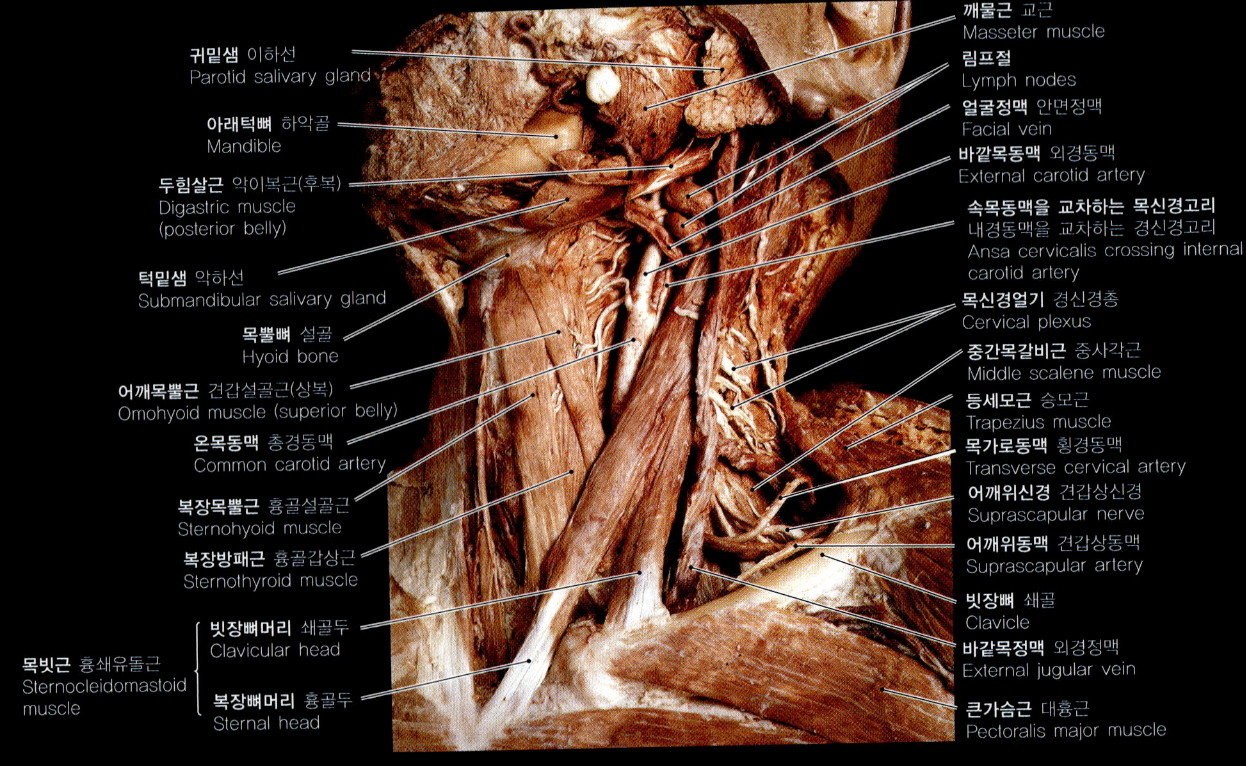

그림 18a 목(경부)의 얕은층(천층)구조, 앞가쪽면(전외측면)

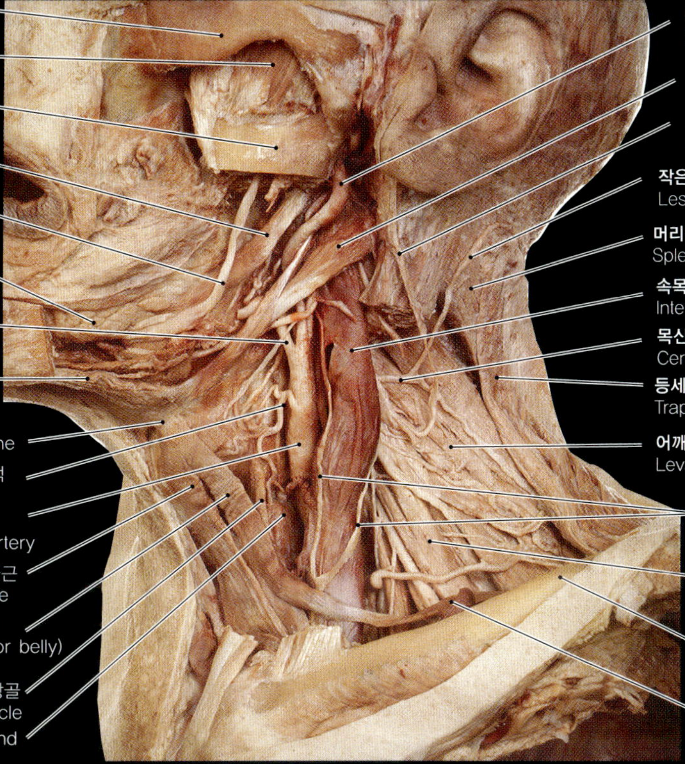

Zygomatic arch
관자근 측두근
Temporalis muscle
아래턱뼈 하악골(절단)
Mandible (cut)
붓혀근 경돌설근
Styloglossus muscle
혀신경 설신경
Lingual nerve
혀밑샘 설하선
Sublingual salivary gland
얼굴동맥 안면동맥
Facial artery
두힘살근 악이복근(전복)
Digastric muscle(anterior belly
목뿔뼈 설골 Hyoid bone
위갑상샘동맥 상갑상선동맥
Superior thyroid artery
온목동맥 총경동맥
Common carotid artery
복장목뿔근 흉골설골근
Sternohyoid muscle
어깨목뿔근 견갑설골근(상복)
Omohyoid muscle (superior belly)
복장방패근 흉골갑상골
Sternothyroid muscle
갑상샘 갑상선 Thyroid gland

바깥목동맥 외경동맥
External carotid artery
두힘살근 악이복근(후복)
Digastric muscle(posterior belly)
큰귓바퀴신경 대이개신경
Great auricular nerve
작은뒤통수신경 소후두신경
Lesser occipital nerve
머리널판근 두판상근
Splenius capitis muscle
속목정맥 내경정맥
Internal jugular vein
목신경 경신경
Cervical nerves
등세모근 승모근
Trapezius muscle
어깨올림근 견갑거근
Levator scapulae muscle
목신경고리 경신경고리
Ansa cervicalis
중간목갈비근 중사각근
Middle scalene muscle
빗장뼈 쇄골
Clavicle
어깨목뿔근 견갑설골근(하복)
Omohyoid muscle(inferior belly)

그림 18b 목(경부)의 깊은(심부) 구조, 가쪽면(외측면)

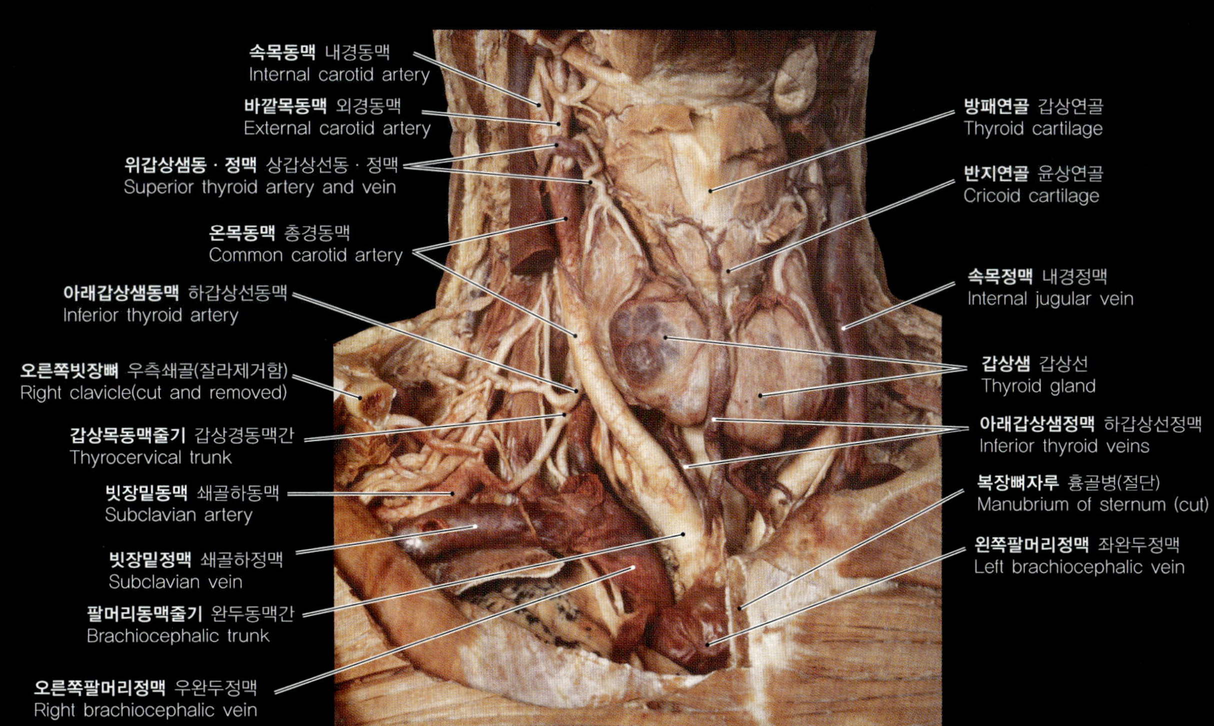

그림 18c 목(경부)의 깊은(심부) 구조, 앞쪽면(전면)

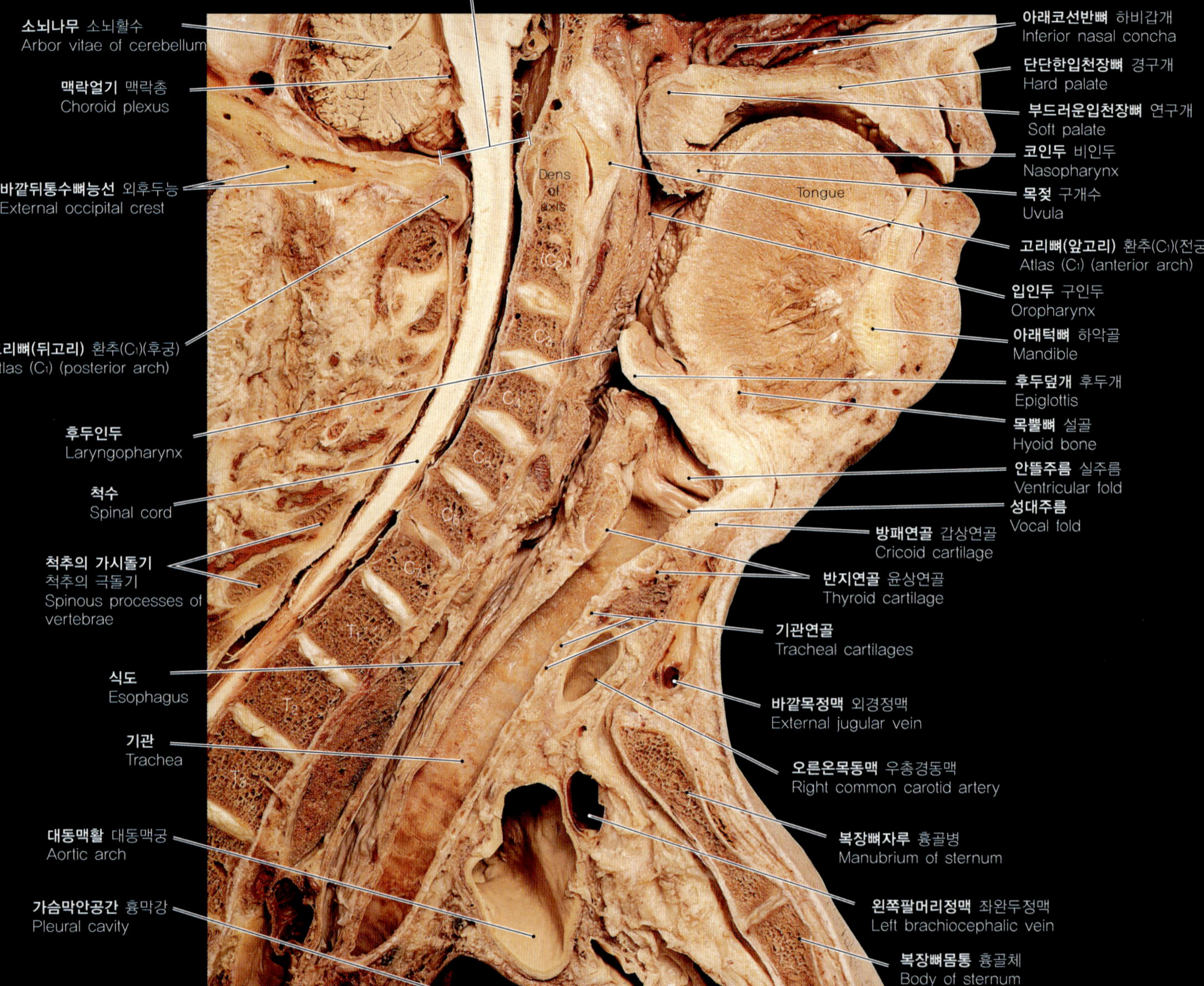

큰구멍 대후두공
Foramen magnum
소뇌나무 소뇌활수
Arbor vitae of cerebellum
맥락얼기 맥락총
Choroid plexus
바깥뒤통수뼈능선 외후두능
External occipital crest
고리뼈(뒤고리) 환추(C1)(후궁)
Atlas (C1) (posterior arch)
후두인두
Laryngopharynx
척수
Spinal cord
척추의 가시돌기
척추의 극돌기
Spinous processes of vertebrae
식도
Esophagus
기관
Trachea
대동맥활 대동맥궁
Aortic arch
가슴막안공간 흉막강
Pleural cavity
Dens of axis
(C2)
C3
C4
C5
C6
C7
T1
T2
T3
Tongue
아래코선반뼈 하비갑개
Inferior nasal concha
단단한입천장뼈 경구개
Hard palate
부드러운입천장뼈 연구개
Soft palate
코인두 비인두
Nasopharynx
목젖 구개수
Uvula
고리뼈(앞고리) 환추(C1)(전궁)
Atlas (C1) (anterior arch)
입인두 구인두
Oropharynx
아래턱뼈 하악골
Mandible
후두덮개 후두개
Epiglottis
목뿔뼈 설골
Hyoid bone
안뜰주름 실주름
Ventricular fold
성대주름
Vocal fold
방패연골 갑상연골
Cricoid cartilage
반지연골 윤상연골
Thyroid cartilage
기관연골
Tracheal cartilages
바깥목정맥 외경정맥
External jugular vein
오른온목동맥 우총경동맥
Right common carotid artery
복장뼈자루 흉골병
Manubrium of sternum
왼쪽팔머리정맥 좌완두정맥
Left brachiocephalic vein
복장뼈몸통 흉골체
Body of sternum

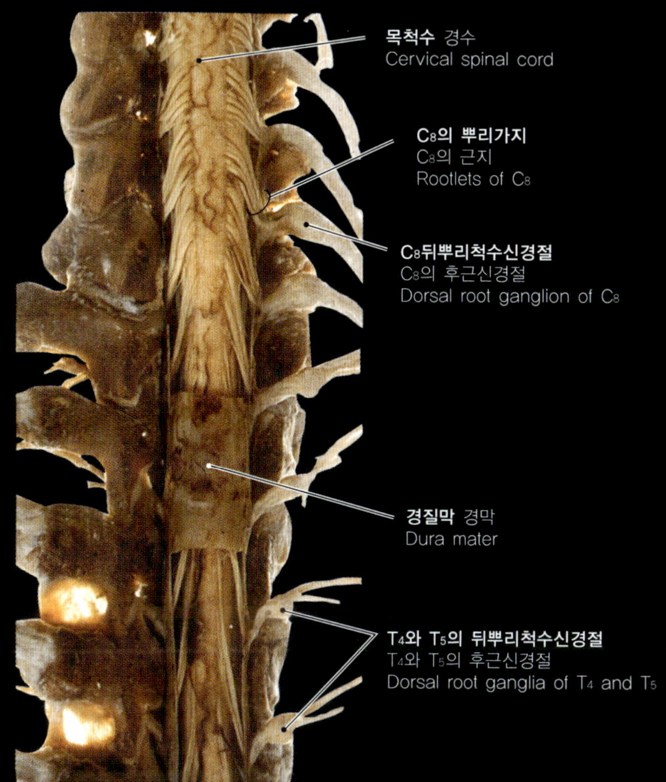

그림 20a 척수의 목과 가슴, 후면

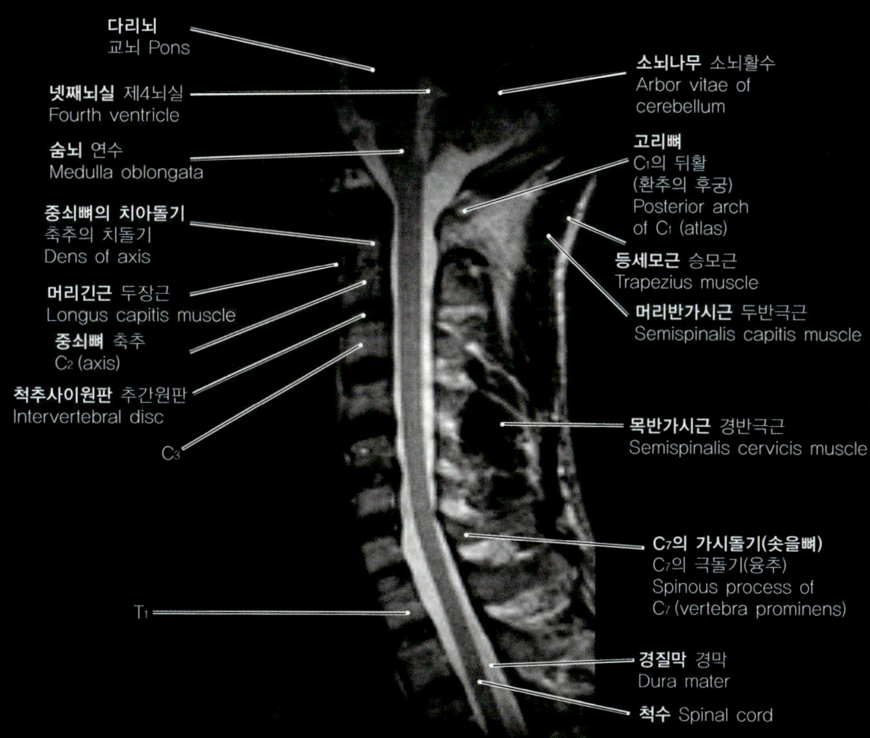

그림 20b 골격, 전면

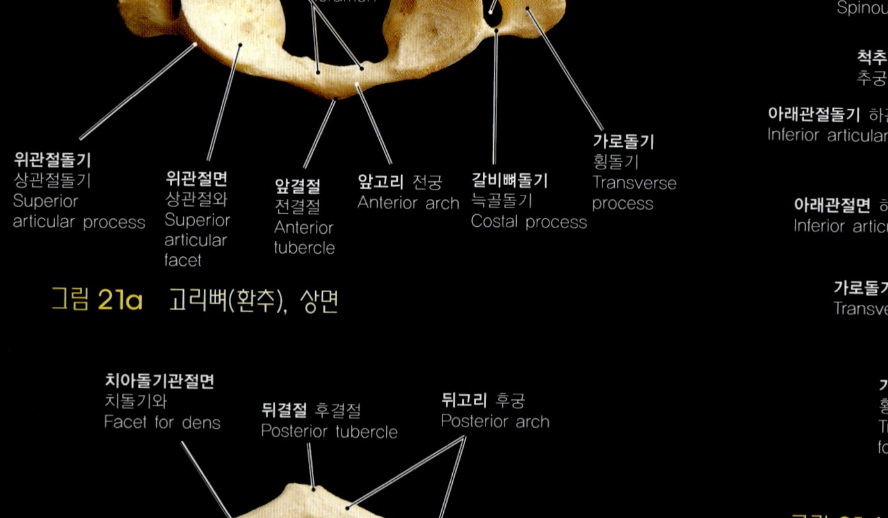

그림 21a 고리뼈(환추), 상면

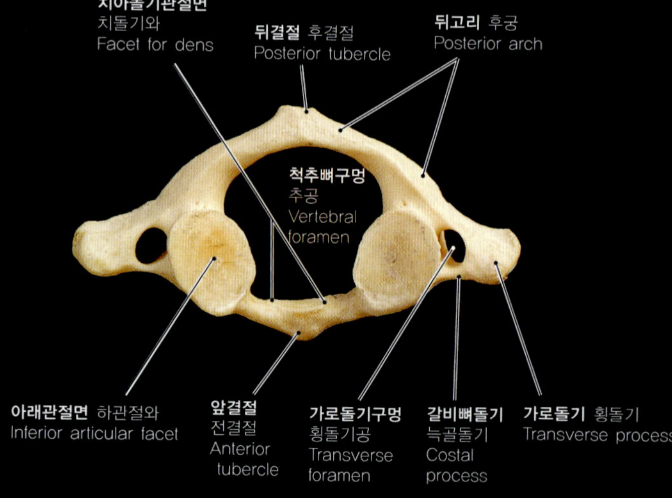

그림 21b 고리뼈(환추), 하면

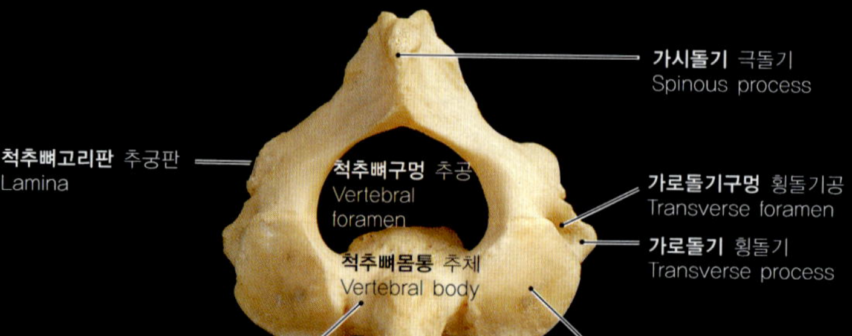

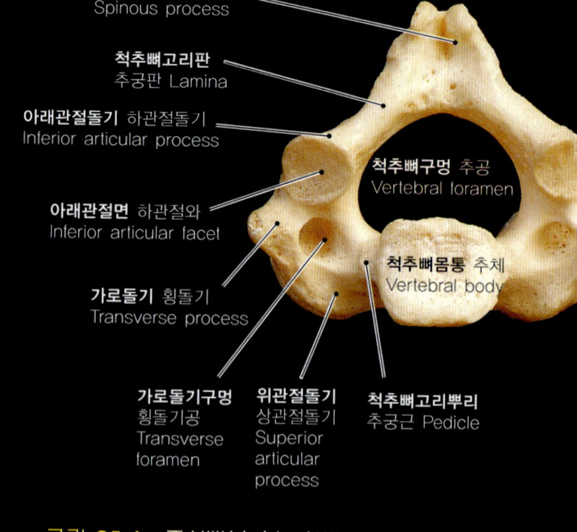

그림 21d 중쇠뼈(축추), 하면

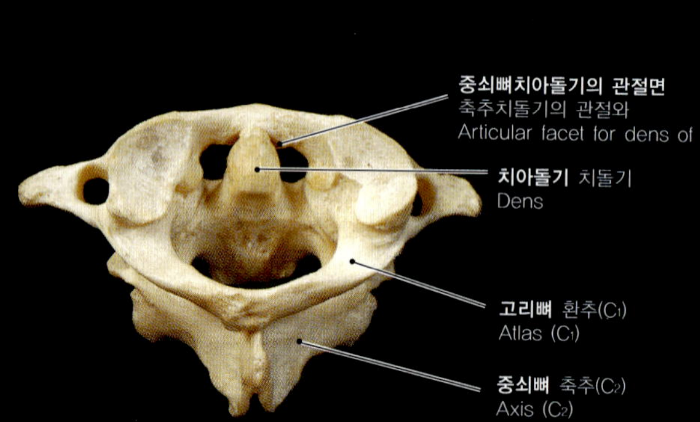

그림 21e 고리뼈(환추)와 중쇠뼈(축추)의 관절, 위와 아래면

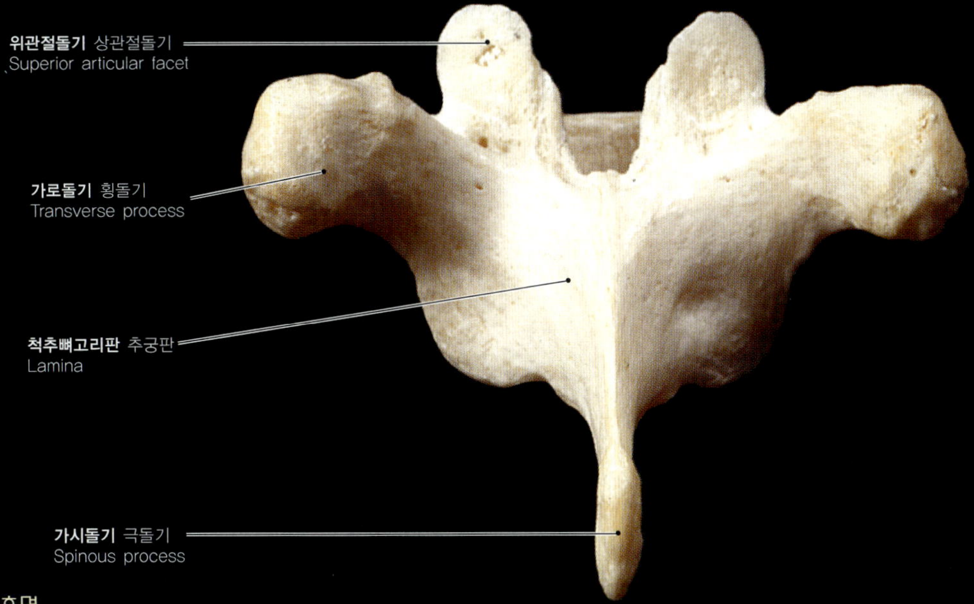

그림 22a 등뼈(흉추), 후면

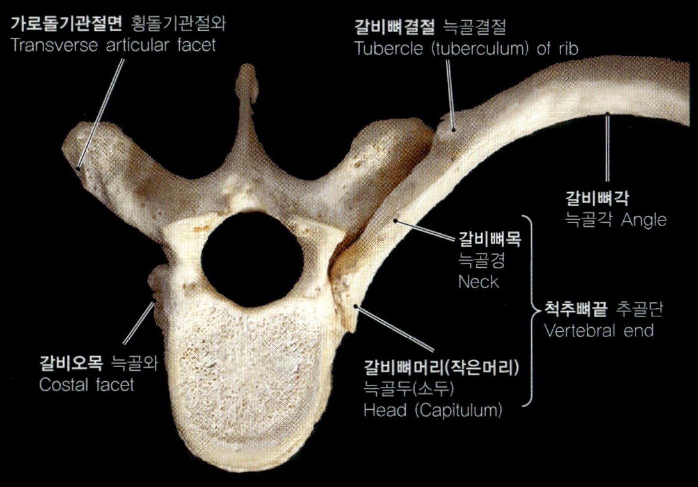

그림 22b 등뼈(흉추)와 갈비뼈(늑골), 상면

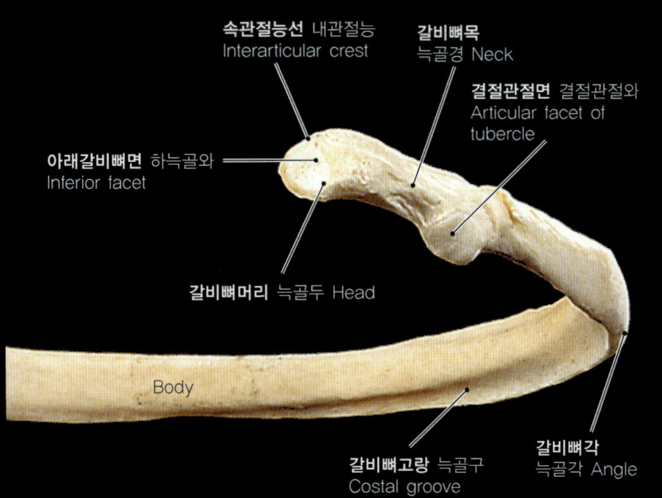

그림 22c 전형적 갈비뼈(늑골), 후면

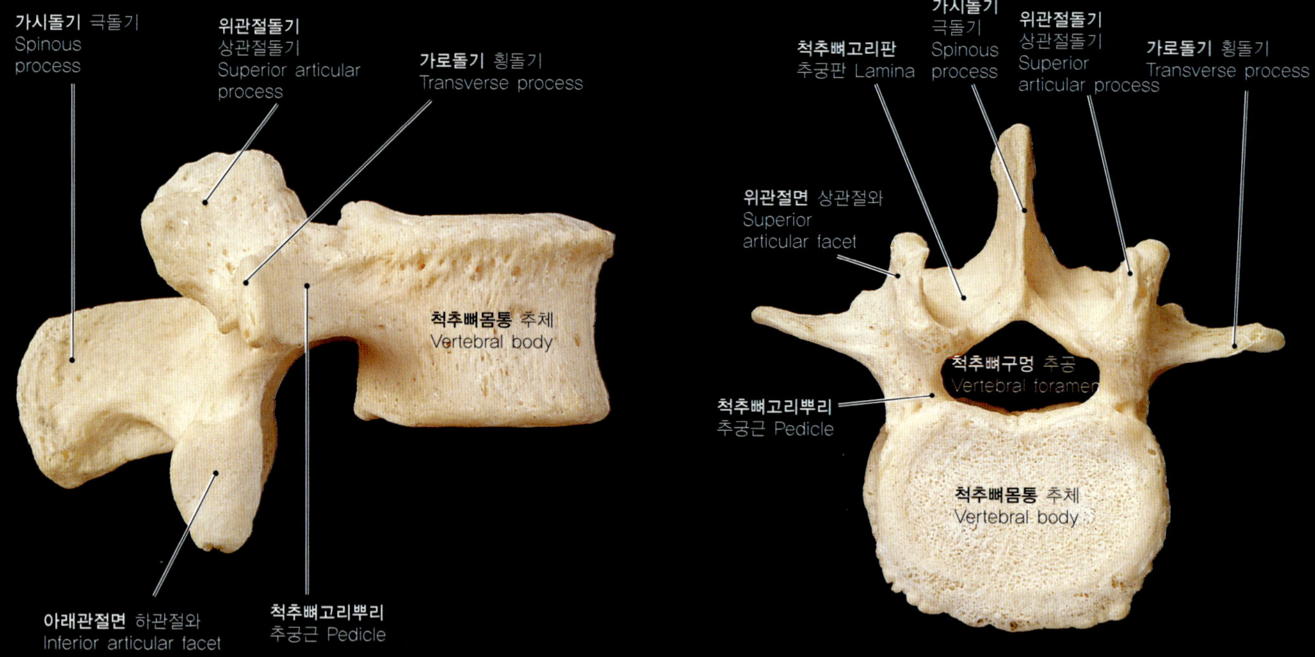

그림 23a 허리뼈(요추), 외측면

그림 23b 허리뼈(요추), 상면

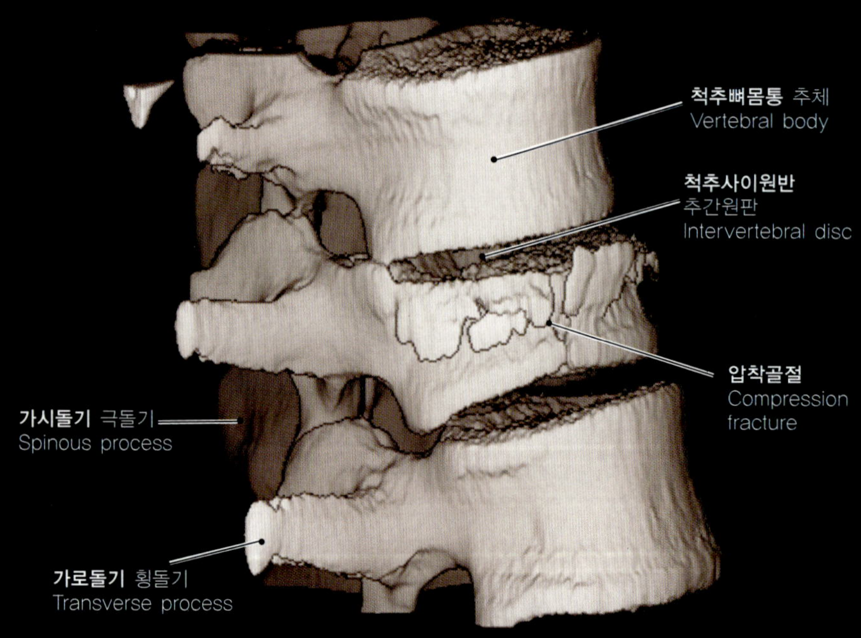

그림 23c 허리뼈몸통(요추체)의 골절을 보여주는 3차원적 단층촬영술 영상

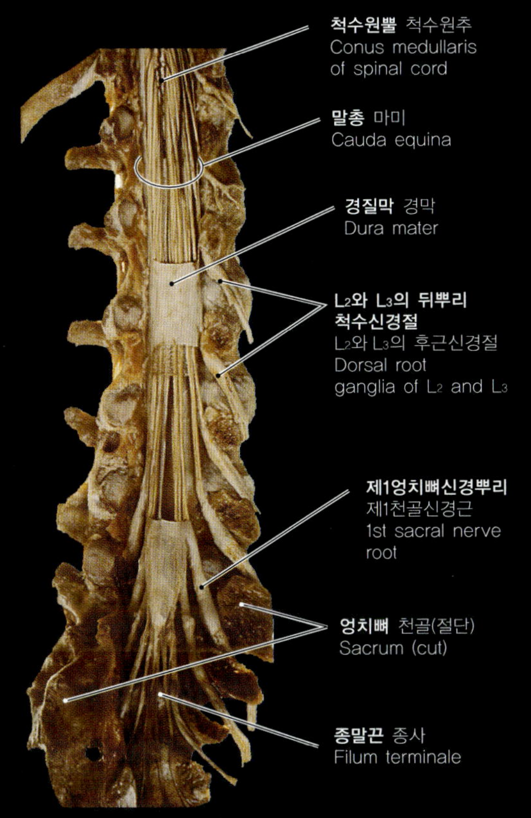

그림 24a 척주의 하부, 후면

척수
Spinal cord
종말끈 종사
Filum terminale
뇌척수액을 포함한
거미막밑공간 및 척수뿌리
뇌척수액을 포함한 지주막하강
및 척수근 Subarachnoid
space containing
cerebrospinal fluid and
spinal nerve roots
제5척수
L_5 vertebra
종말끈의 끝부분
종사의 종말부
Terminal portion of
filum terminale
S_2 vertebra

그림 24b 척주관 하부의 MRI 영상, 외측면

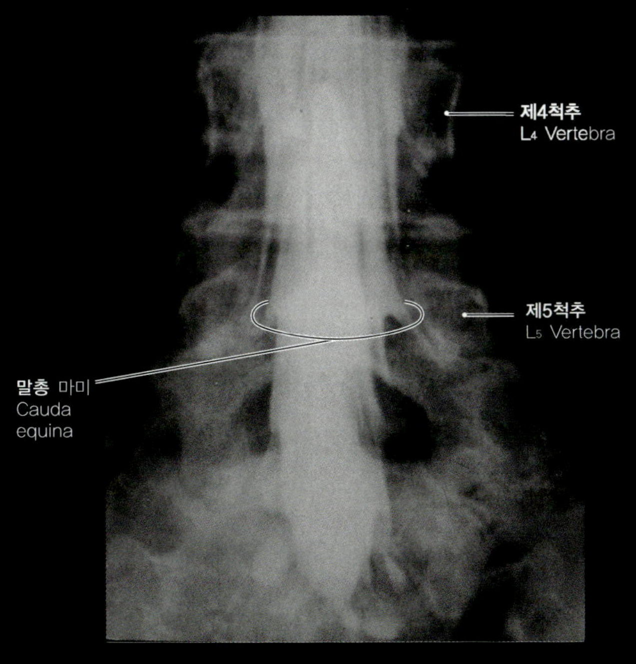

그림 24c 거미막밑공간(지주막하강)에 대조적 배치를 가한 말총(마미)의 X-ray

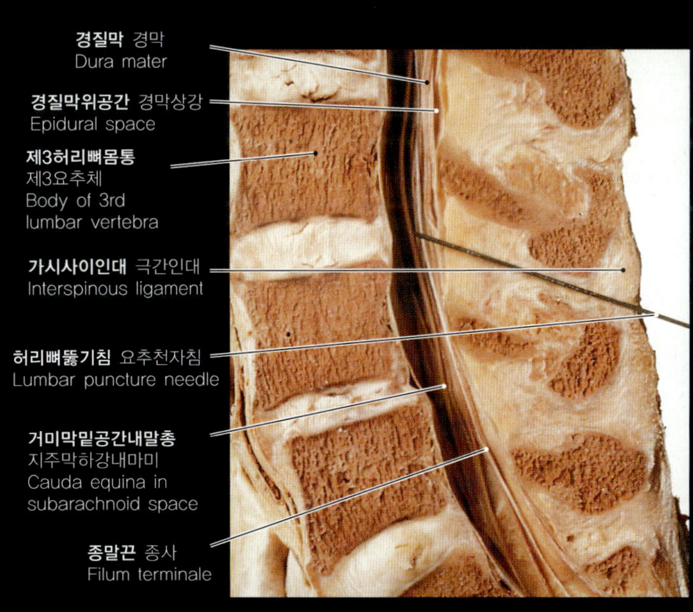

그림 24d 시상단면에서 본 허리뼈뚫기위치(요추천자위치)

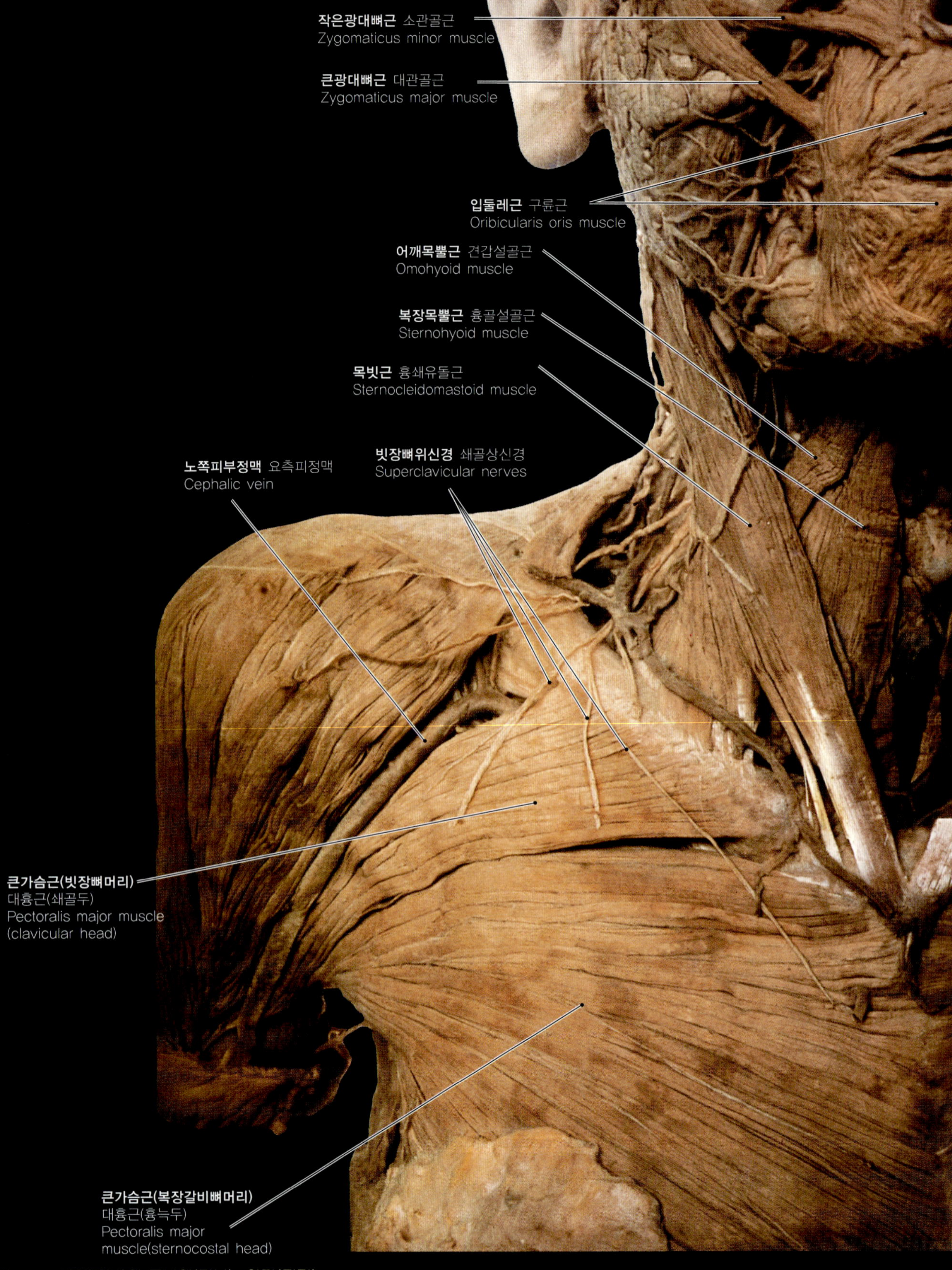

그림 25 어깨(견부)와 목부위(경부), 앞면(전면)

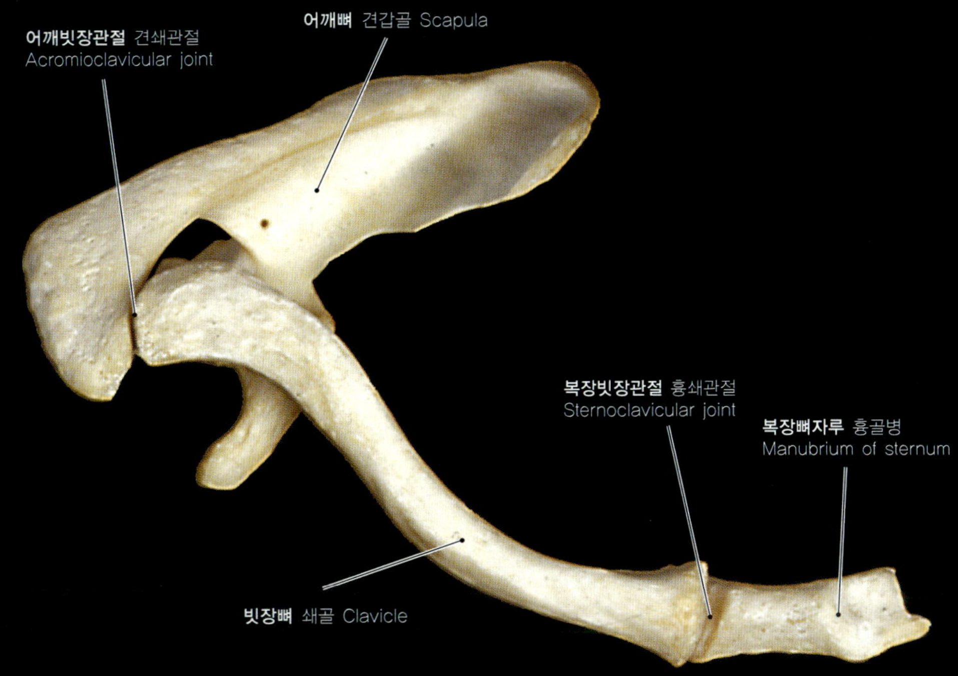

그림 26a 우측흉부와 상지대의 뼈, 상면

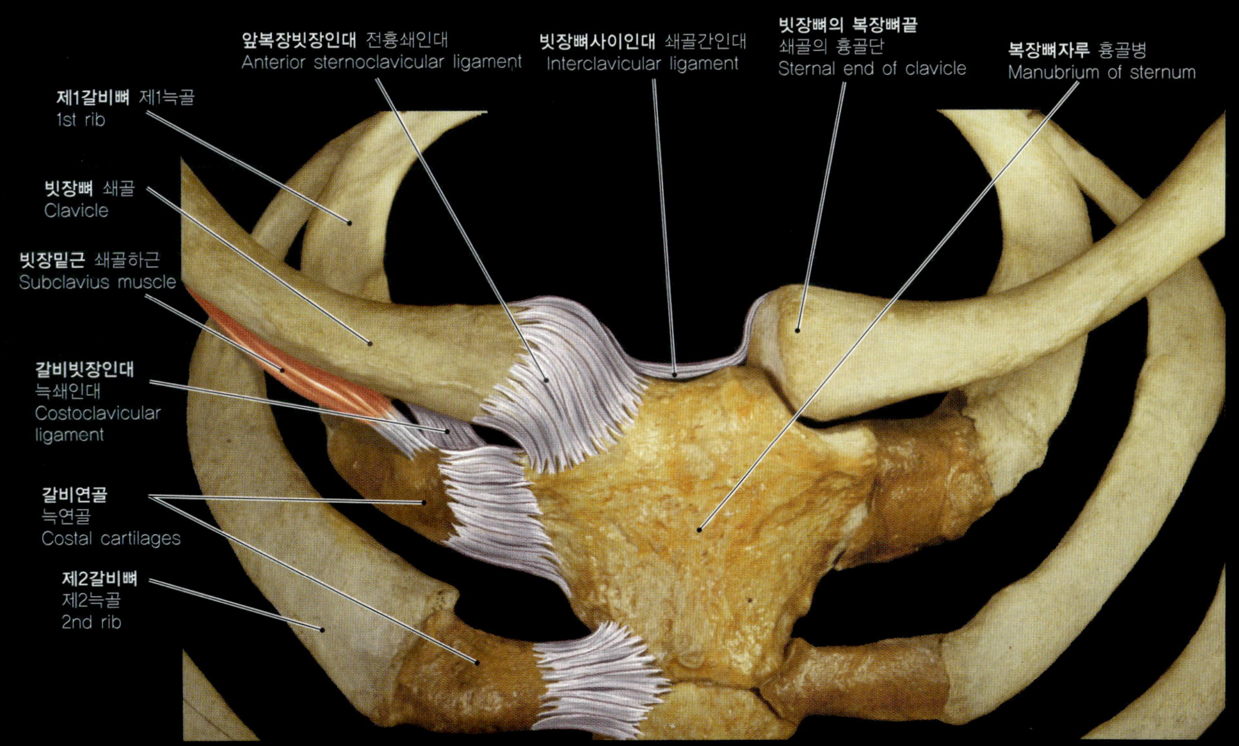

그림 26b 복장빗장관절(흉쇄관절)

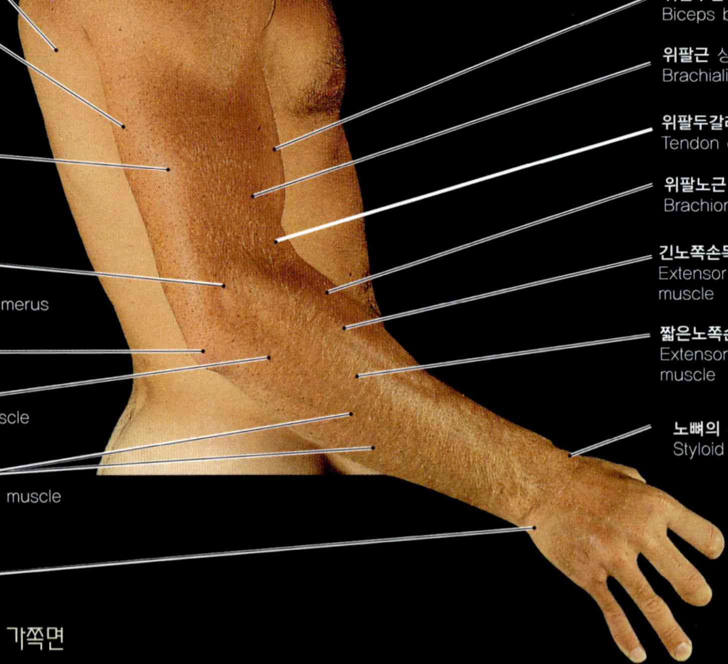

Biceps brachii muscle

위팔세갈래근 긴갈래 상완삼두근 장두
Triceps brachii muscle, long head

위팔근 상완근
Brachialis muscle

위팔두갈래근의 힘줄 상완이두근의
Tendon of biceps brachii

위팔세갈래근 가쪽머리 상완삼두근, 외측두 상완골의 외측상과
Triceps brachii muscle, lateral head

위팔노근 완요골근
Brachioradialis muscle

위팔뼈의 가쪽위관절융기 상완골의 외측상과
Lateral epicondyle of humerus

긴노쪽손목폄근 장요측수근신근
Extensor carpi radialis longus muscle

팔꿈치머리 주두
Olecranon

짧은노쪽손목폄근 단요측수근신근
Extensor carpi radialis brevis muscle

팔꿈치근 주근
Anconeus muscle

노뼈의 붓돌기 요골의 경상돌기
Styloid process of radius

손가락폄근 지신근
Extensor digitorum muscle

자뼈머리 척골두
Head of ulna

그림 27a 오른쪽 위팔과 몸통, 가쪽면

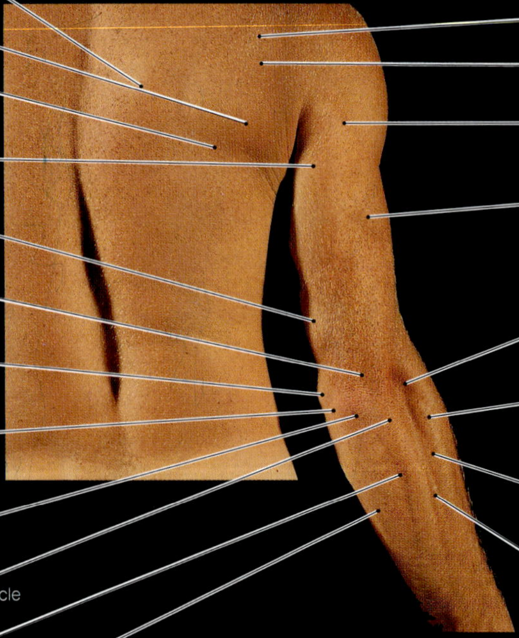

어깨뼈의 척추가장자리 견갑골의 추골면
Vertebral border of scapula

어깨뼈가시 견갑극
Spine of scapula

큰원근 대원근
Teres major muscle

가시아래근 극하근
Infraspinatus muscle

어깨뼈의 아래각 견갑골의 하각
Inferior angle of scapula

겨드랑신경의 위치 액와신경의 위치
Site of axillary nerve

위팔세갈래근 긴갈래 상완삼두근 장두
Triceps brachii muscle, long head

위팔세갈래근, 가쪽머리 상완삼두근, 외측두
Triceps brachii muscle, lateral head

위팔세갈래근 안쪽머리 상완삼두근, 내측두
Triceps brachii muscle, medial head

위팔세갈래근의 정지힘줄 상완삼두근의 정지건
Tendon of insertion of triceps brachii

위팔노근 완요골근
Brachioradialis muscle

위팔뼈의 안쪽위관절융기 상완골의 내측상과
Medial epicondyle of humerus

긴노쪽손목폄근 장요측수근신근
Extensor carpi radialis longus muscle

자뼈신경의 촉지부위 척골신경의 촉지부위
Site of palpation for ulnar nerve

팔꿈치머리 주두
Olecranon

짧은노쪽손목폄근 단요측수근신근
Extensor carpi radialis brevis muscle

팔꿈치근 주근
Anconeus muscle

팔꿈치근 주근
Extensor digitorum muscle

자쪽손목폄근 척측수근신근
Extensor carpi ulnaris muscle

자쪽손목굽힘근 척측수근굴근
Flexor carpi ulnaris muscle

그림 27b 오른쪽 위팔과 몸통, 후면

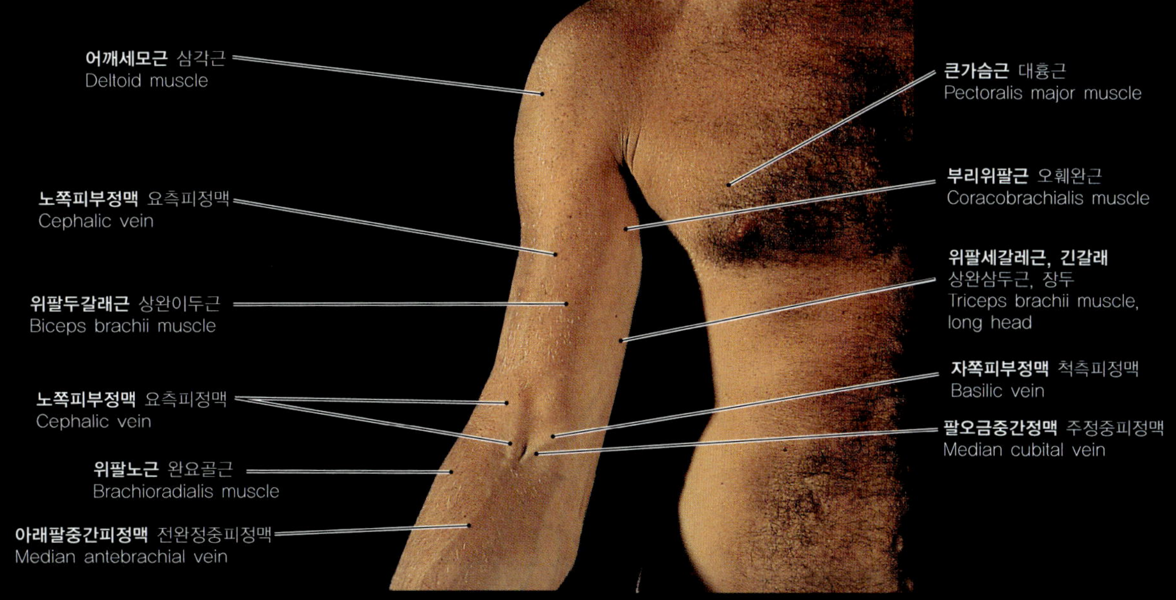

그림 27c 오른쪽 위팔과 몸통, 가쪽면

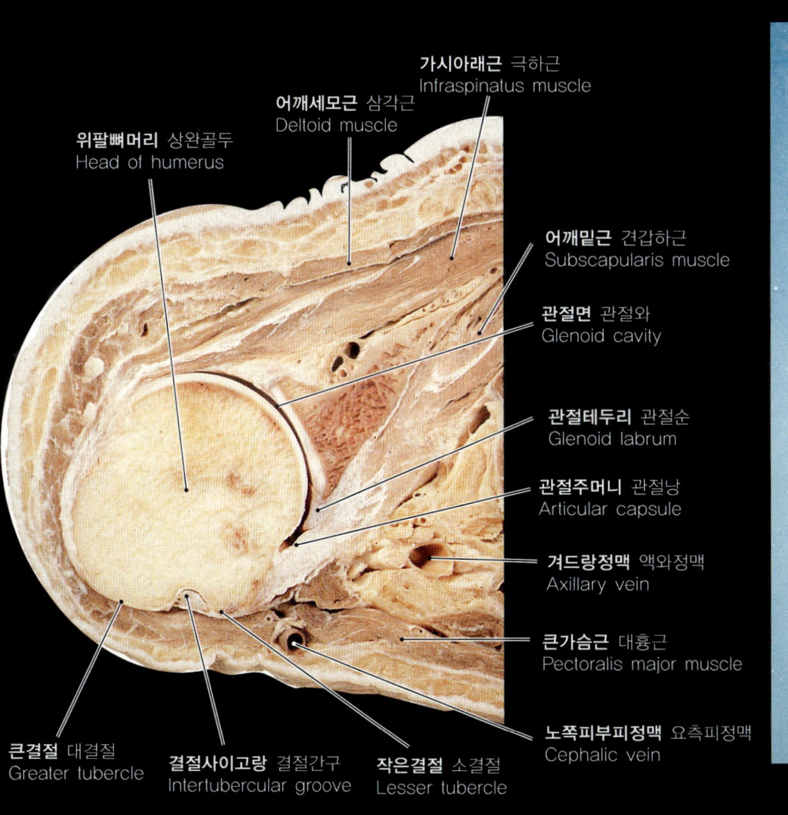

그림 27d 오른쪽어깨(우측견부)를 경유한 수평단면

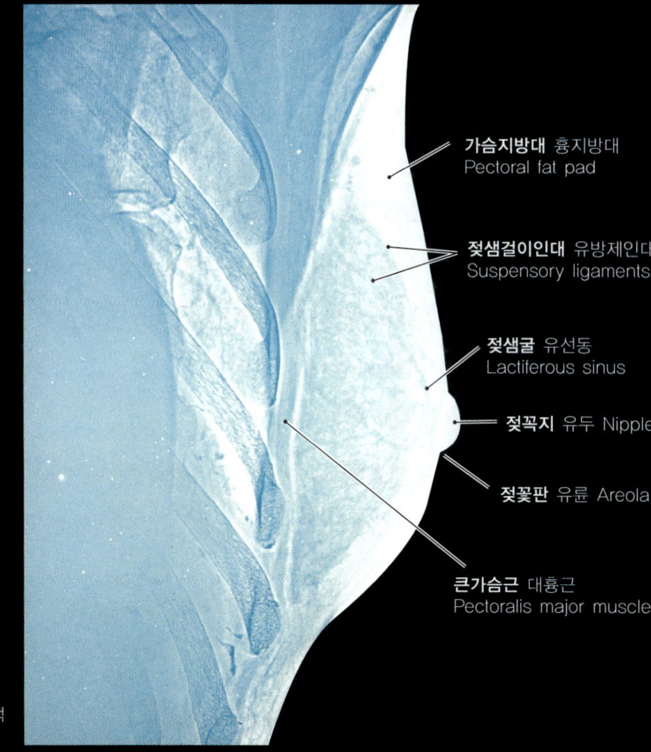

그림 28 건성유방 X-선사진

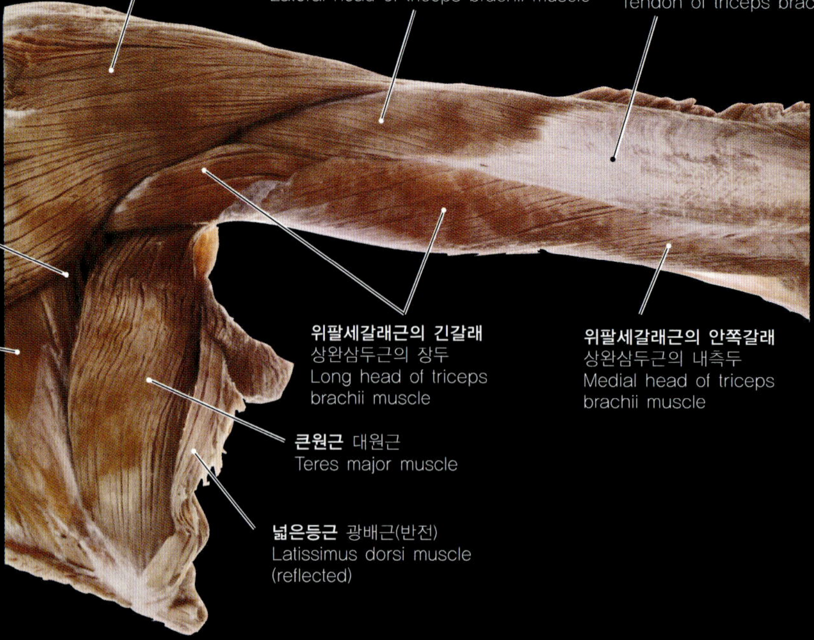

어깨세모근 삼각근
Deltoid muscle

위팔세갈래근의 가쪽갈래
상완삼두근의 외측두
Lateral head of triceps brachii muscle

위팔세갈래근의 힘줄 상완삼두근의 건
Tendon of triceps brachii muscle

작은원근 소원근
Teres minor muscle

가시아래근 극하근
Infraspinatus muscle

위팔세갈래근의 긴갈래
상완삼두근의 장두
Long head of triceps brachii muscle

위팔세갈래근의 안쪽갈래
상완삼두근의 내측두
Medial head of triceps brachii muscle

큰원근 대원근
Teres major muscle

넓은등근 광배근(반전)
Latissimus dorsi muscle (reflected)

그림 29a 오른쪽어깨(우측견부)의 표층절개, 후면

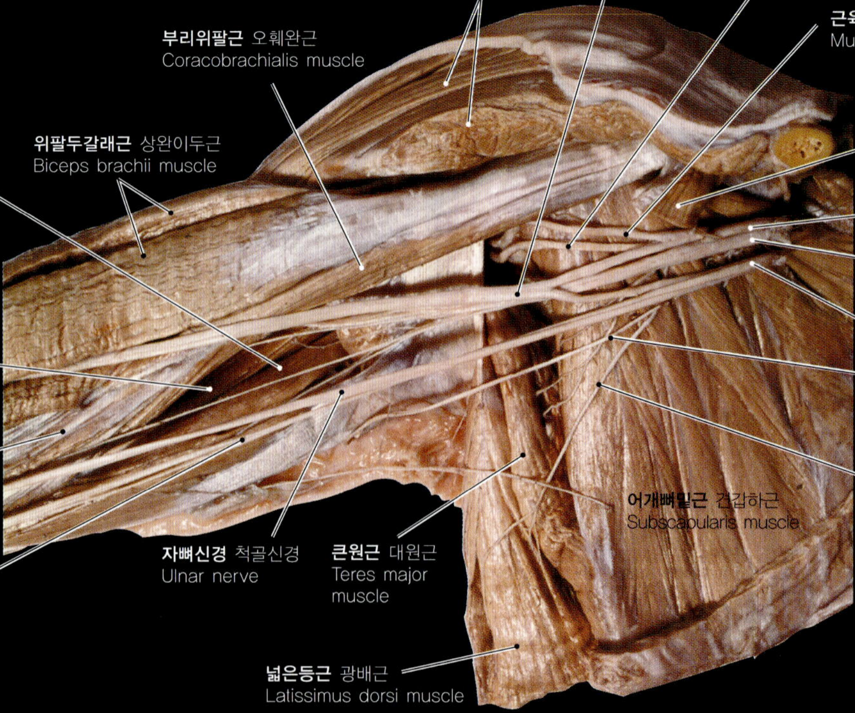

어깨세모근 삼각근
Deltoid muscle

정중신경
Median nerve

겨드랑신경
액와신경
Axillary nerve

근육피부신경 근피신경
Musculocutaneous nerve

부리위팔근 오훼완근
Coracobrachialis muscle

위팔두갈래근 상완이두근
Biceps brachii muscle

작은가슴근 소흉근
Pectoralis minor muscle

위팔세갈레근의 긴갈래
상완삼두근의 장두
Long head of triceps brachii muscle

가쪽신경다발 외측신경속
Lateral cord

뒤쪽신경다발 후신경속
Posterior cord

정중신경다발 정중신경속
Medial cord

위팔세갈래근의 가쪽갈래
상완삼두근의 외측두
Lateral head of triceps brachii muscle

안쪽위팔피부신경
내측상완피신경
Medial brachial cutaneous nerve

위팔세갈래근의 안쪽갈래
상완삼두근의 내측두
Medial head of triceps brachii muscle

가슴등신경 흉배신경
Thoracodorsal nerve

어깨뼈밑근 견갑하근
Subscapularis muscle

자뼈신경 척골신경
Ulnar nerve

큰원근 대원근
Teres major muscle

안쪽아래팔피부신경
내측전완피신경
Medial antebrachial cutaneous nerve

넓은등근 광배근
Latissimus dorsi muscle

그림 29b 오른쪽팔신경얼기(우측완신경총)의 깊은층(심층) 절개

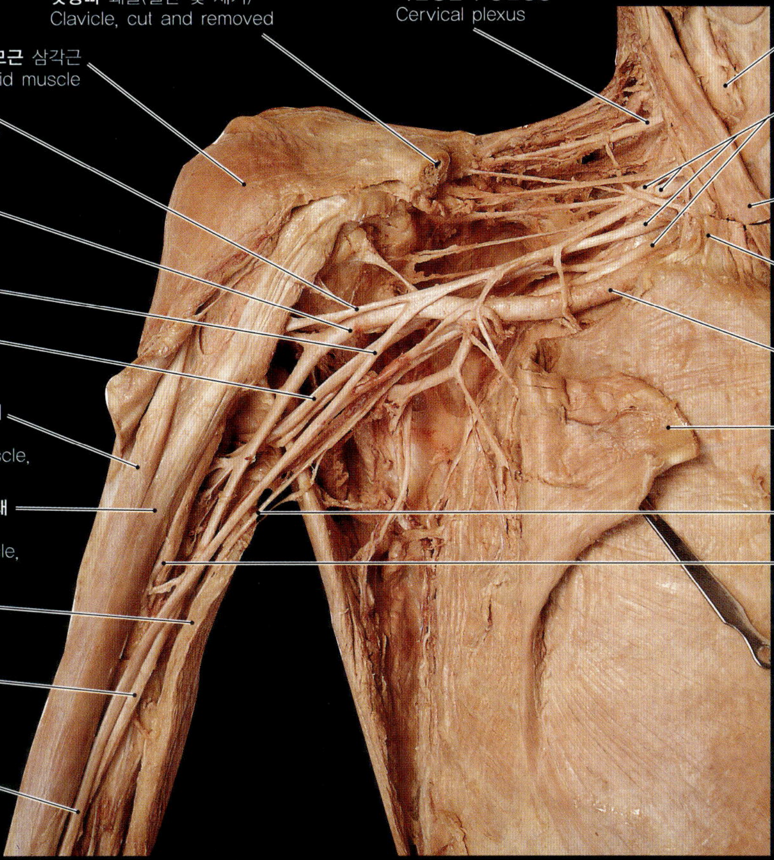

빗장뼈 쇄골(절단 및 제거)
Clavicle, cut and removed
목신경얼기 경신경총
Cervical plexus
큰세모근 삼각근
Deltoid muscle
근육피부신경 근피신경
Musculocutaneous nerve
겨드랑신경 액와신경
Axillary artery
정중신경 Median nerve
노신경 요골신경
Radial nerve
위팔두갈래근, 긴갈래
상완이두근, 장두
Biceps brachii muscle,
long head
위팔두갈래근, 짧은갈래
상완이두근, 단두
Biceps brachii muscle,
short head
피부 Skin
위팔동맥 상완동맥
Brachial artery
정중신경 Median nerve
온목동맥 총경동맥
Common carotid artery
팔신경얼기 완신경총(C5,T1)
Brachial plexus (C5,T1)
목빗근(복장뼈머리)
흉쇄유돌근(흉골두)
Sternocleidomastoid musc
sternal head
목빗근(빗장뼈머리)
흉쇄유돌근(쇄골두)
Sternocleidomastoid musc
clavicular head
빗장밑동맥 쇄골하동맥
Subclavian artery
대흉근(절단및 제거)
Pectoralis major muscle
(cut and reflected)
자뼈신경 척골신경
Ulnar nerve
부리위팔근 오훼완근
Coracobrachialis muscle

그림 29c 신경과 혈관, 오른쪽 겨드랑부분(우측액와부)

위팔두갈래근 상완이두근
Biceps brachii muscle
위팔노근 완요골근
Brachioradialis muscle
위팔동맥 상완동맥
Brachial artery
아래자쪽곁동맥
하척측측부동맥
Inferior ulnar
collateral artery
자동맥 척골동맥
Ulnar artery
노동맥 요골동맥
Radial artery
노동맥 요골동맥
Radial artery
원엎침근 원회내근
Pronator teres muscle
긴손바닥근 장장근
Palmaris longus
muscle
자쪽손목굽힘근
척측수근굴근
Flexor carpi
ulnaris muscle
노쪽손목굽힘근
요측수근굴근
Flexor carpi
radialis muscle
자뼈동맥 척골동맥
Ulnar artery
얇은손바닥동맥활 천장궁
Superficial palmar arch

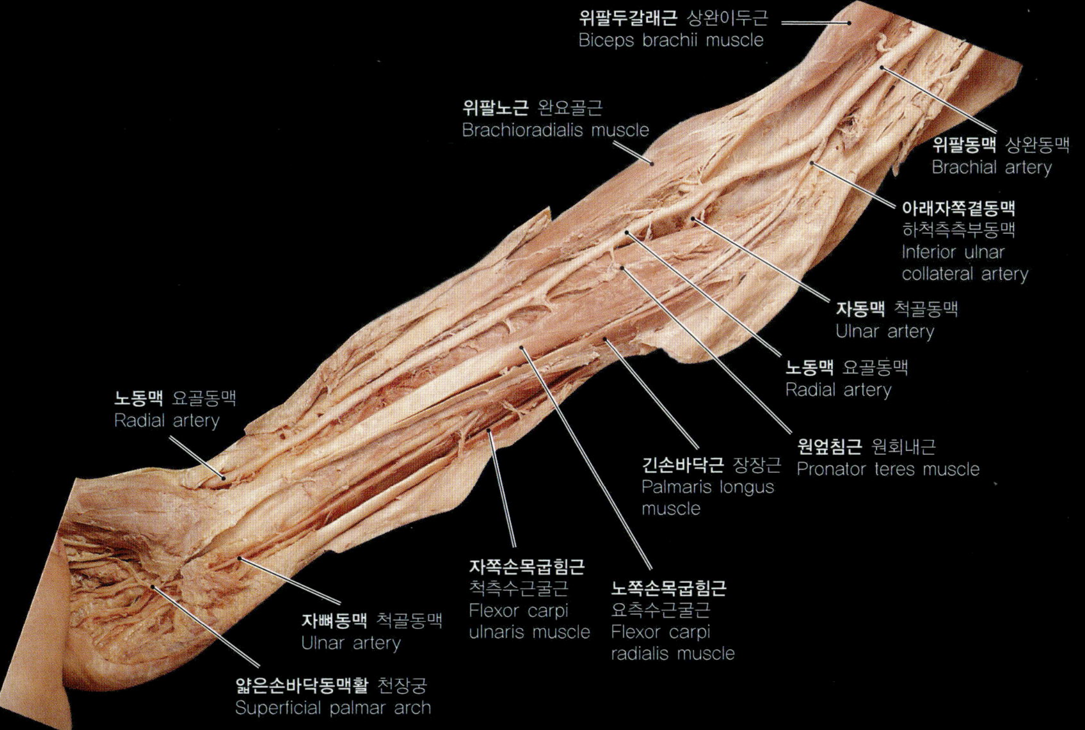

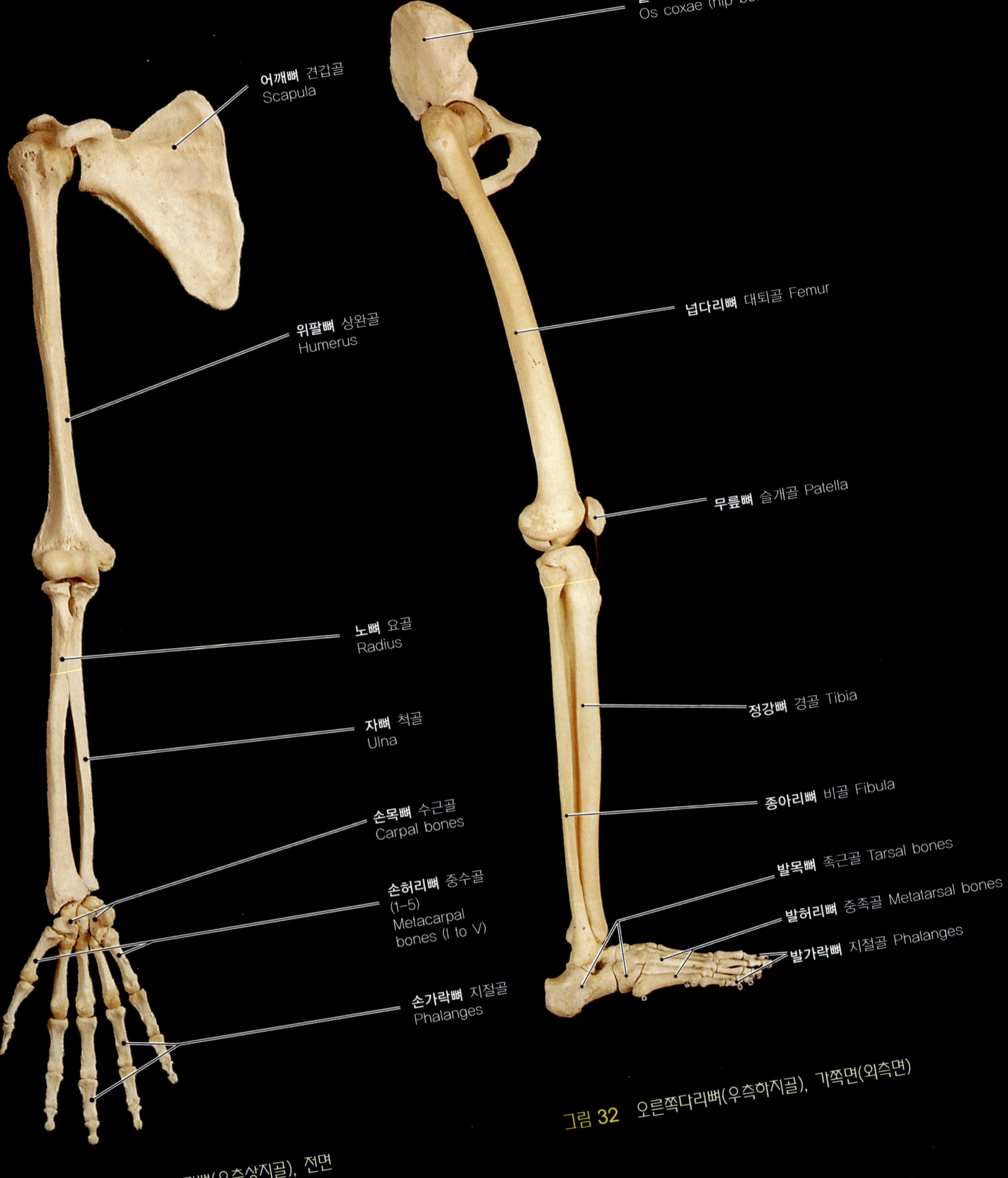

그림 31 오른쪽팔뼈(우측상지골), 전면

그림 32 오른쪽다리뼈(우측하지골), 가쪽면(외측면)

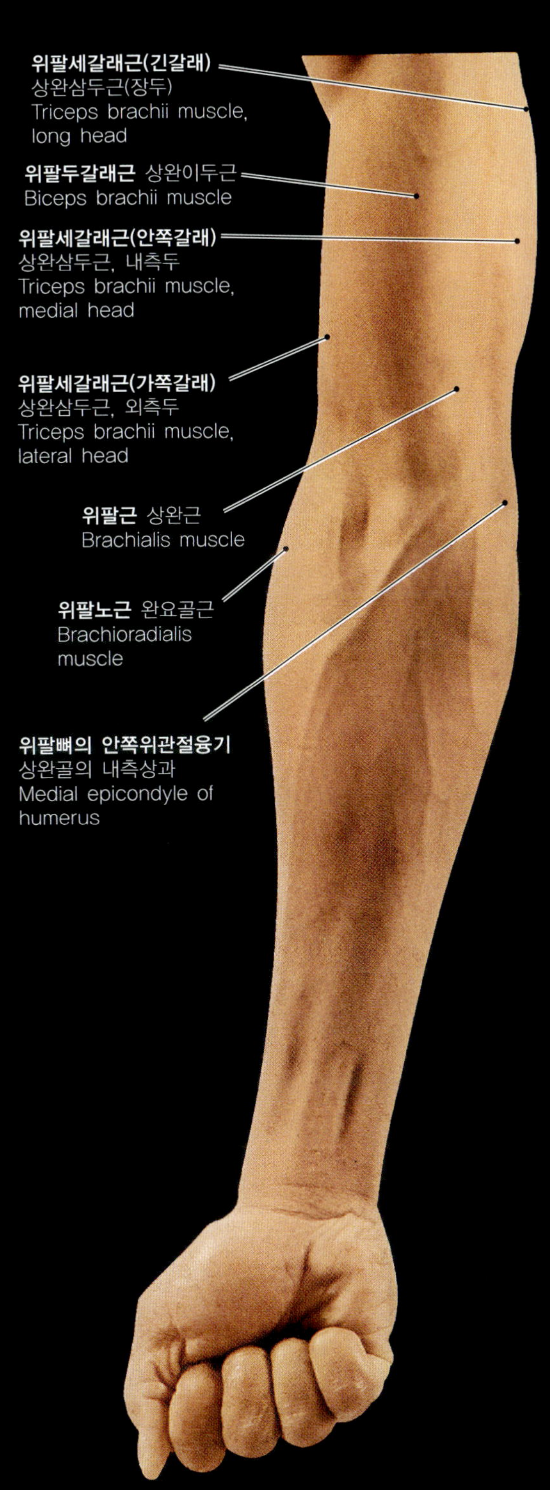

그림 33a 오른쪽팔뼈(우측상지), 전면, 근육

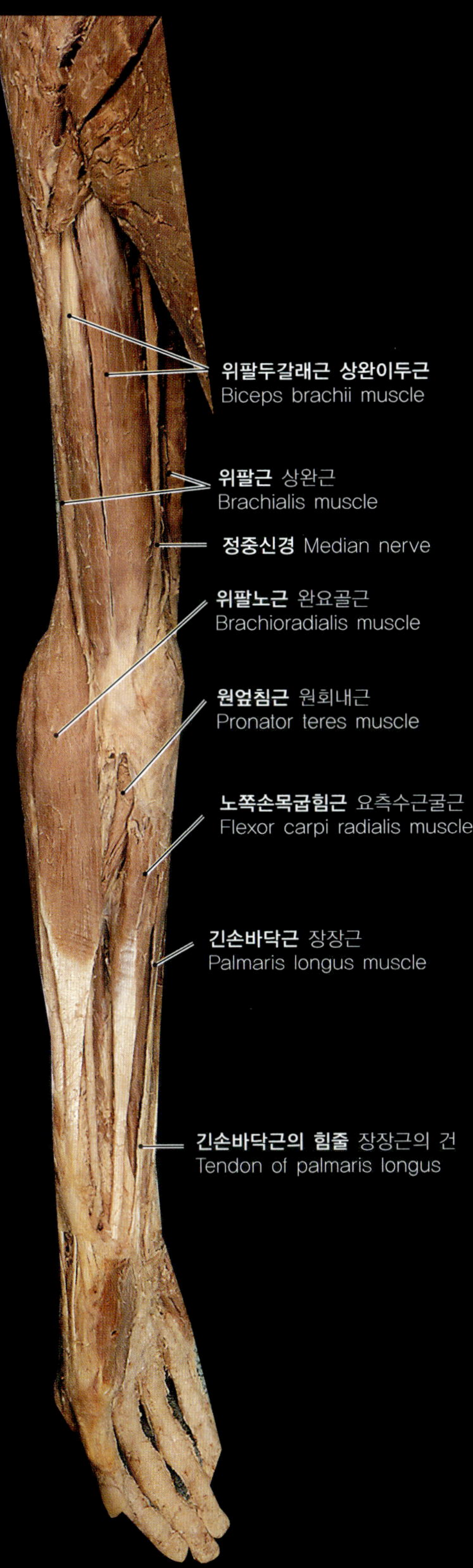

그림 33b 오른쪽팔뼈(우측상지), 전면, 천층절단

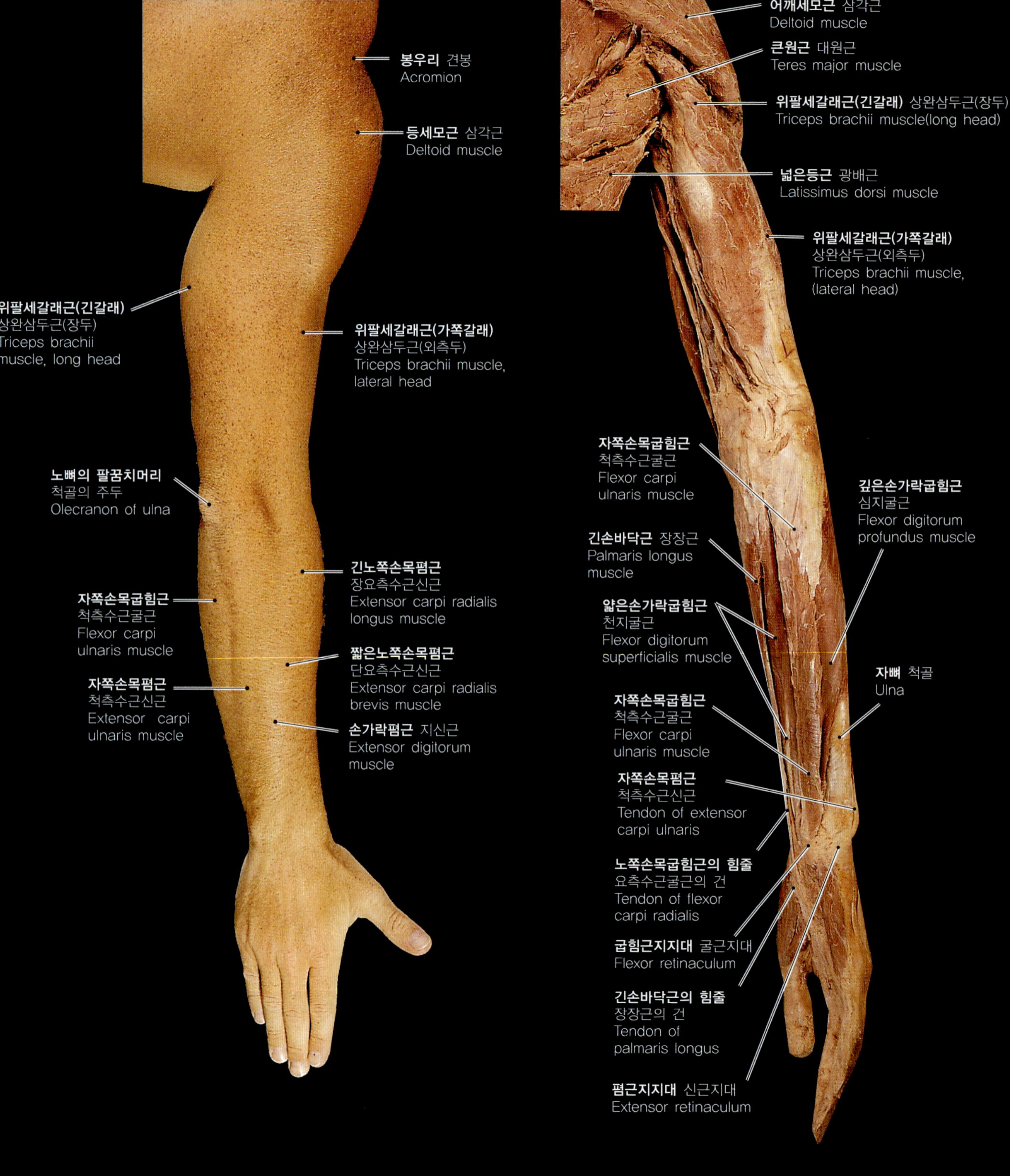

그림 33c 오른쪽팔(우측상지), 후면, 지표

그림 33d 오른쪽팔(우측상지), 후면, 천층절단면

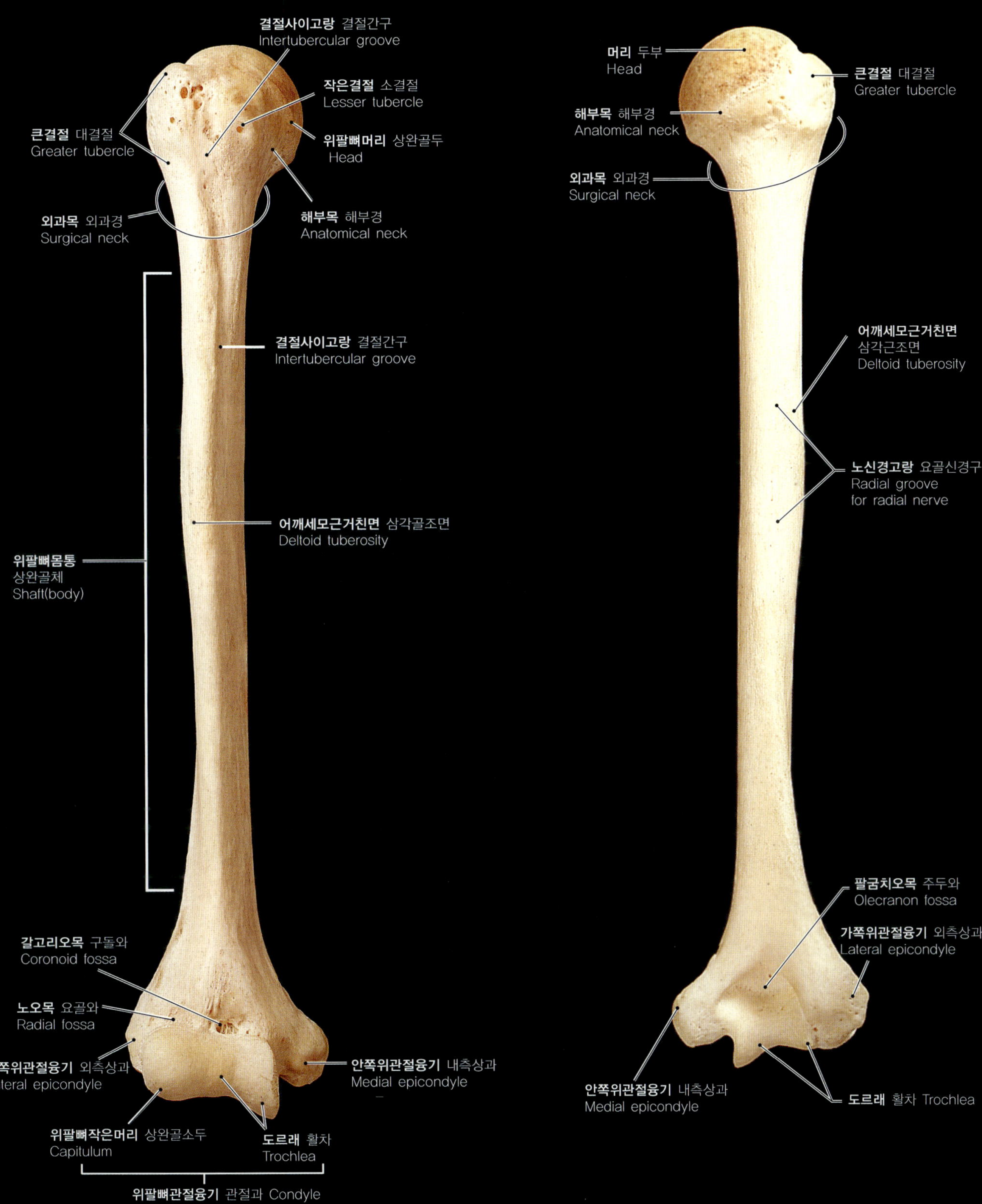

그림 34a 오른쪽위팔뼈(우측상완골), 전면

그림 34b 오른쪽위팔뼈(우측상완골), 후면

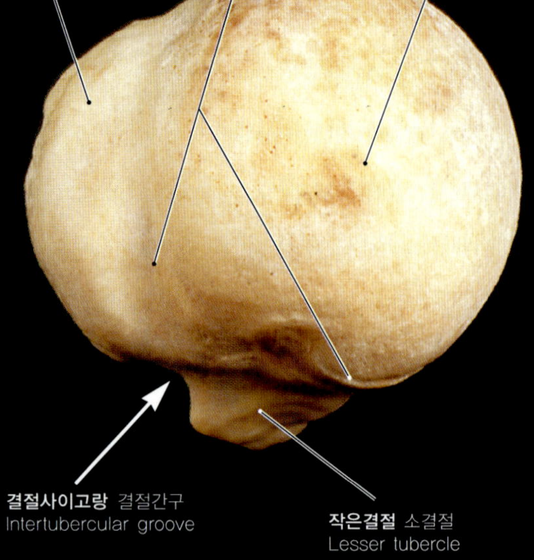

34c 오른쪽위팔뼈(우측상완골)의 가까운부위(근위부), 위면(상면)

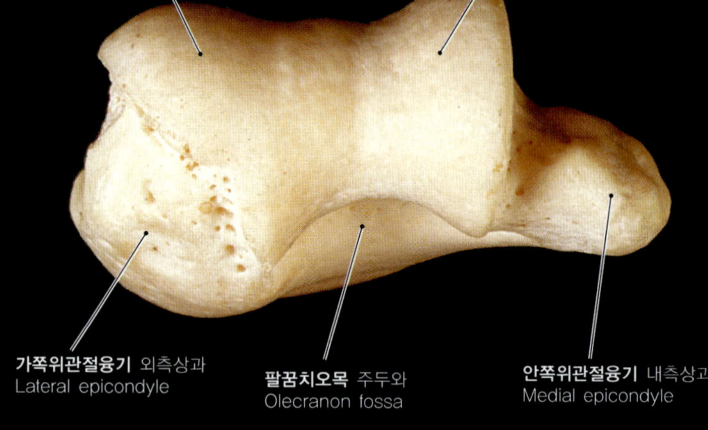

그림 34d 오른쪽위팔뼈(우측상완골)의 먼부위(원위부), 아래면(하면)

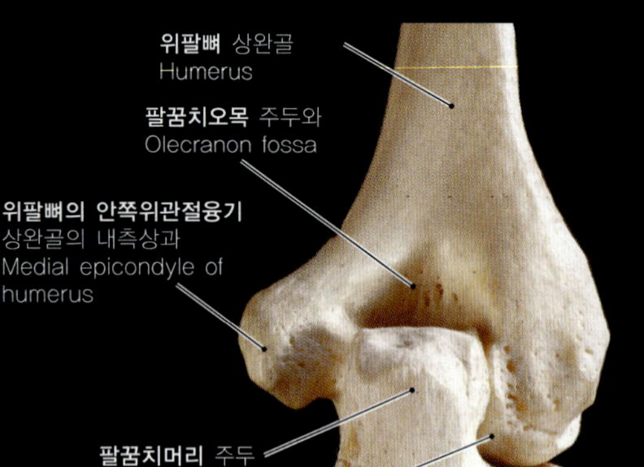

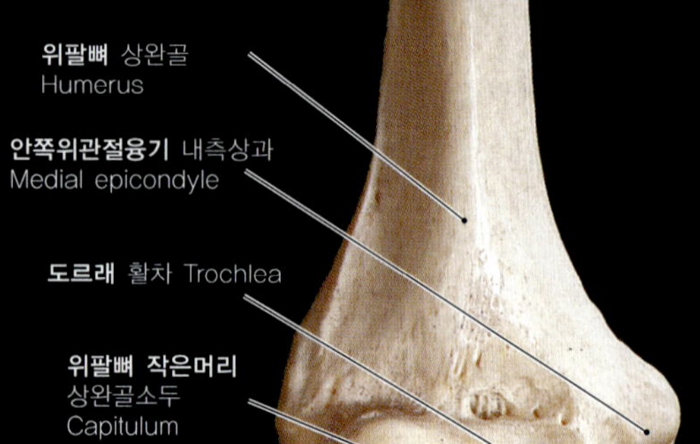

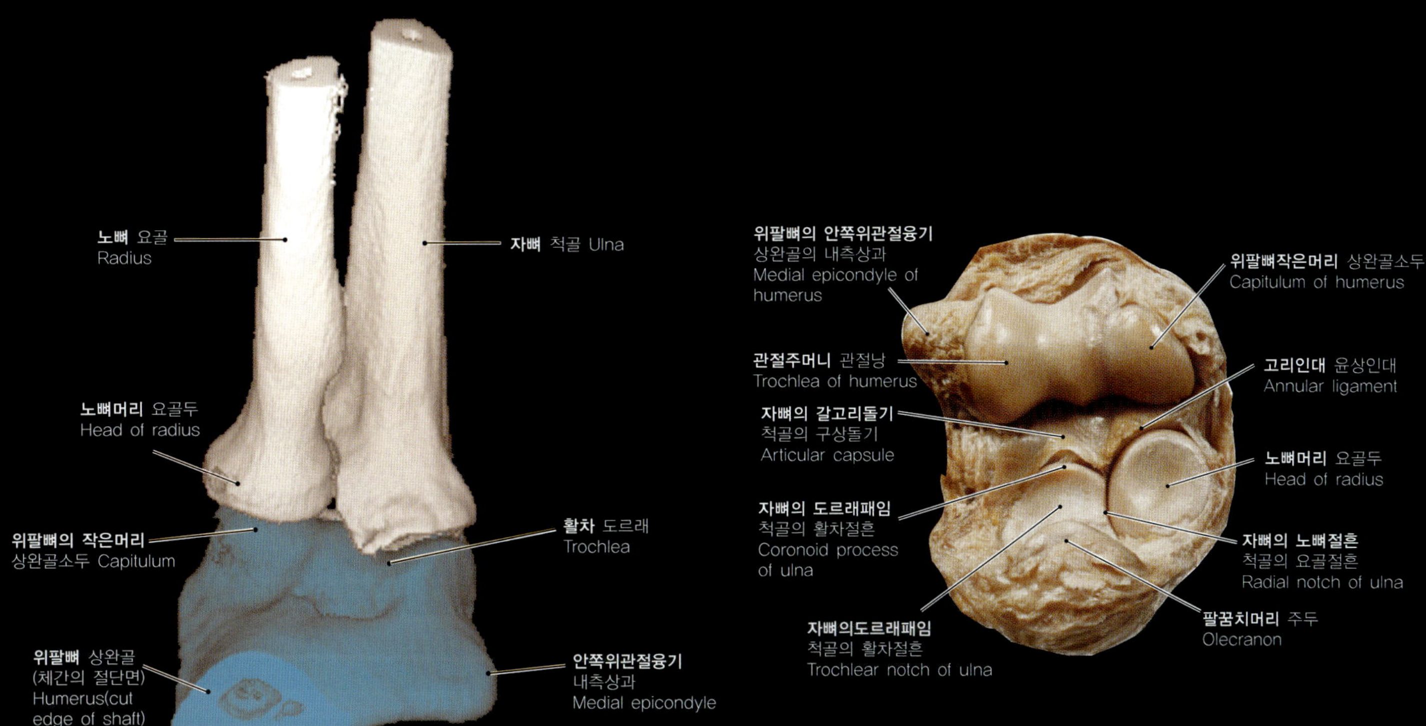

그림 35c 우측주관절의 3차원적 단층촬영술영상, 상면

그림 35e 오른쪽팔꿈치관절(우측주관절) 내의 관절면

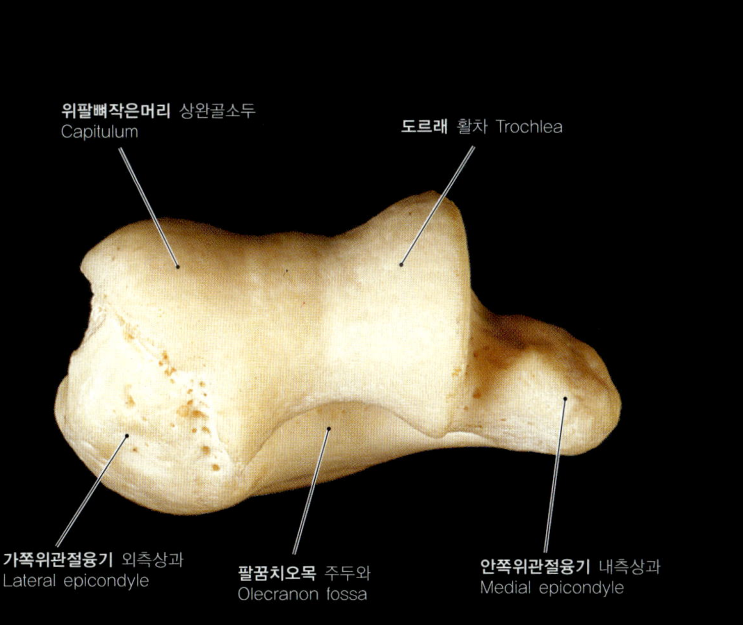

그림 35d 주관절의 X-선, 안쪽-바깥쪽(내측-외측) 투사

팔꿈치머리 주두
Olecranon
도르래패임 활차절흔
Trochlear notch
갈고리돌기 구상돌기
Coronoid process
노뼈패임 요골절흔
Radial notch
자뼈의 거친면 척골조면
Ulnar tuberosity

그림 35f 오른쪽자뼈(우측척골), 가쪽면(외측면)

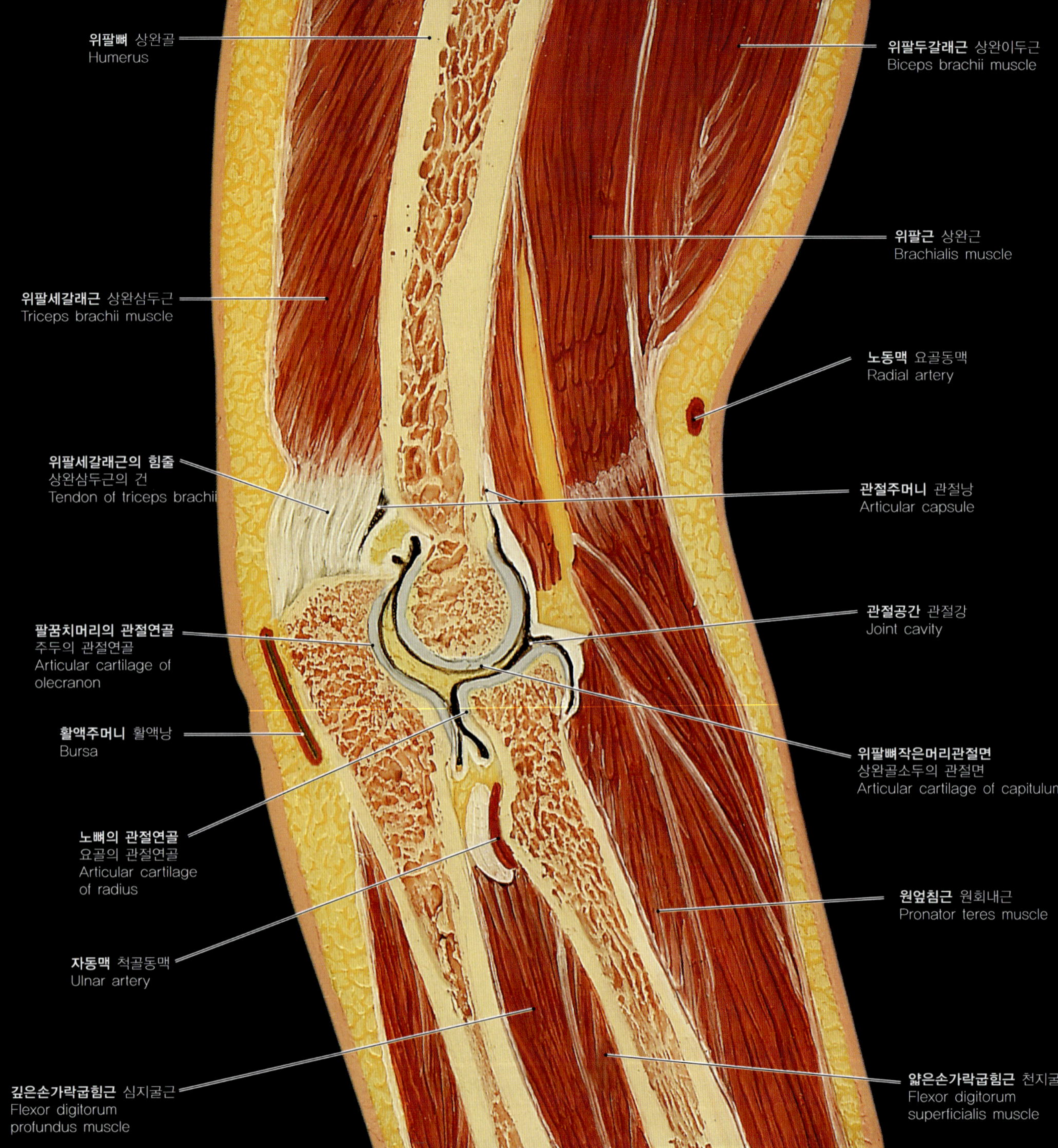
위팔뼈 상완골
Humerus
위팔두갈래근 상완이두근
Biceps brachii muscle
위팔근 상완근
Brachialis muscle
위팔세갈래근 상완삼두근
Triceps brachii muscle
노동맥 요골동맥
Radial artery
위팔세갈래근의 힘줄
상완삼두근의 건
Tendon of triceps brachii
관절주머니 관절낭
Articular capsule
관절공간 관절강
Joint cavity
팔꿈치머리의 관절연골
주두의 관절연골
Articular cartilage of olecranon
활액주머니 활액낭
Bursa
위팔뼈작은머리관절면
상완골소두의 관절면
Articular cartilage of capitulum
노뼈의 관절연골
요골의 관절연골
Articular cartilage of radius
원엎침근 원회내근
Pronator teres muscle
자동맥 척골동맥
Ulnar artery
깊은손가락굽힘근 심지굴근
Flexor digitorum profundus muscle
얕은손가락굽힘근 천지굴
Flexor digitorum superficialis muscle

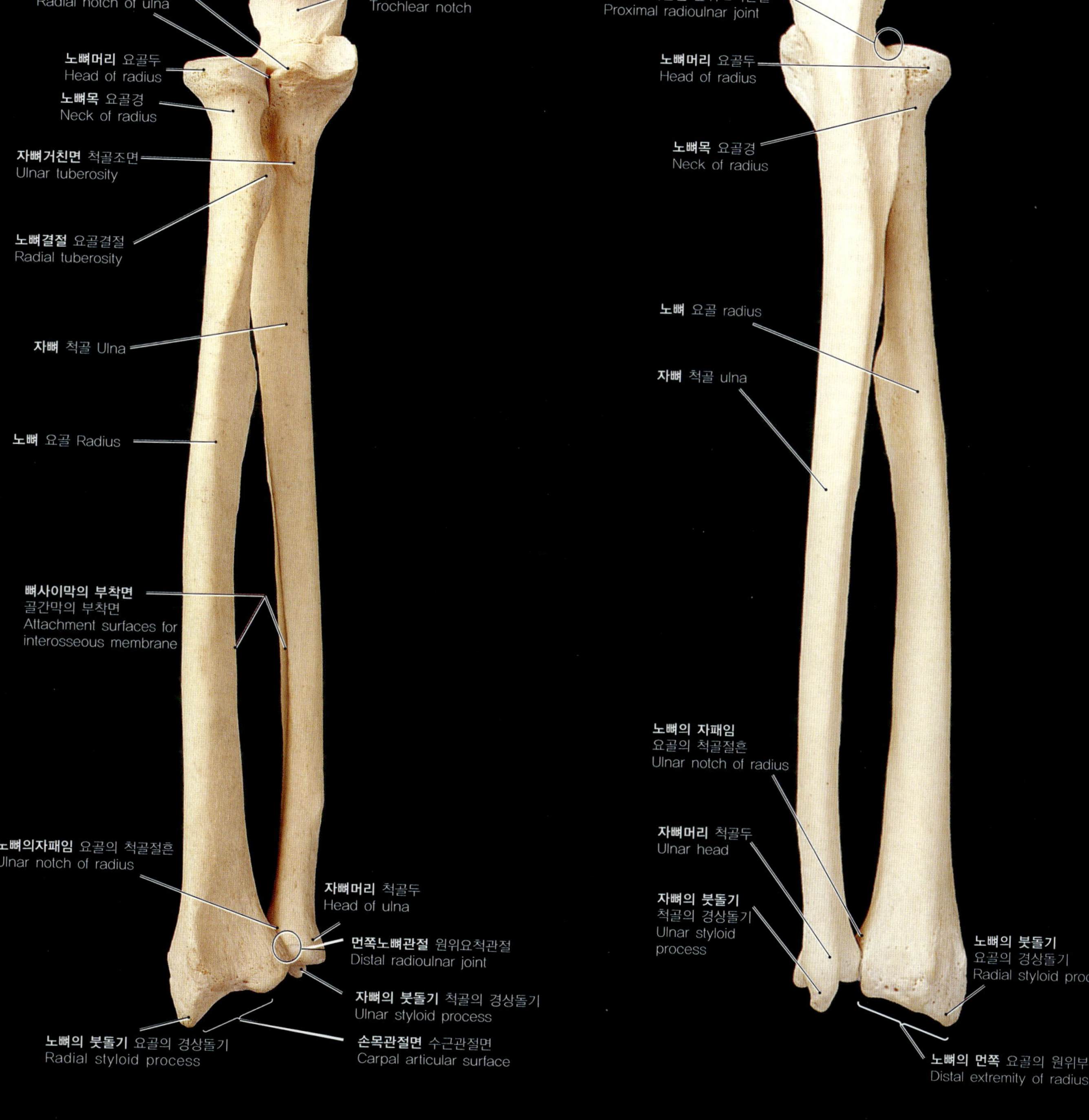

그림 36a 오른노뼈(우측요골)와 자뼈(척골), 전면

그림 36b 오른노뼈(우측요골)와 자뼈(척골), 후면

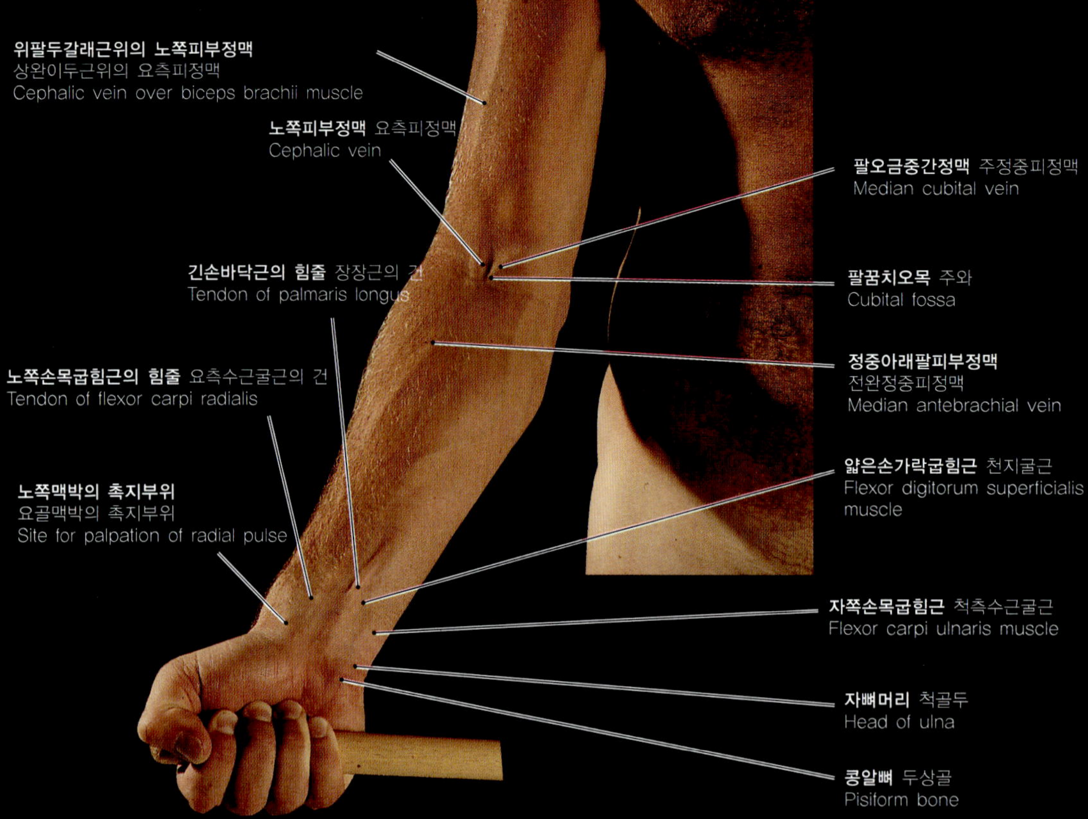

위팔두갈래근위의 노쪽피부정맥
상완이두근위의 요측피정맥
Cephalic vein over biceps brachii muscle

노쪽피부정맥 요측피정맥
Cephalic vein

긴손바닥근의 힘줄 장장근의 건
Tendon of palmaris longus

노쪽손목굽힘근의 힘줄 요측수근굴근의 건
Tendon of flexor carpi radialis

노쪽맥박의 촉지부위
요골맥박의 촉지부위
Site for palpation of radial pulse

팔오금중간정맥 주정중피정맥
Median cubital vein

팔꿈치오목 주와
Cubital fossa

정중아래팔피부정맥
전완정중피정맥
Median antebrachial vein

얕은손가락굽힘근 천지굴근
Flexor digitorum superficialis muscle

자쪽손목굽힘근 척측수근굴근
Flexor carpi ulnaris muscle

자뼈머리 척골두
Head of ulna

콩알뼈 두상골
Pisiform bone

그림 37a 오른쪽위팔(우측상완), 전면, 경계표

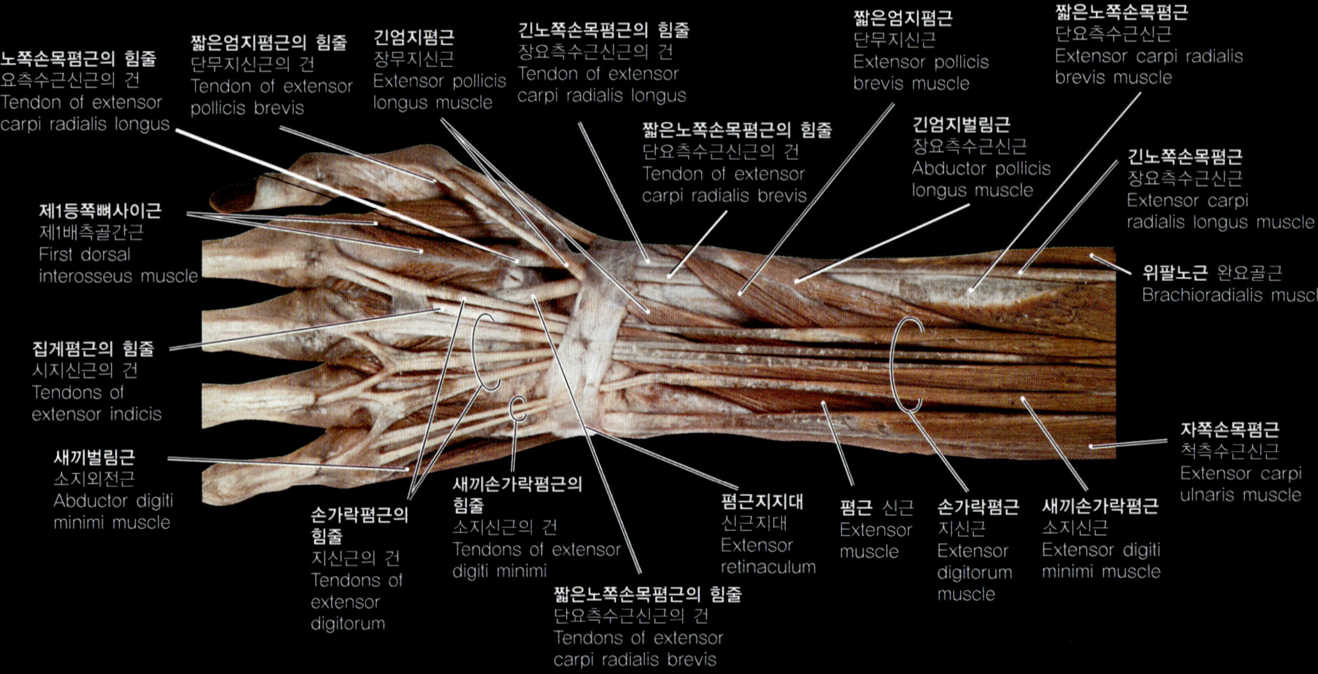

노쪽손목폄근의 힘줄
요측수근신근의 건
Tendon of extensor carpi radialis longus

짧은엄지폄근의 힘줄
단무지신근의 건
Tendon of extensor pollicis brevis

긴엄지폄근
장무지신근
Extensor pollicis longus muscle

긴노쪽손목폄근의 힘줄
장요측수근신근의 건
Tendon of extensor carpi radialis longus

짧은엄지폄근
단무지신근
Extensor pollicis brevis muscle

짧은노쪽손목폄근
단요측수근신근
Extensor carpi radialis brevis muscle

짧은노쪽손목폄근의 힘줄
단요측수근신근의 건
Tendon of extensor carpi radialis brevis

긴엄지벌림근
장요측수근신근
Abductor pollicis longus muscle

긴노쪽손목폄근
장요측수근신근
Extensor carpi radialis longus muscle

제1등쪽뼈사이근
제1배측골간근
First dorsal interosseus muscle

위팔노근 완요골근
Brachioradialis muscl

집게폄근의 힘줄
시지신근의 건
Tendons of extensor indicis

자쪽손목폄근
척측수근신근
Extensor carpi ulnaris muscle

새끼벌림근
소지외전근
Abductor digiti minimi muscle

손가락폄근의 힘줄
지신근의 건
Tendons of extensor digitorum

새끼손가락폄근의 힘줄
소지신근의 건
Tendons of extensor digiti minimi

폄근지지대
신근지대
Extensor retinaculum

폄근 신근
Extensor muscle

손가락폄근
지신근
Extensor digitorum muscle

새끼손가락폄근
소지신근
Extensor digiti minimi muscle

짧은노쪽손목폄근의 힘줄
단요측수근신근의 건
Tendons of extensor carpi radialis brevis

그림 37b 오른쪽앞쪽팔(우측전완)과 손의 얕은층(천층) 절단면, 후면

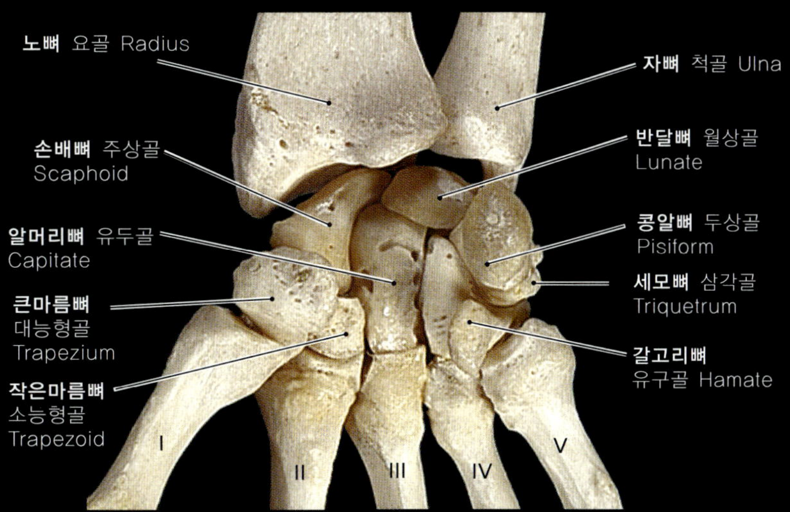

그림 38a 오른손목(우측손목)의 뼈, 전면

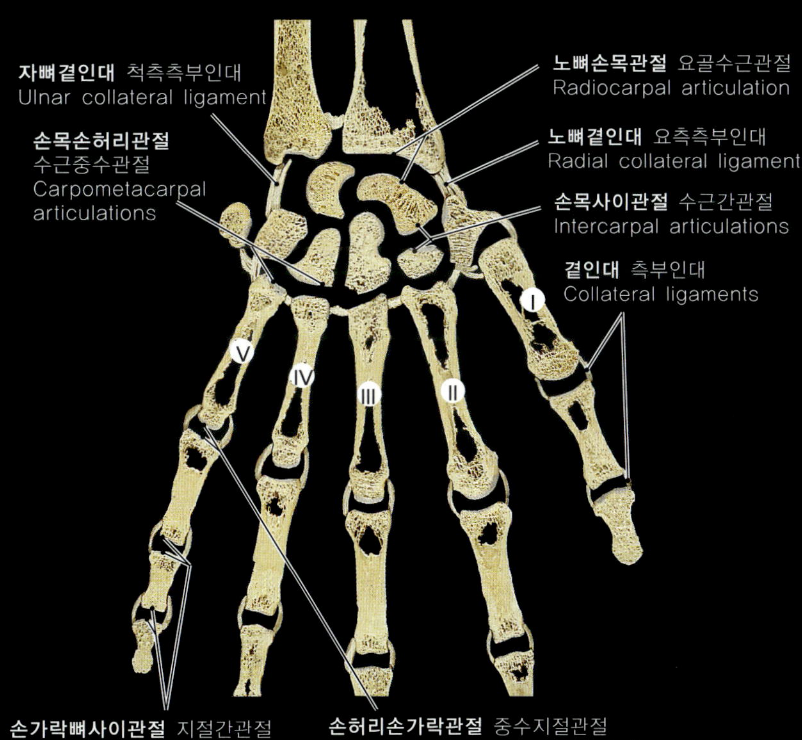

그림 38b 오른손목관절(우측손목관절), 액와단면

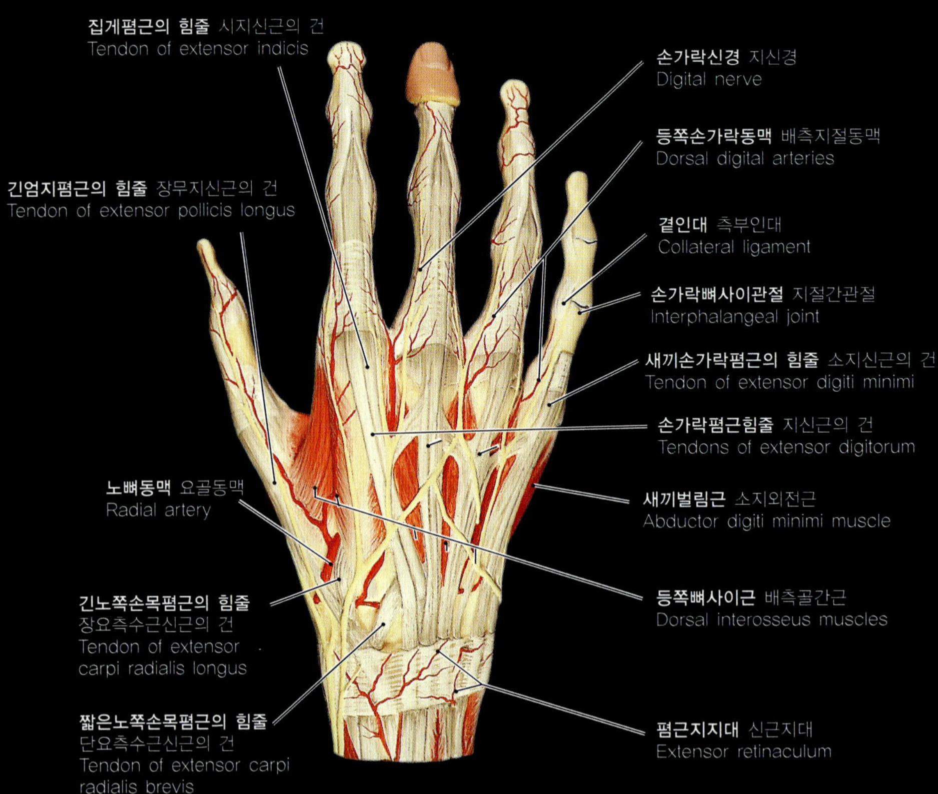

그림 38c 우측손, 후면-모델

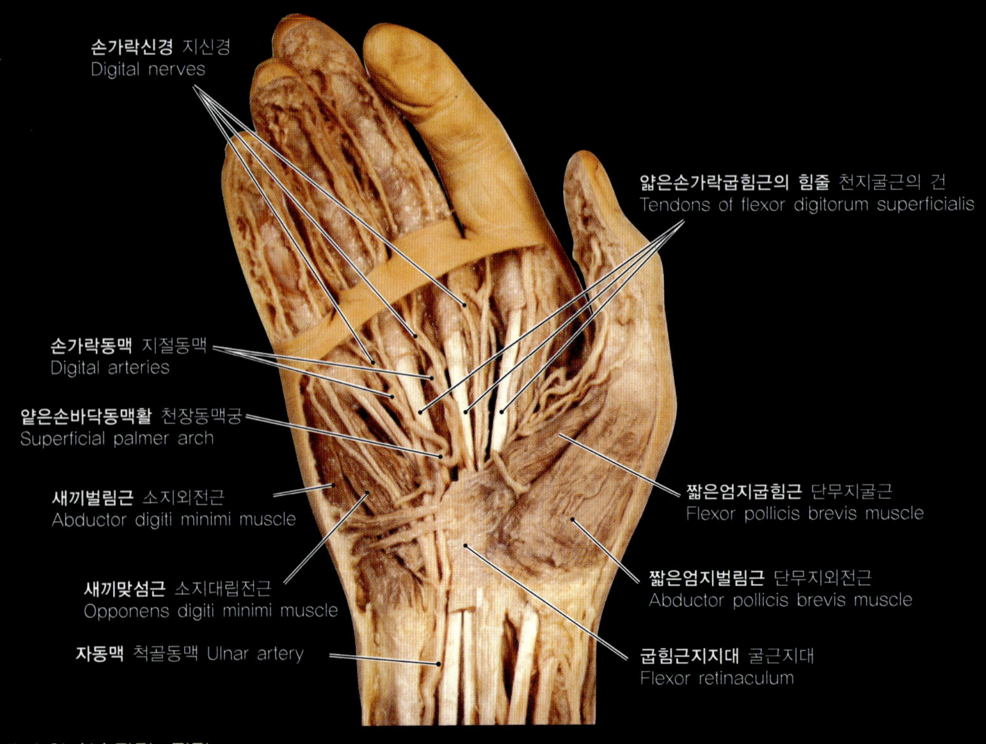

그림 38d 우측손목과 손의 천층단면, 전면

깊은손가락굽힘근의 힘줄 심지굴근의 건
Tendon of flexor digitorum profundus

얇은손가락굽힘근의 힘줄 천지굴근의 건
Tendons of flexor digitorum superficialis

윤활액초 활액초
Synovial sheaths

벌레근 충양근
Lumbrical muscles

긴엄지굽힘근의 힘줄 장무지굴근건
Tendon of Flexor pollicis longus

손가락굽힘근의 힘줄 지굴근의 건
Tendons of flexor digitorum

얇은손바닥동맥활 천장동맥궁
Superficial palmar arch

짧은엄지굽힘근 단무지굴근
Flexor pollicis brevis muscle

새끼벌림근 소지외전근
Abductor digiti minimi muscle

새끼굽힘근 소지굴근
Flexor digiti minimi muscle

짧은엄지벌림근 단무지외전근
Abductor pollicis brevis muscle

짧은손바닥근 단장근
Palmaris brevis muscle

굽힘근지지대 굴근지대
Flexor retinaculum

자동맥 척골동맥 Ulnar artery

노뼈손목굽힘근의 힘줄 요측수근굴근의 건
Tendon of Flexor carpi radialis

긴손바닥근 장장근
Tendon of palmaris longus

얕은손가락굽힘근 천지굴근
Flexor digitorum superficialis muscle

노동맥 요골동맥
Radial artery

자뼈손목굽힘근의 힘줄 척측수근굴근
Flexor carpi ulnaris muscle

자뼈동맥 척골동맥
Ulnar artery

정중신경 Median nerve

그림 38e 우측손, 전면, 천층단면

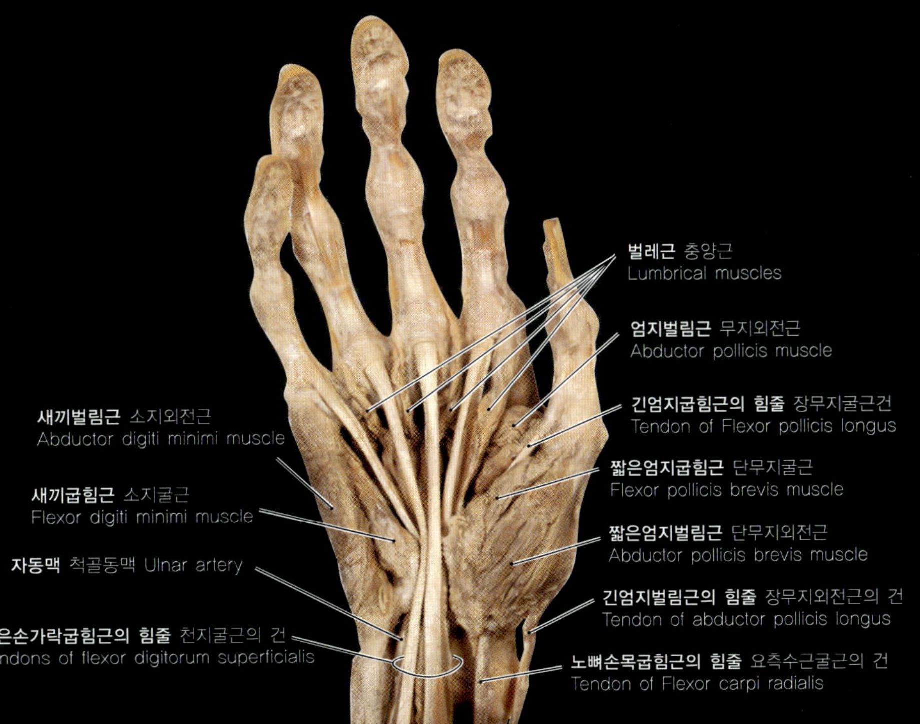

그림 38f 우측손목과 손의 굴근건

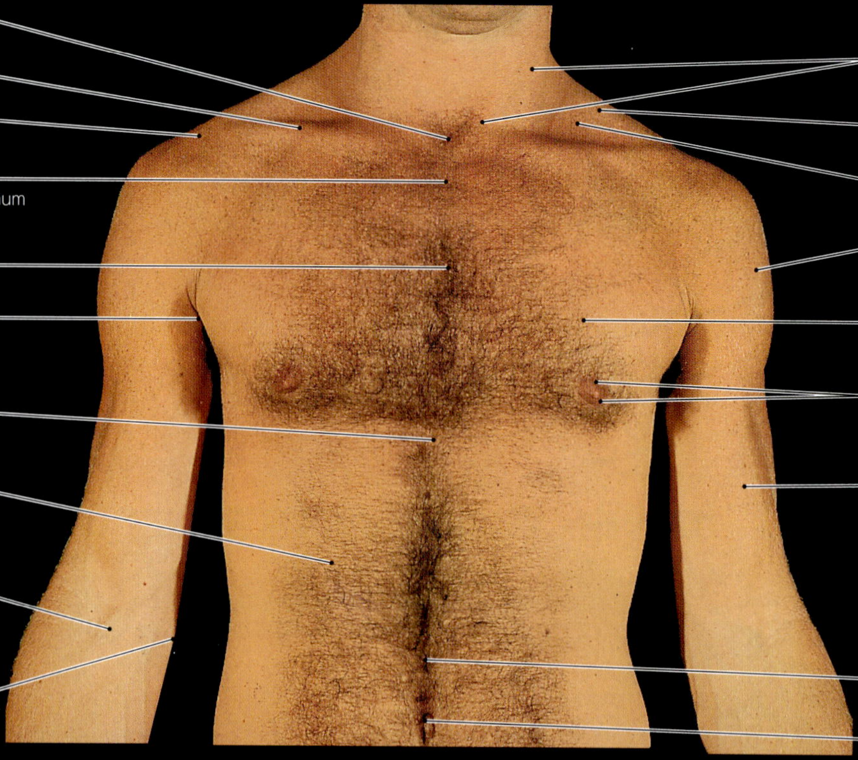

목정맥패임 경정맥절흔
Jugular notch
빗장뼈 쇄골 Clavicle
봉우리 견봉 Acromion
복장뼈자루 흉골병
Manubrium of sternum
복장뼈몸통 흉골체
Body of sternum
겨드랑이 액와 Axilla
칼돌기 검상돌기
Xiphoid process
갈비뼈의 갈비뼈모서리
늑골의 늑골연
Costal margin of ribs
팔오금중간정맥
주정중피정맥
Median cubital vein
안쪽위관절융기 내측상과
Medial epicondyle
목빗근 흉쇄유돌근
Sternocleidomastoid muscle
등세모근의 앞면 승모근의 전면
Anterior edge of trapezius muscle
목뒤삼각 후경삼각
Posterior cervical triangle
어깨세모근 삼각근
Deltoid muscle
큰가슴근 대흉근
Pectoralis major muscle
젖꽃판과 젖꼭지 유륜과 유두
Areola and nipple
위팔두갈래근 상완이두근
Biceps brachii muscle
백색선 백선 Linea alba
배꼽 제 Umbilicus

그림 39a 체간의 표면해부학, 전면

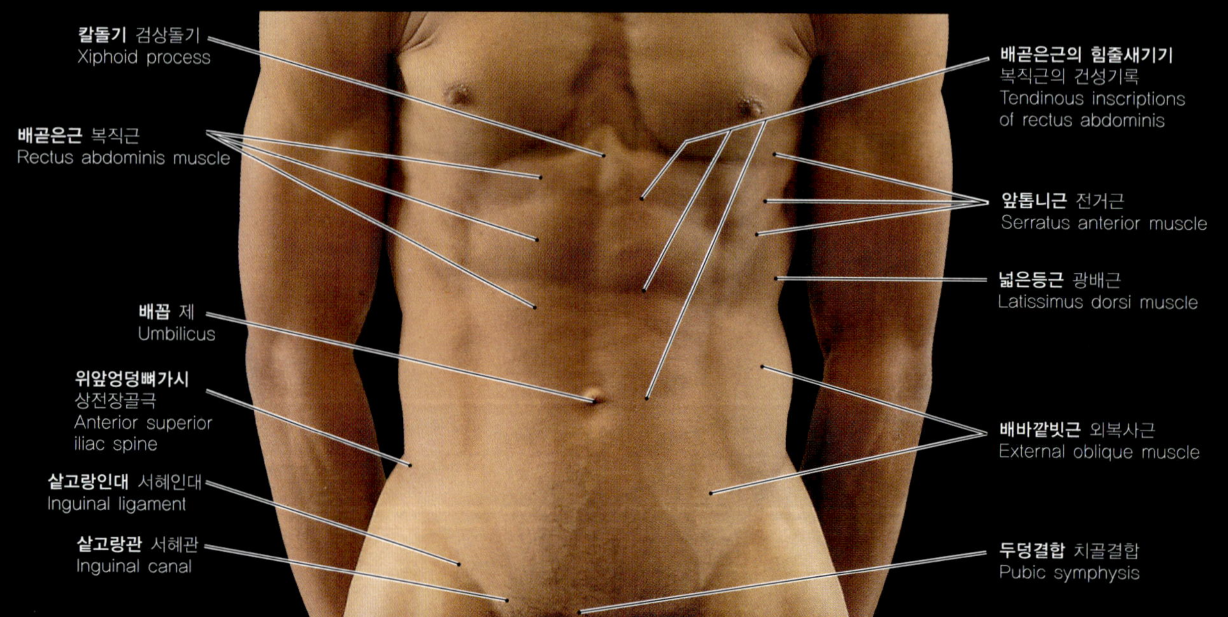

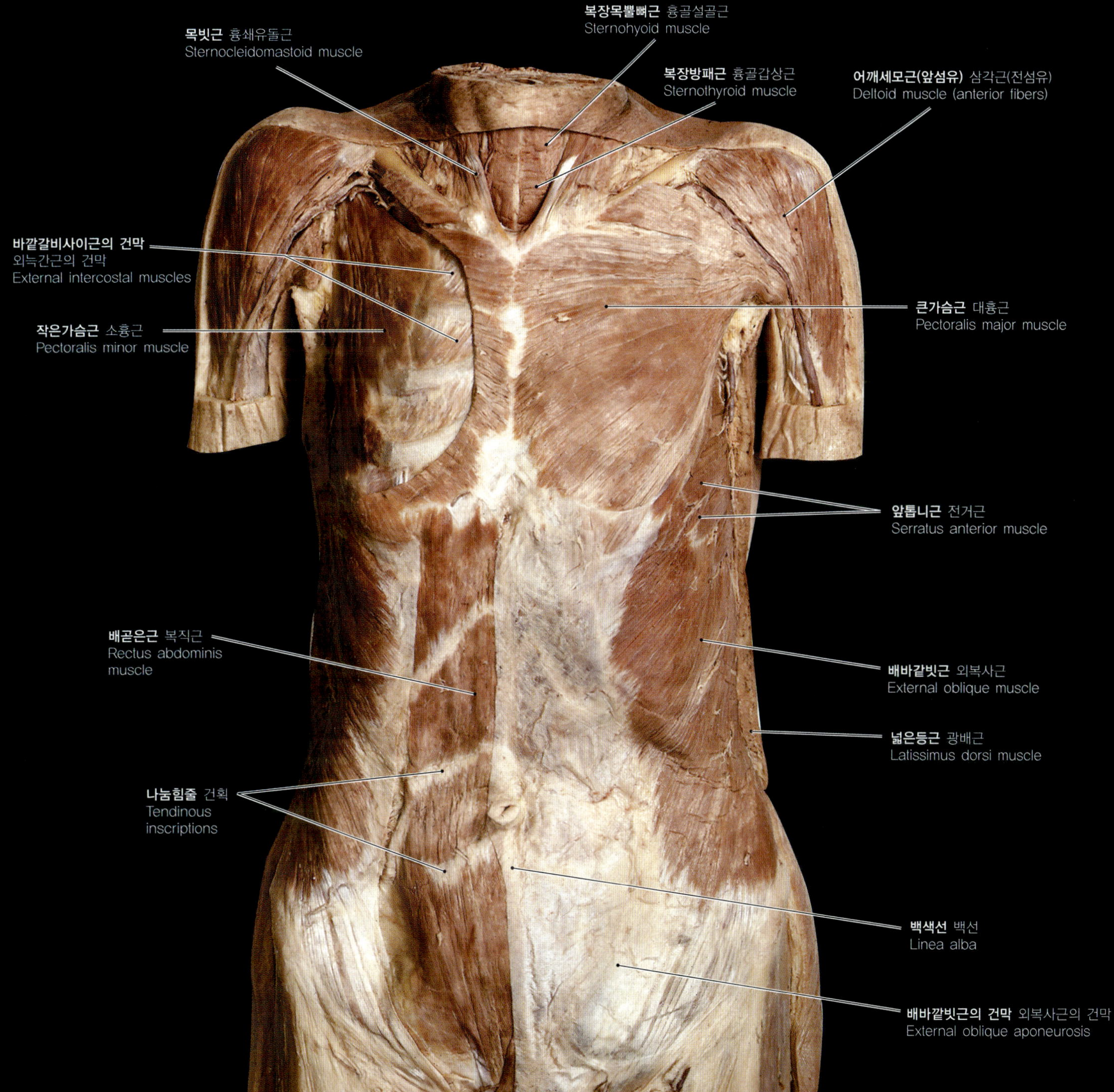
복장목뿔뼈근 흉골설골근
Sternohyoid muscle
목빗근 흉쇄유돌근
Sternocleidomastoid muscle
복장방패근 흉골갑상근
Sternothyroid muscle
어깨세모근(앞섬유) 삼각근(전섬유)
Deltoid muscle (anterior fibers)
바깥갈비사이근의 건막
외늑간근의 건막
External intercostal muscles
큰가슴근 대흉근
Pectoralis major muscle
작은가슴근 소흉근
Pectoralis minor muscle
앞톱니근 전거근
Serratus anterior muscle
배곧은근 복직근
Rectus abdominis
muscle
배바깥빗근 외복사근
External oblique muscle
넓은등근 광배근
Latissimus dorsi muscle
나눔힘줄 건획
Tendinous
inscriptions
백색선 백선
Linea alba
배바깥빗근의 건막 외복사근의 건막
External oblique aponeurosis

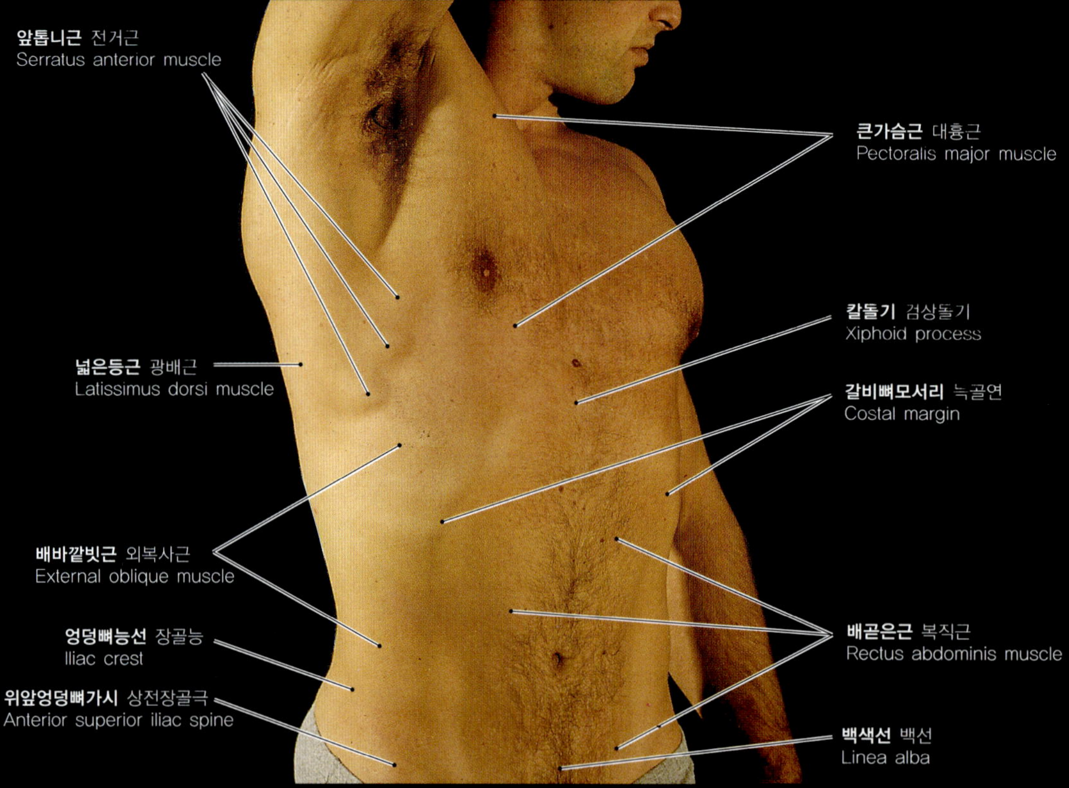

앞톱니근 전거근
Serratus anterior muscle

큰가슴근 대흉근
Pectoralis major muscle

칼돌기 검상돌기
Xiphoid process

넓은등근 광배근
Latissimus dorsi muscle

갈비뼈모서리 늑골연
Costal margin

배바깥빗근 외복사근
External oblique muscle

엉덩뼈능선 장골능
Iliac crest

배곧은근 복직근
Rectus abdominis muscle

위앞엉덩뼈가시 상전장골극
Anterior superior iliac spine

백색선 백선
Linea alba

그림 39d 복부의 표면해부학, 전외측면

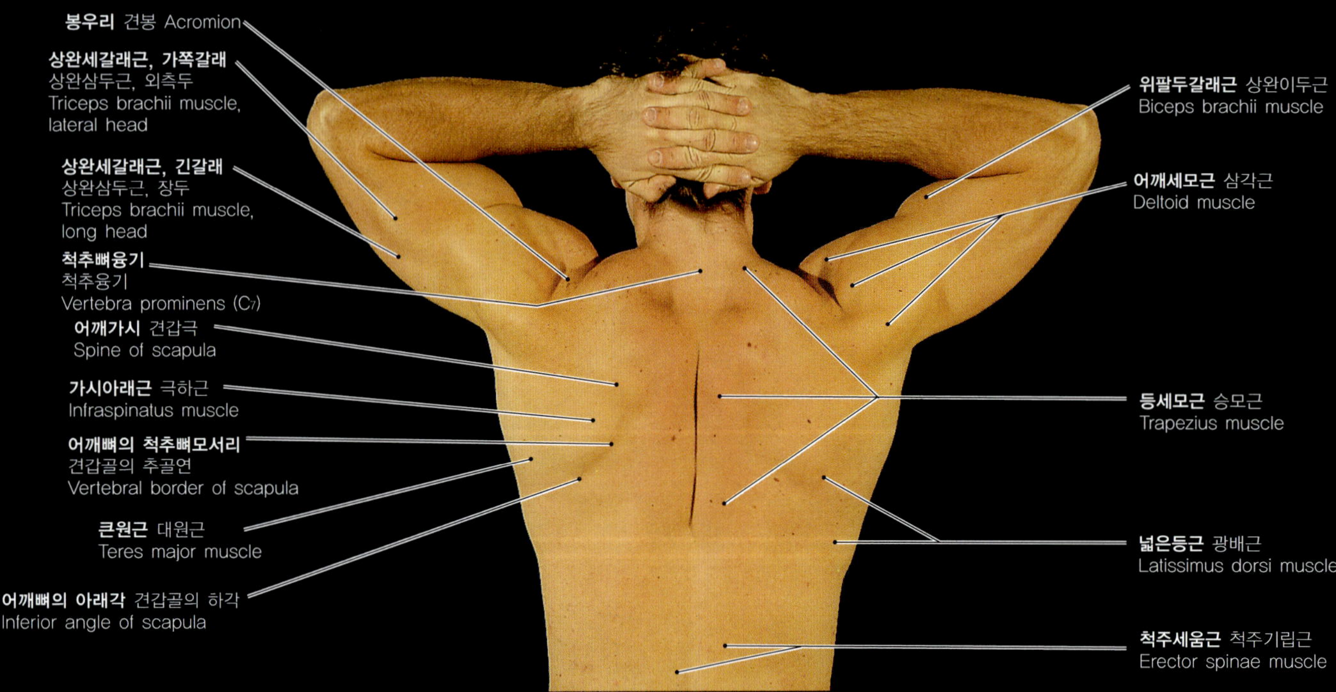

봉우리 견봉 Acromion

상완세갈래근, 가쪽갈래
상완삼두근, 외측두
Triceps brachii muscle, lateral head

위팔두갈래근 상완이두근
Biceps brachii muscle

상완세갈래근, 긴갈래
상완삼두근, 장두
Triceps brachii muscle, long head

어깨세모근 삼각근
Deltoid muscle

척추뼈융기
척추융기
Vertebra prominens (C_7)

어깨가시 견갑극
Spine of scapula

가시아래근 극하근
Infraspinatus muscle

등세모근 승모근
Trapezius muscle

어깨뼈의 척추뼈모서리
견갑골의 추골연
Vertebral border of scapula

큰원근 대원근
Teres major muscle

넓은등근 광배근
Latissimus dorsi muscle

어깨뼈의 아래각 견갑골의 하각
Inferior angle of scapula

척주세움근 척주기립근
Erector spinae muscle

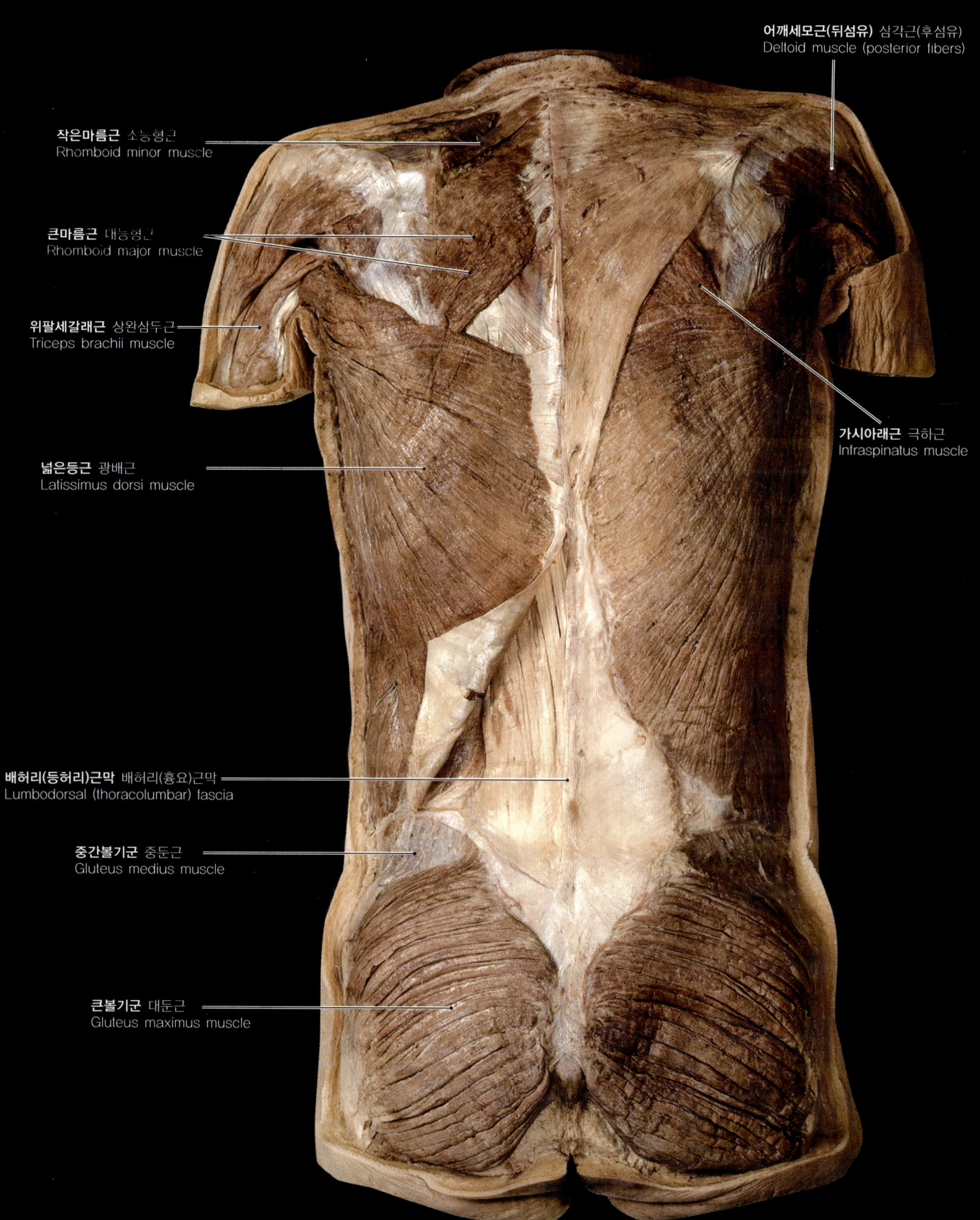
어깨세모근(뒤섬유) 삼각근(후섬유)
Deltoid muscle (posterior fibers)
작은마름근 소능형근
Rhomboid minor muscle
큰마름근 대능형근
Rhomboid major muscle
위팔세갈래근 상완삼두근
Triceps brachii muscle
가시아래근 극하근
Infraspinatus muscle
넓은등근 광배근
Latissimus dorsi muscle
배허리(등허리)근막 배허리(흉요)근막
Lumbodorsal (thoracolumbar) fascia
중간볼기근 중둔근
Gluteus medius muscle
큰볼기근 대둔근
Gluteus maximus muscle

그림 40b 체간, 후면

앞톱니근 전거근
Serratus anterior muscle
나눔힘줄 건획
Tendinous inscription
배곧은근 복직근
Rectus abdominis muscle
배바깥빗근 외복사근
External oblique muscle
배꼽 제
Umbilicus

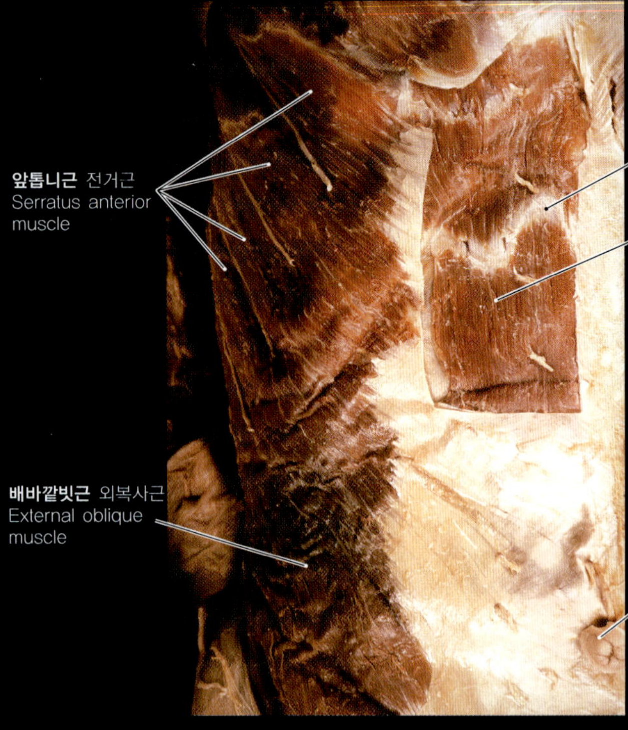

복벽, 전면

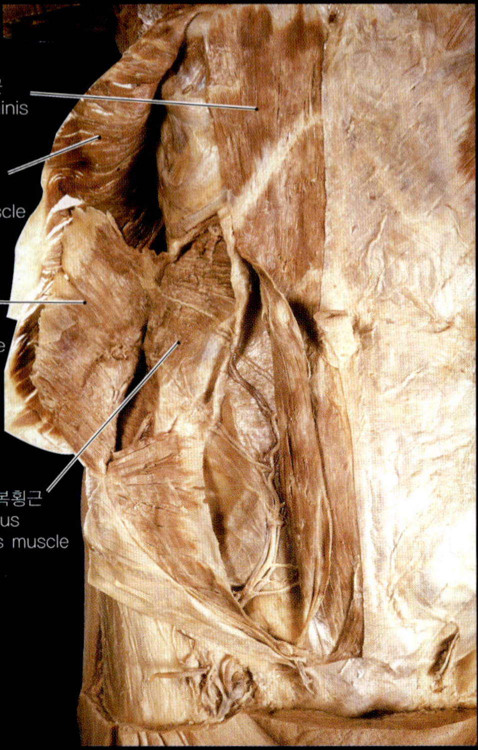

배곧은근 복직근
Rectus abdominis muscle
배바깥빗근 외복사근
(절단 및 반전)
External oblique muscle
(cut and reflected)
배속빗근 내복사근
(절단 및 반전)
Internal oblique muscle
(cut and reflected)
배가로근 복횡근
Transversus abdominis muscle

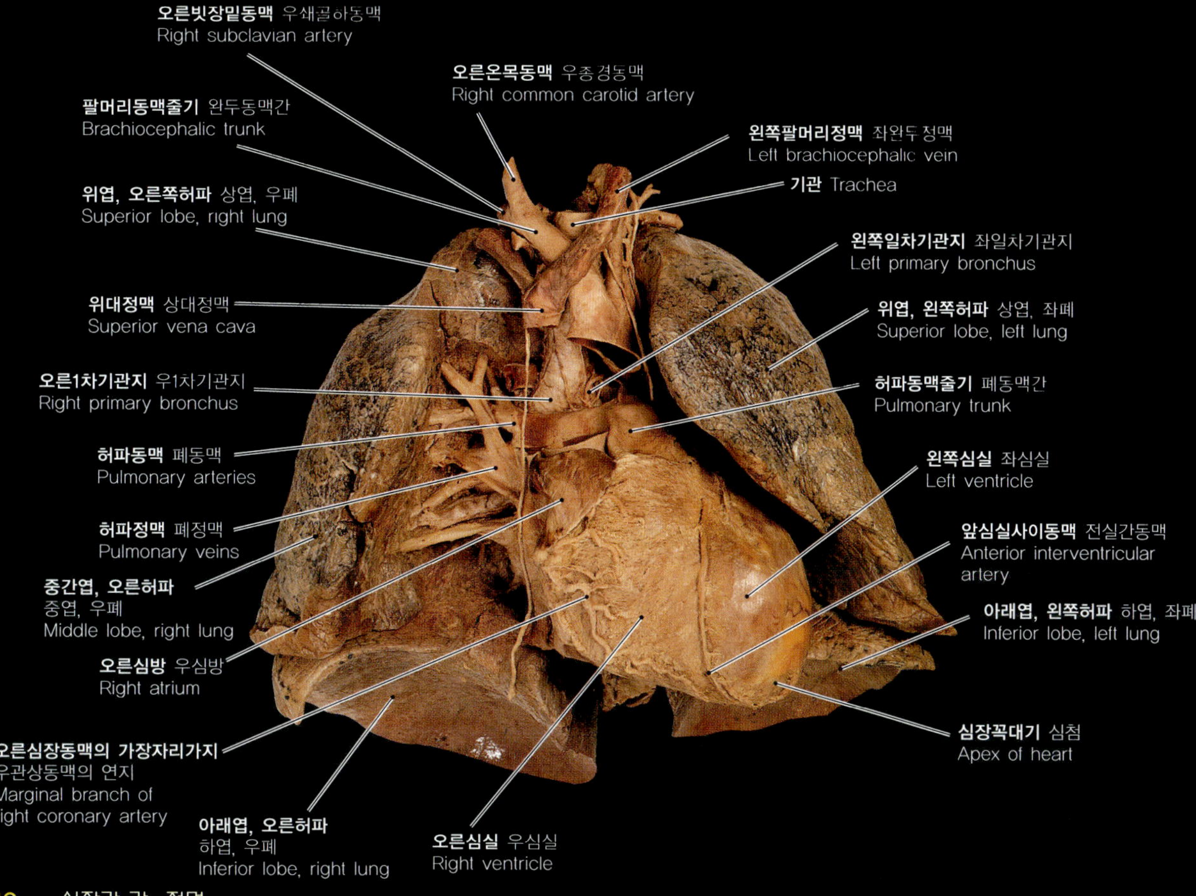

그림 42a 심장과 간, 전면

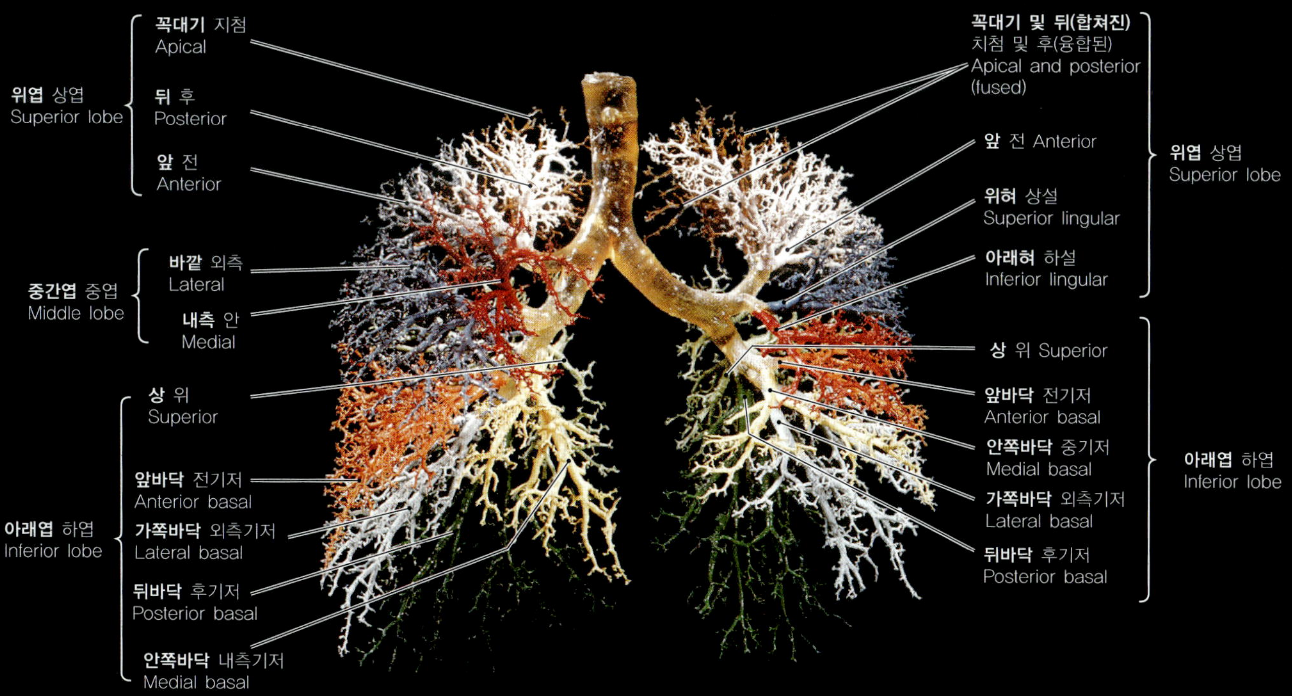

그림 42b 기관수의 색체-조합 부식주조영상, 전면

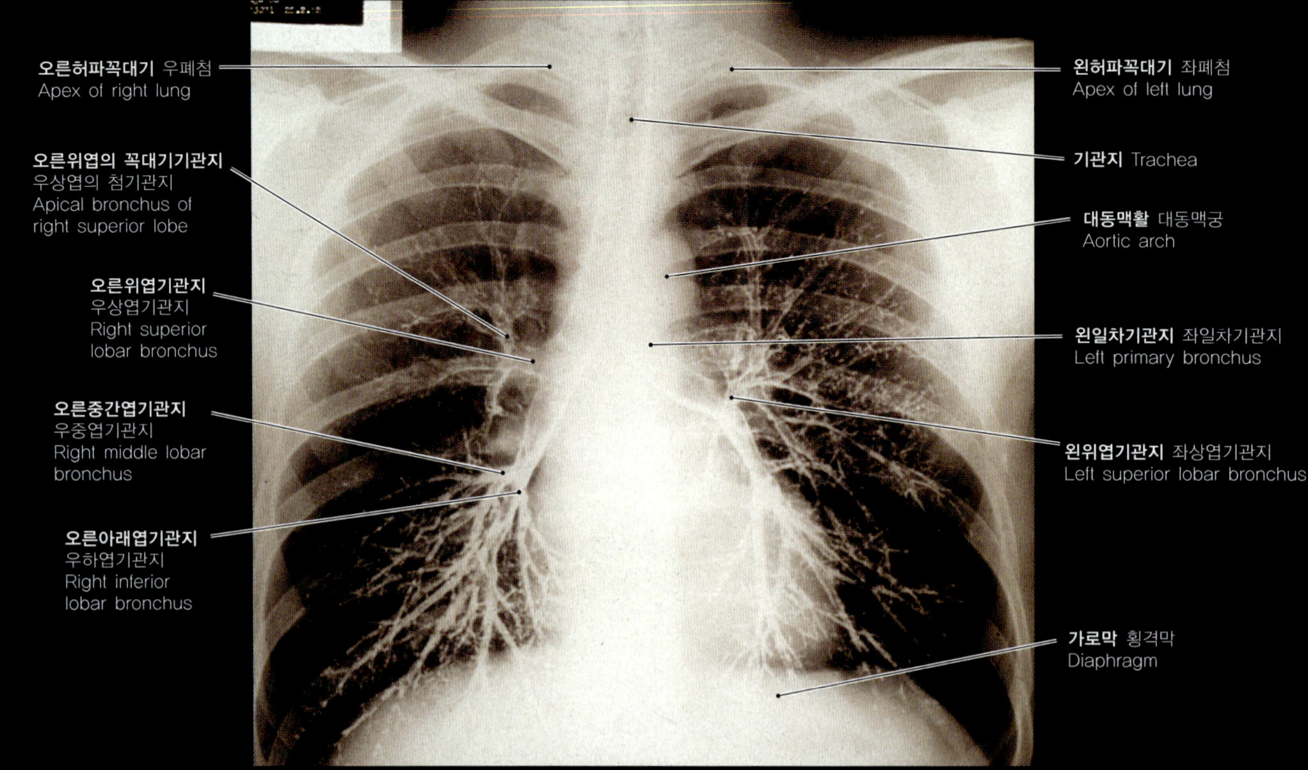

오른허파꼭대기 우폐첨
Apex of right lung
오른위엽의 꼭대기기관지
우상엽의 첨기관지
Apical bronchus of right superior lobe
오른위엽기관지
우상엽기관지
Right superior lobar bronchus
오른중간엽기관지
우중엽기관지
Right middle lobar bronchus
오른아래엽기관지
우하엽기관지
Right inferior lobar bronchus
왼허파꼭대기 좌폐첨
Apex of left lung
기관지 Trachea
대동맥활 대동맥궁
Aortic arch
왼일차기관지 좌일차기관지
Left primary bronchus
왼위엽기관지 좌상엽기관지
Left superior lobar bronchus
가로막 횡격막
Diaphragm

그림 42c 기관지 조영도

기관지안도관
기관지내카테테르
Catheter within trachea
갈비뼈 늑골
Ribs
오른일차기관지
우일차기관지
Right primary bronchus
왼일차기관지
좌일차기관지
Left primary bronchus
이차기관지
Secondary bronchi

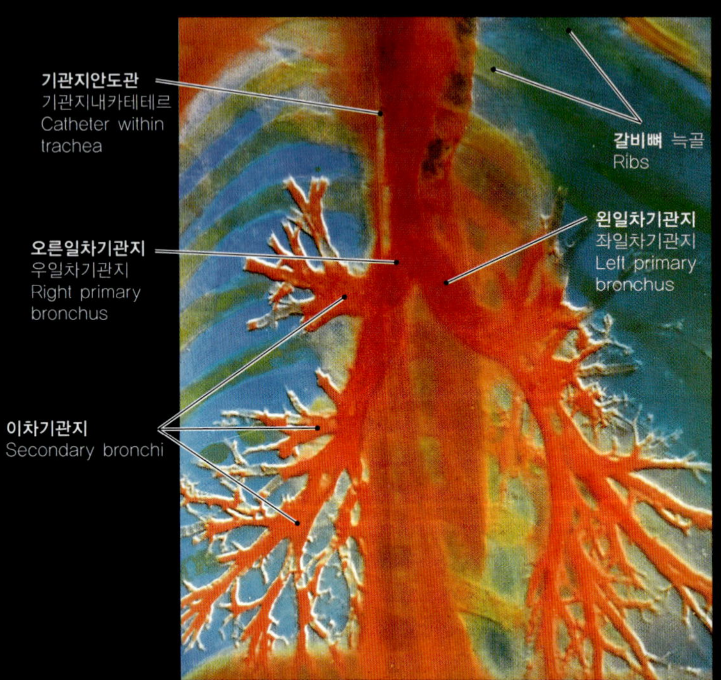

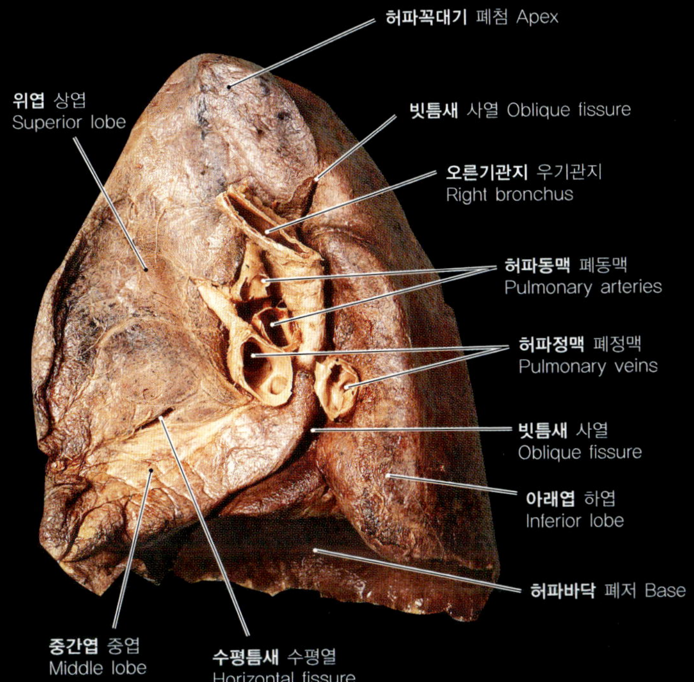

그림 43a 오른허파(우폐)의 내측면

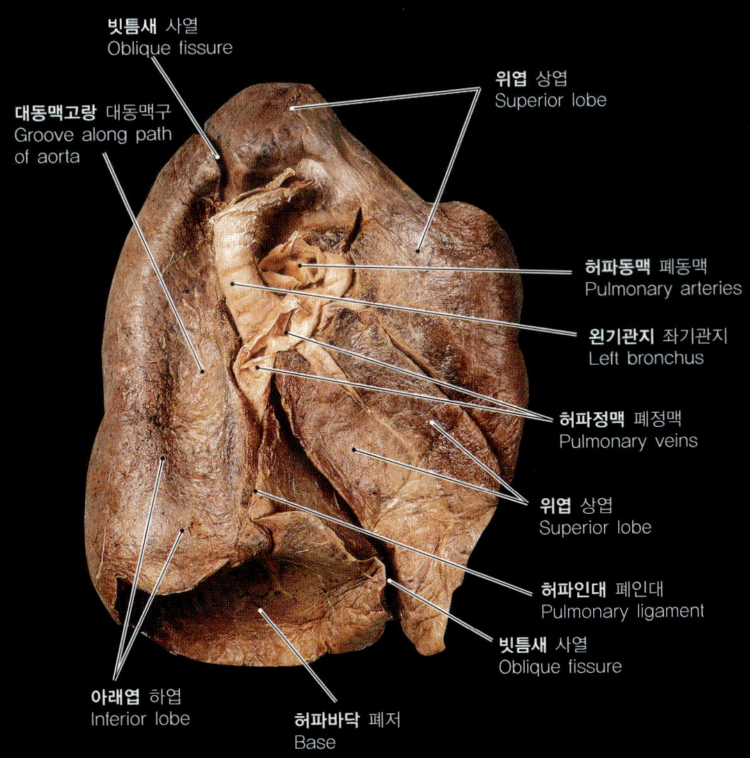

그림 43b 왼허파(좌폐)의 내측면

위엽의 기관지허파구역
상엽의 기관지폐구역
Broncho-pulmonary segments of superior lobe
꼭대기 첨 Apical
뒤 후 Posterior
앞 전 Anterior
가운데엽의 기관지허파구역
중엽의 기관지폐구역
Broncho-pulmonary segments of middle lobe
안쪽 내측 Medial
가쪽 외측 Lateral
아래엽의 기관지허파구역
하엽의 기관지폐구역
Broncho-pulmonary segments of inferior lobe
위 상 Superior
가쪽허파바닥
외측폐저
Lateral basal
뒤허파바닥 후폐저
Posterior basal
앞허파바닥
전폐저
Anterior basal

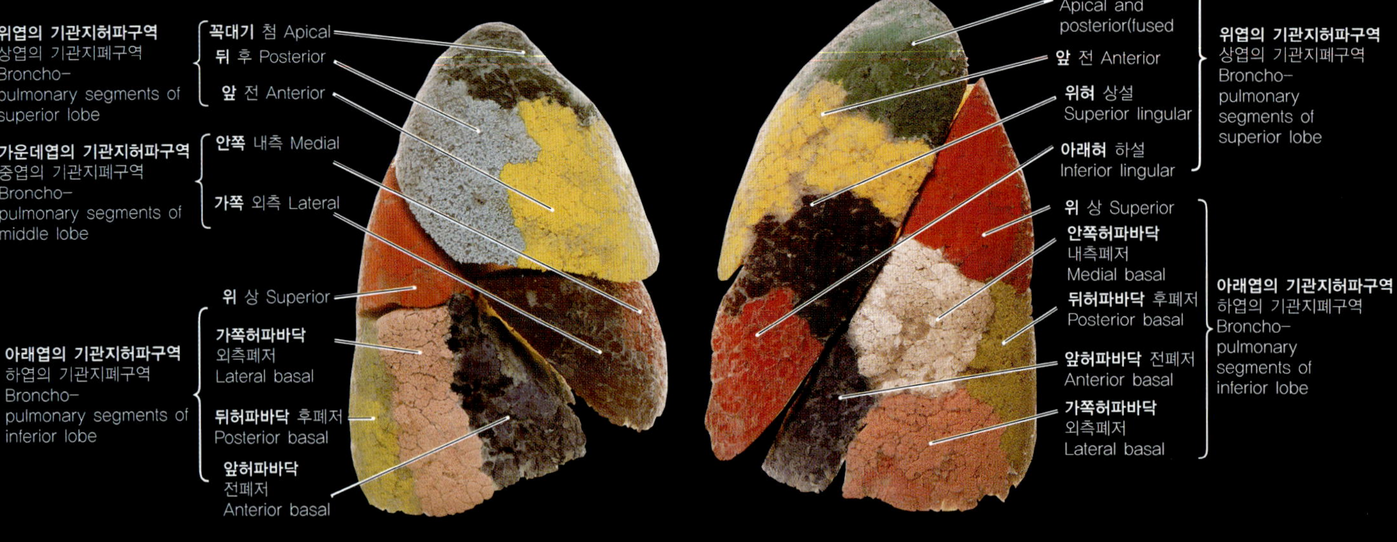

그림 43c 오른허파(우폐)의 기관폐구역, 외측면

꼭대기뒤
첨후(결합된)
Apical and posterior(fused
앞 전 Anterior
위혀 상설
Superior lingular
아래혀 하설
Inferior lingular
위엽의 기관지허파구역
상엽의 기관지폐구역
Broncho-pulmonary segments of superior lobe
위 상 Superior
안쪽허파바닥
내측폐저
Medial basal
뒤허파바닥 후폐저
Posterior basal
앞허파바닥 전폐저
Anterior basal
가쪽허파바닥
외측폐저
Lateral basal
아래엽의 기관지허파구역
하엽의 기관지폐구역
Broncho-pulmonary segments of inferior lobe

그림 43d 왼허파(좌폐)의 기관폐구역, 외측면

꼭대기 첨
Apical
앞 전
Anterior
가쪽 외측
Lateral
안쪽 내측
Medial
가쪽 외측
Lateral
안쪽 내측
Medial
앞허파바닥
전폐저
Anterior basal
안쪽허파바닥
내측폐저
Medial basal
뒤허파바닥 후폐저
Posterior basal
가쪽허파바닥
외측폐저

꼭대기뒤 첨후(합쳐진)
Apical and posterior(fused)
앞 전 Anterior
안쪽 내측
Medial
가쪽 외측
Lateral
위혀 상설
Superior lingular
안쪽허파바닥
내측폐저
Medial basal
아래혀 하설
Inferior lingular
뒤허파바닥
후폐저
Posterior basal
가쪽허파바닥
외측폐저
Lateral basal
앞허파바닥 전폐저
Anterior basal

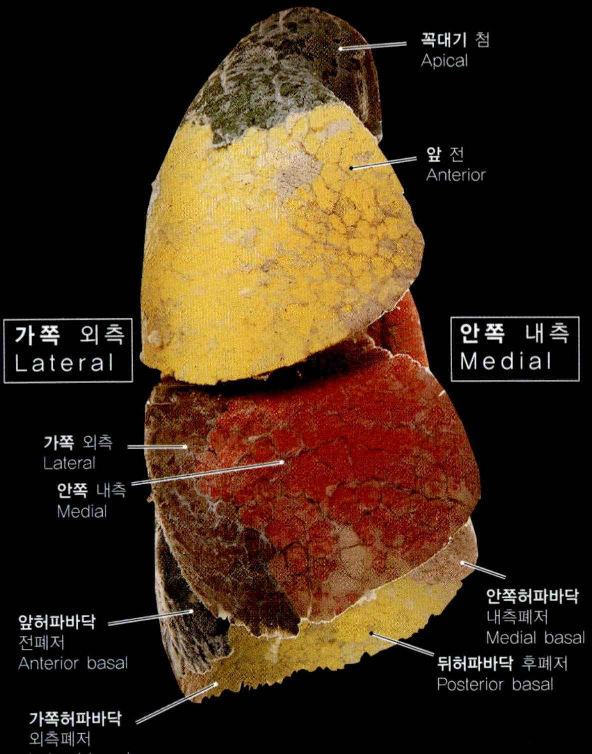

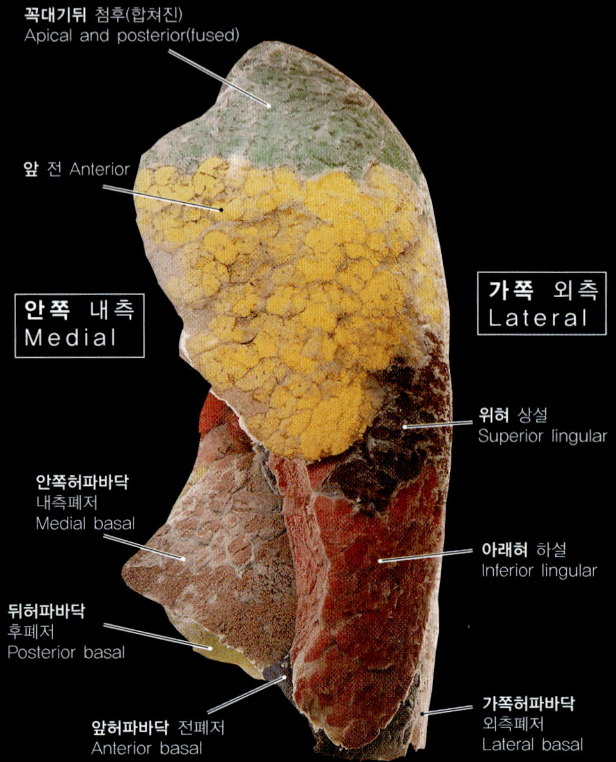

허파동맥줄기진입을 위한 오른 심방과 오른심실을 통과하는 삽입자
폐동맥간 진입을 위한 우심방과우심실을 통과하는 삽입자
Catheter passing through the right atrium and ventricle to enter the pulmonary trunk

오른허파동맥
우폐동맥
Right pulmonary artery

왼허파동맥
좌폐동맥
Left pulmona
artery

허파동맥줄기
폐동맥간
Pulmonary trunk

그림 44c 허파맥관혈관조영(폐맥관혈관조영술)

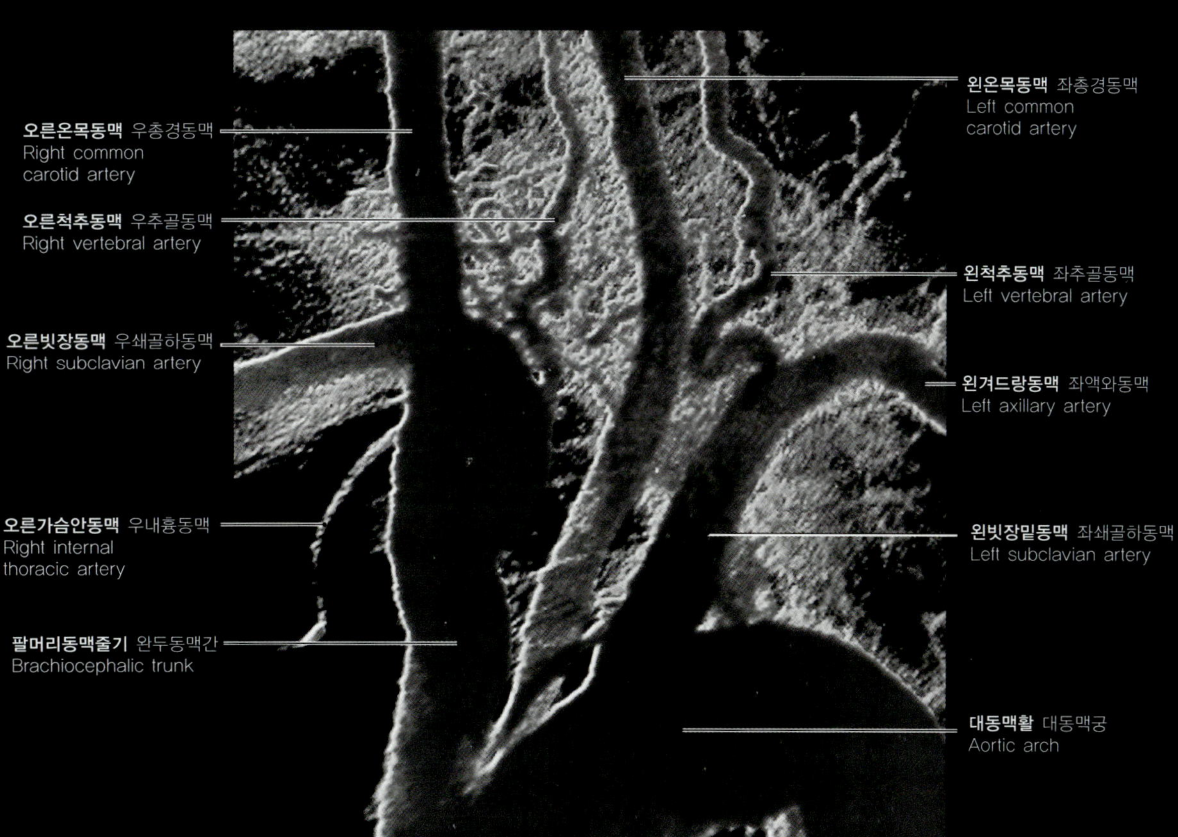

그림 45a 대동맥 혈관조영

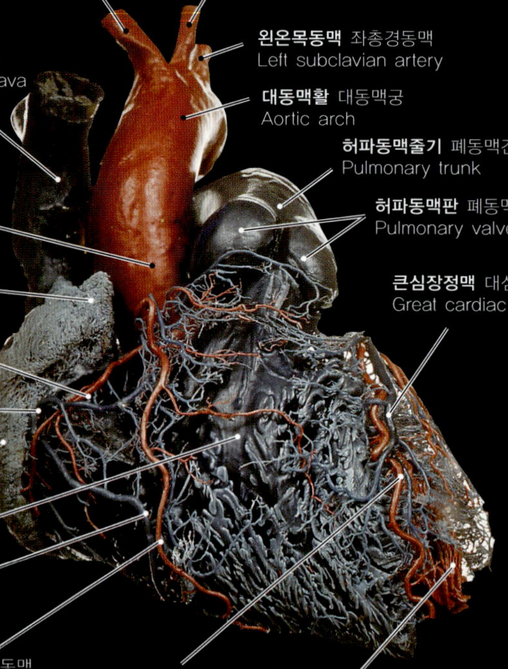

팔머리동맥줄기 완두동맥간
Brachiocephalic trunk

왼온목동맥 좌총경동맥
Left common carotid artery

왼온목동맥 좌총경동맥
Left subclavian artery

위대정맥 상대정맥
Superior vena cava

대동맥활 대동맥궁
Aortic arch

허파동맥줄기 폐동맥간
Pulmonary trunk

오름대동맥 상행대동맥
Ascending aorta

허파동맥판 폐동맥판
Pulmonary valve

오른심방귀 우측심이
Right auricle

큰심장정맥 대심장정맥
Great cardiac vein

오른심장동맥 우관상동맥
Right coronary artery

앞심장정맥 전심장정맥
Anterior cardiac vein

오른심방 우심방
Right atrium

오른심실 우심실
Right ventricle

작은심장정맥 소심장정맥
Small cardiac vein

모서리동맥 연동맥
Marginal artery

앞심실사이동맥 전실간동맥
Anterior interventricular artery

왼심실 좌심실
Left ventricle

관상동맥순환 및 대혈관, 전면

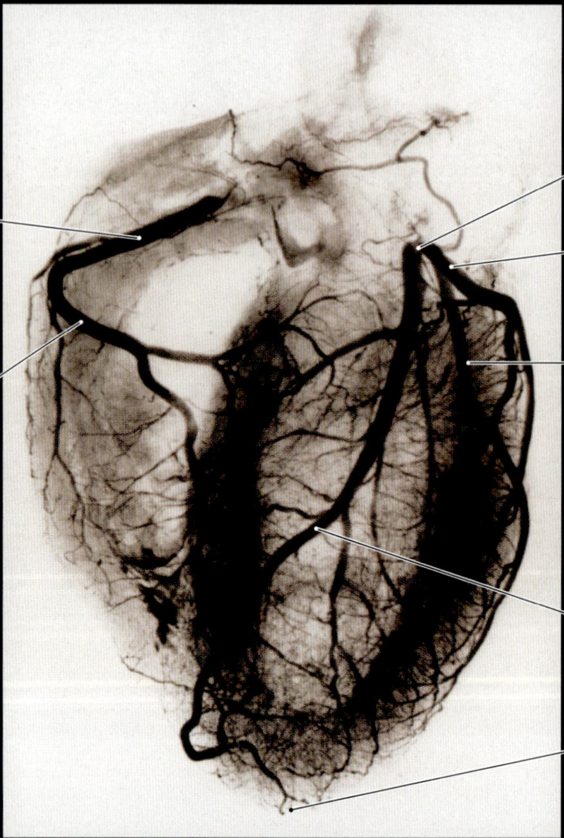

왼심장동맥 좌관상동맥
Left coronary artery

오른심장동맥 우관상동맥
Right coronary artery

휘돌이동맥 회선동맥
Circumflex artery

왼모서리동맥 좌연동맥
Left marginal artery

오른모서리동맥 우연동맥
Right marginal artery

앞심실사이동맥 전실간동맥
Anterior interventricular artery

심장꼭대기 심첨
Apex of heart

액와 혈관조영 외측면

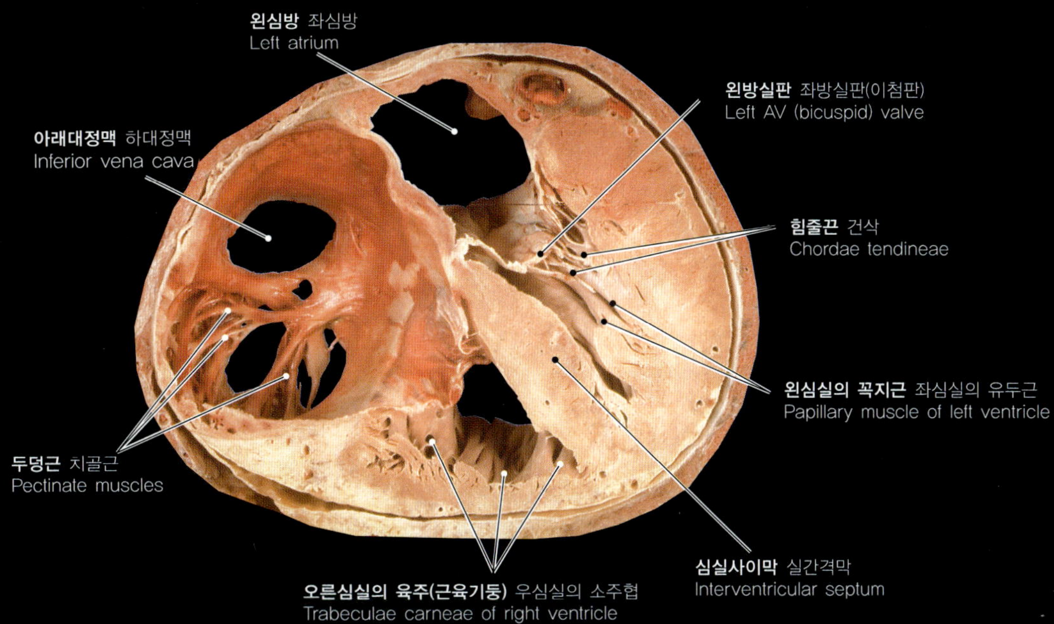

그림 45d 심장을 경유하는 수평단면, 상면

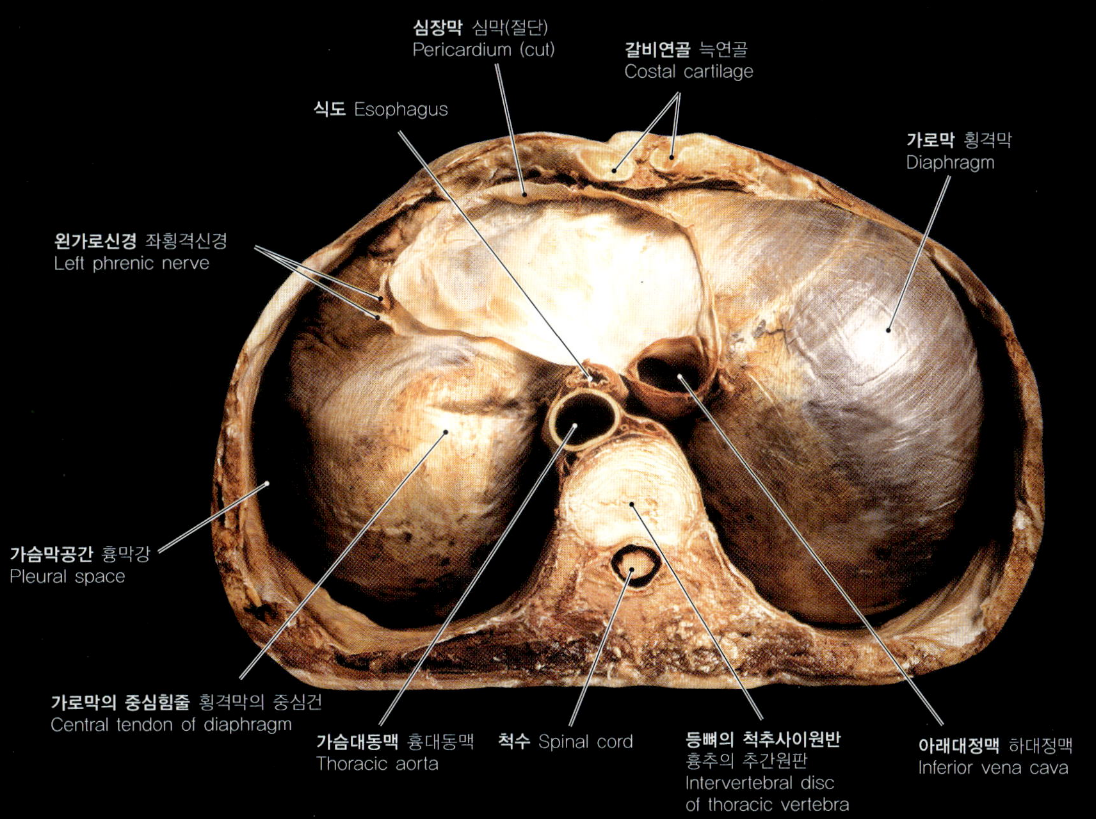

그림 46 가로막(횡격막), 상면

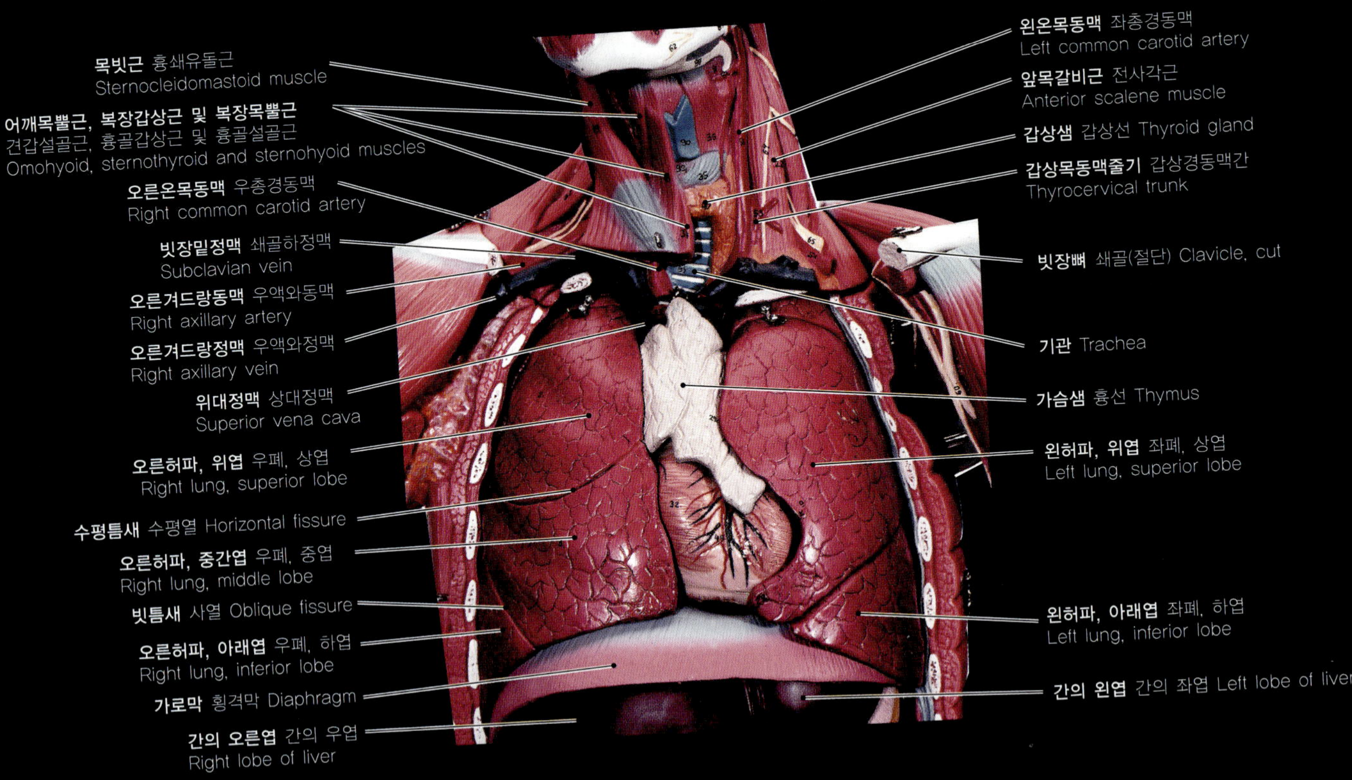

그림 47a 흉부기관, 천층면-모델

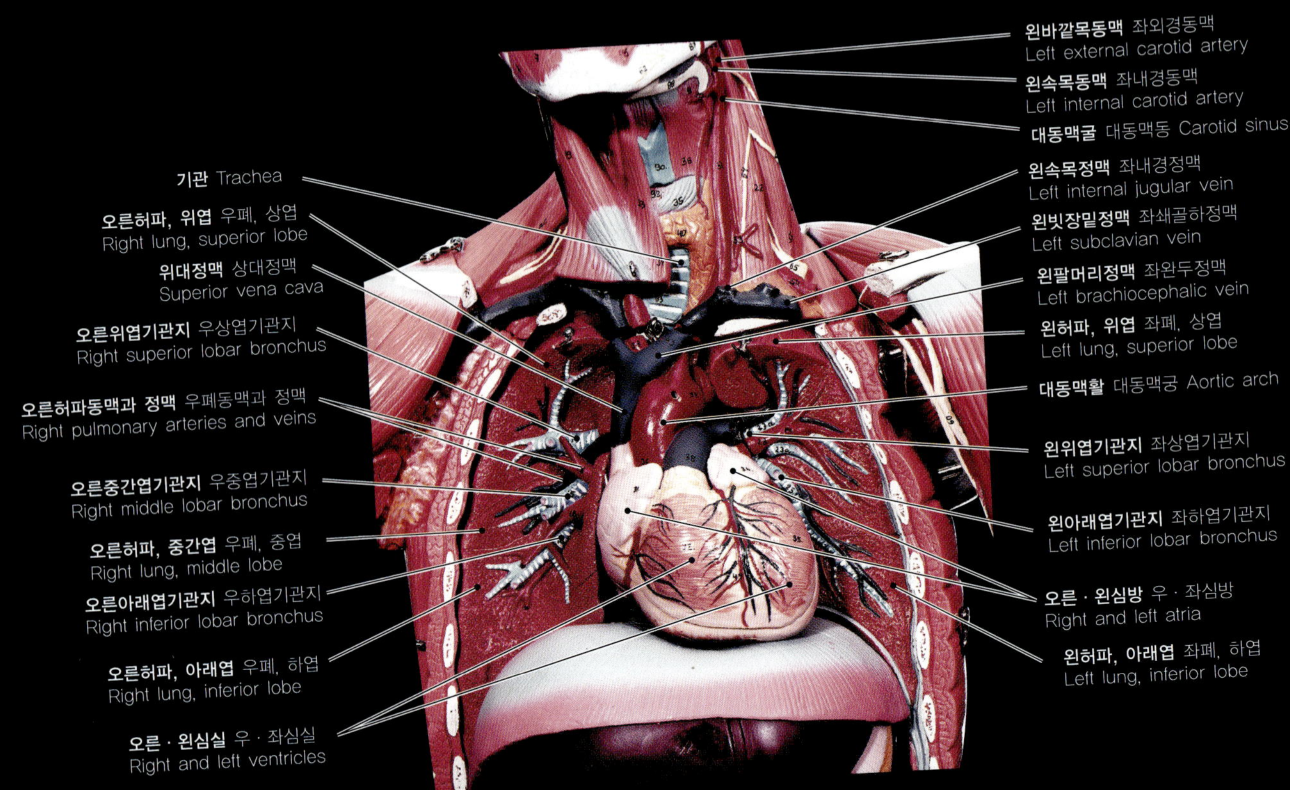

그림 47b 흉부기관, 중간면-모델

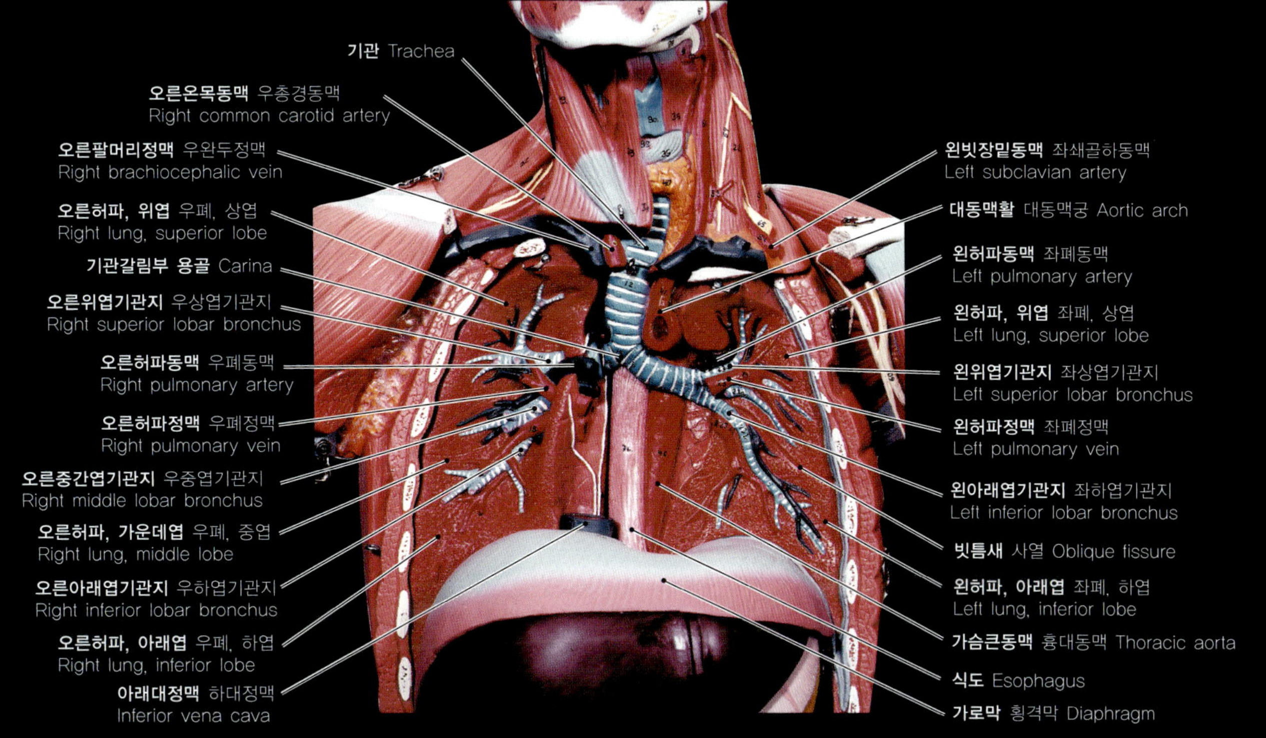

기관 Trachea
오른온목동맥 우총경동맥
Right common carotid artery
오른팔머리정맥 우완두정맥
Right brachiocephalic vein
오른허파, 위엽 우폐, 상엽
Right lung, superior lobe
기관갈림부 용골 Carina
오른위엽기관지 우상엽기관지
Right superior lobar bronchus
오른허파동맥 우폐동맥
Right pulmonary artery
오른허파정맥 우폐정맥
Right pulmonary vein
오른중간엽기관지 우중엽기관지
Right middle lobar bronchus
오른허파, 가운데엽 우폐, 중엽
Right lung, middle lobe
오른아래엽기관지 우하엽기관지
Right inferior lobar bronchus
오른허파, 아래엽 우폐, 하엽
Right lung, inferior lobe
아래대정맥 하대정맥
Inferior vena cava
왼빗장밑동맥 좌쇄골하동맥
Left subclavian artery
대동맥활 대동맥궁 Aortic arch
왼허파동맥 좌폐동맥
Left pulmonary artery
왼허파, 위엽 좌폐, 상엽
Left lung, superior lobe
왼위엽기관지 좌상엽기관지
Left superior lobar bronchus
왼허파정맥 좌폐정맥
Left pulmonary vein
왼아래엽기관지 좌하엽기관지
Left inferior lobar bronchus
빗틈새 사열 Oblique fissure
왼허파, 아래엽 좌폐, 하엽
Left lung, inferior lobe
가슴큰동맥 흉대동맥 Thoracic aorta
식도 Esophagus
가로막 횡격막 Diaphragm

그림 47c 흉부기관, 심층면-모델

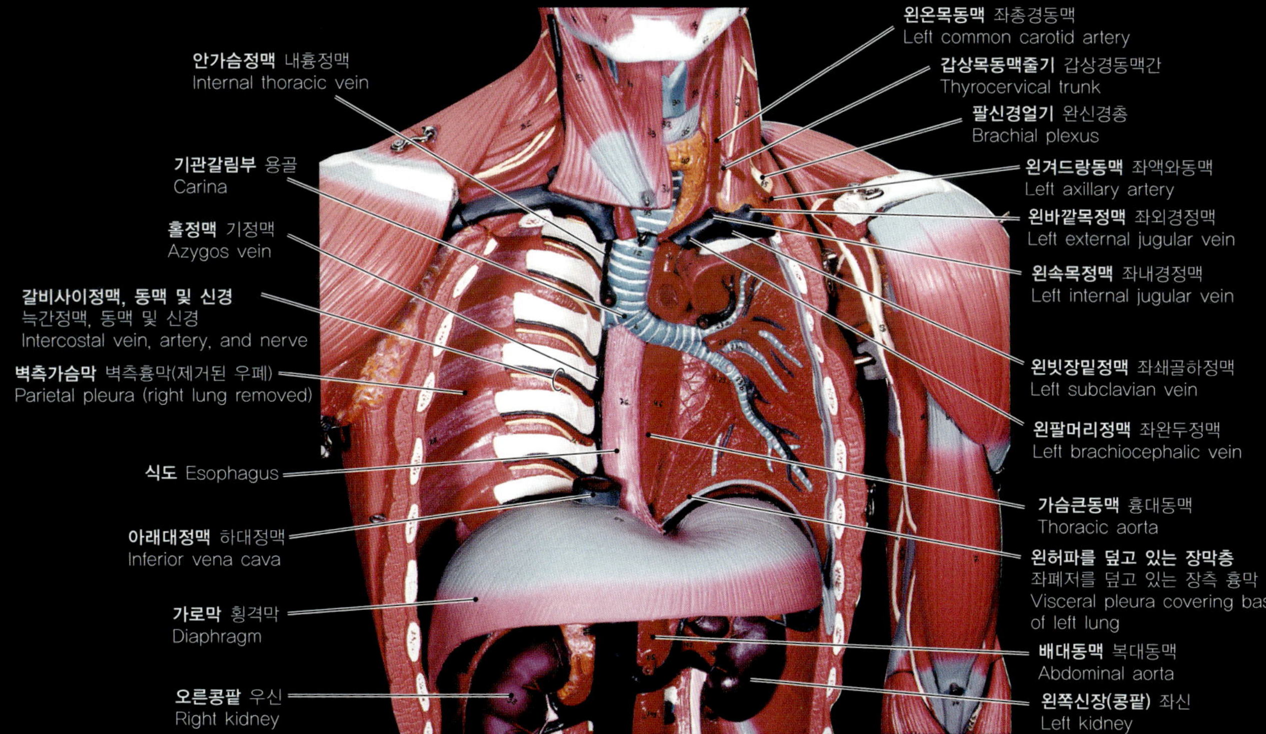

안가슴정맥 내흉정맥
Internal thoracic vein
기관갈림부 용골
Carina
홀정맥 기정맥
Azygos vein
갈비사이정맥, 동맥 및 신경
늑간정맥, 동맥 및 신경
Intercostal vein, artery, and nerve
벽측가슴막 벽측흉막(제거된 우폐)
Parietal pleura (right lung removed)
식도 Esophagus
아래대정맥 하대정맥
Inferior vena cava
가로막 횡격막
Diaphragm
오른콩팥 우신
Right kidney
왼온목동맥 좌총경동맥
Left common carotid artery
갑상목동맥줄기 갑상경동맥간
Thyrocervical trunk
팔신경얼기 완신경총
Brachial plexus
왼겨드랑동맥 좌액와동맥
Left axillary artery
왼바깥목정맥 좌외경정맥
Left external jugular vein
왼속목정맥 좌내경정맥
Left internal jugular vein
왼빗장밑정맥 좌쇄골하정맥
Left subclavian vein
왼팔머리정맥 좌완두정맥
Left brachiocephalic vein
가슴큰동맥 흉대동맥
Thoracic aorta
왼허파를 덮고 있는 장막층
좌폐저를 덮고 있는 장측 흉막
Visceral pleura covering bas
of left lung
배대동맥 복대동맥
Abdominal aorta
왼쪽신장(콩팥) 좌신
Left kidney

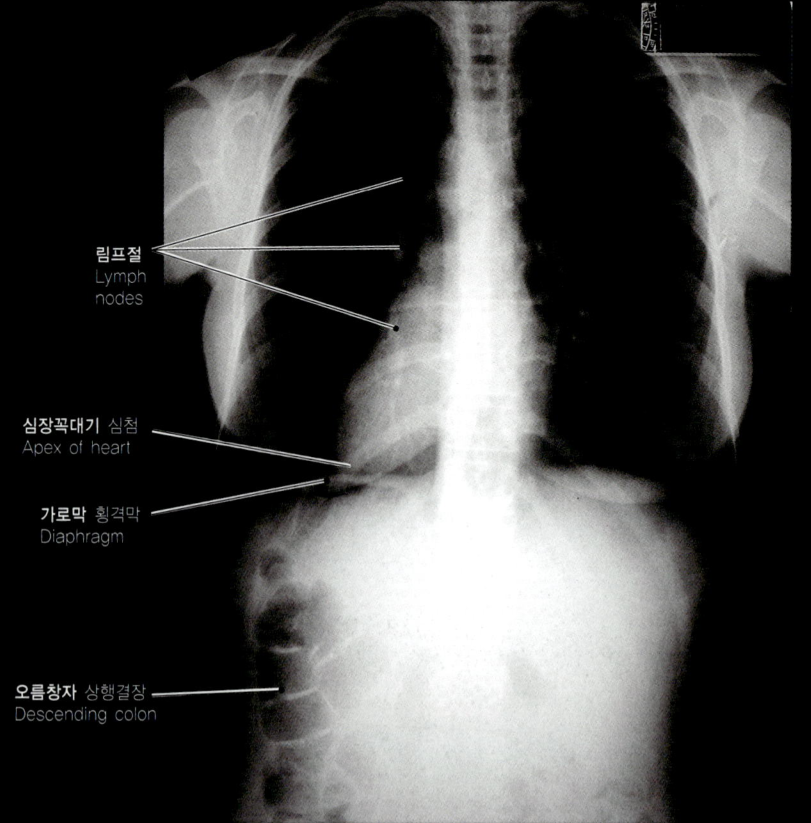

그림 48b 가슴의 림프관 조영상, 앞뒤방향 투사

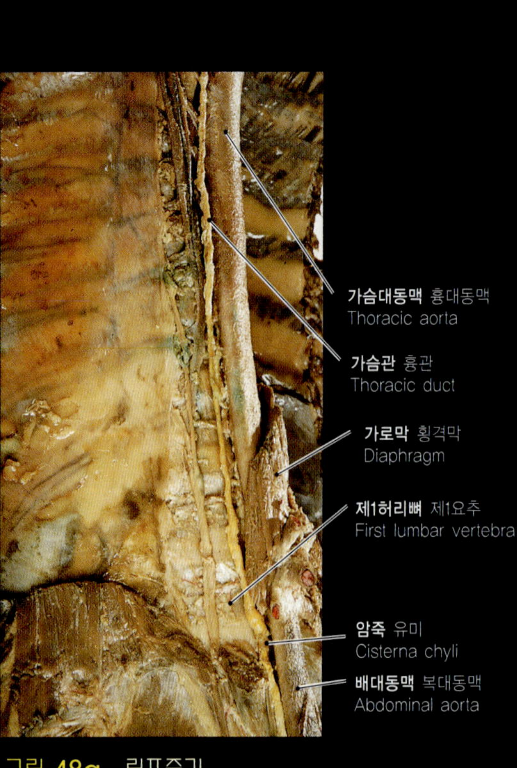

그림 48a 림프줄기

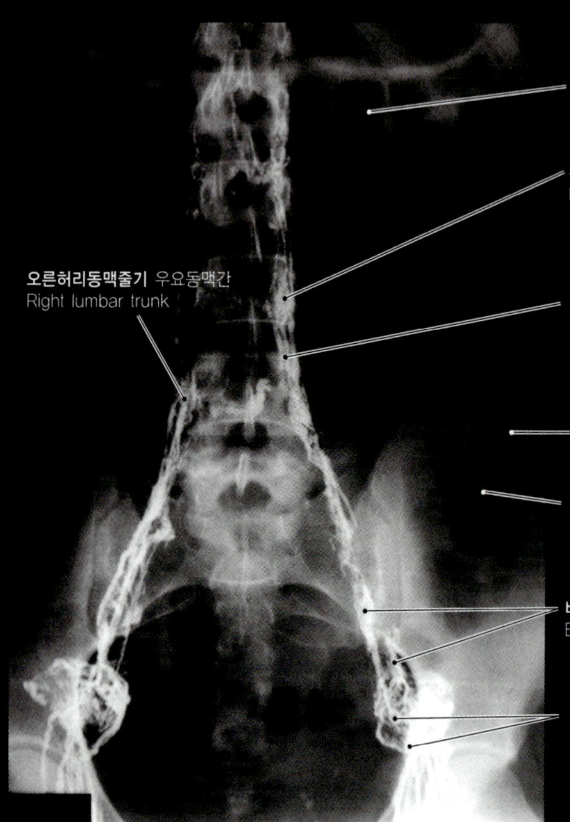

그림 48c 골반의 림프관 조영상, 앞면 투사

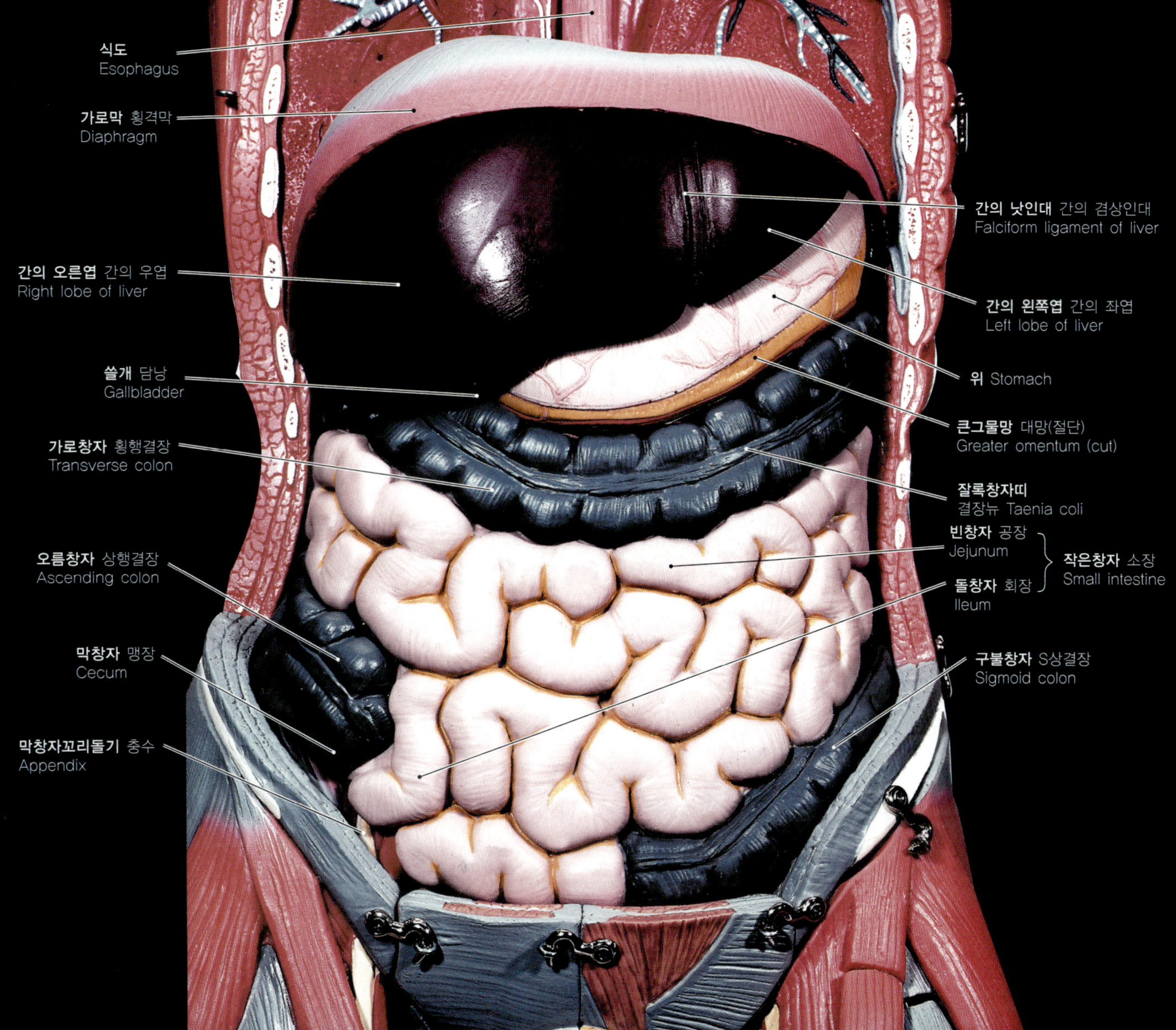

식도
Esophagus
가로막 횡격막
Diaphragm
간의 오른엽 간의 우엽
Right lobe of liver
쓸개 담낭
Gallbladder
가로창자 횡행결장
Transverse colon
오름창자 상행결장
Ascending colon
막창자 맹장
Cecum
막창자꼬리돌기 충수
Appendix
간의 낫인대 간의 겸상인대
Falciform ligament of liver
간의 왼쪽엽 간의 좌엽
Left lobe of liver
위 Stomach
큰그물망 대망(절단)
Greater omentum (cut)
잘록창자띠
결장뉴 Taenia coli
빈창자 공장
Jejunum
돌창자 회장
Ileum
작은창자 소장
Small intestine
구불창자 S상결장
Sigmoid colon

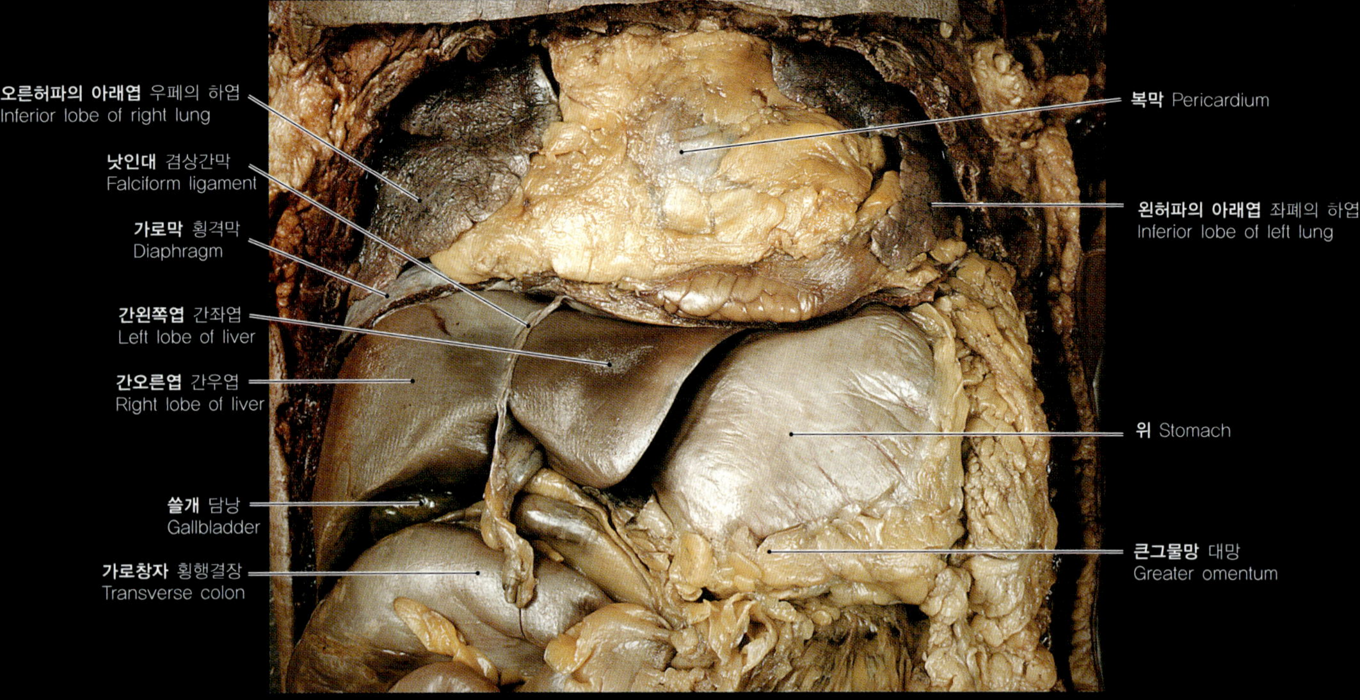

오른허파의 아래엽 우폐의 하엽
Inferior lobe of right lung

낫인대 겸상간막
Falciform ligament

가로막 횡격막
Diaphragm

간왼쪽엽 간좌엽
Left lobe of liver

간오른엽 간우엽
Right lobe of liver

쓸개 담낭
Gallbladder

가로창자 횡행결장
Transverse colon

복막 Pericardium

왼허파의 아래엽 좌폐의 하엽
Inferior lobe of left lung

위 Stomach

큰그물망 대망
Greater omentum

그림 49b 배(복)골반강의 상부, 전면

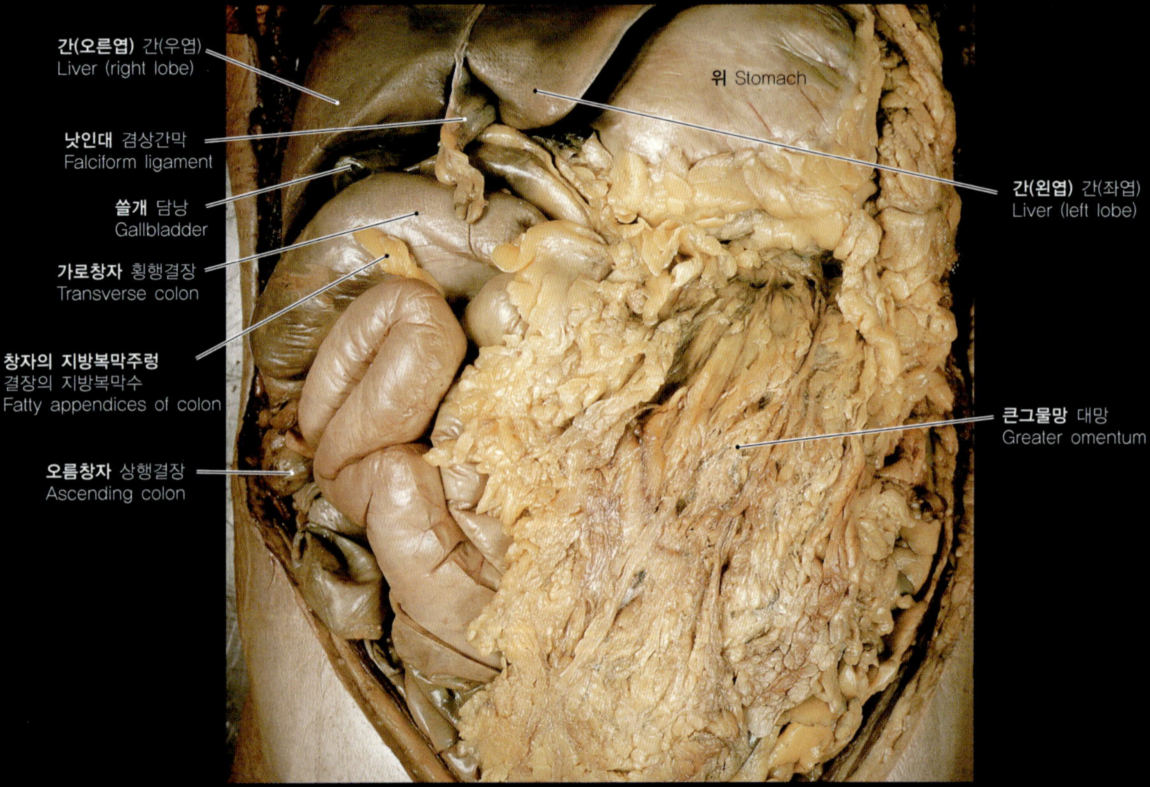

간(오른엽) 간(우엽)
Liver (right lobe)

낫인대 겸상간막
Falciform ligament

쓸개 담낭
Gallbladder

가로창자 횡행결장
Transverse colon

창자의 지방복막주렁
결장의 지방복막수
Fatty appendices of colon

오름창자 상행결장
Ascending colon

위 Stomach

간(왼엽) 간(좌엽)
Liver (left lobe)

큰그물망 대망
Greater omentum

그림 49c 배(복)골반강의 하부, 전면

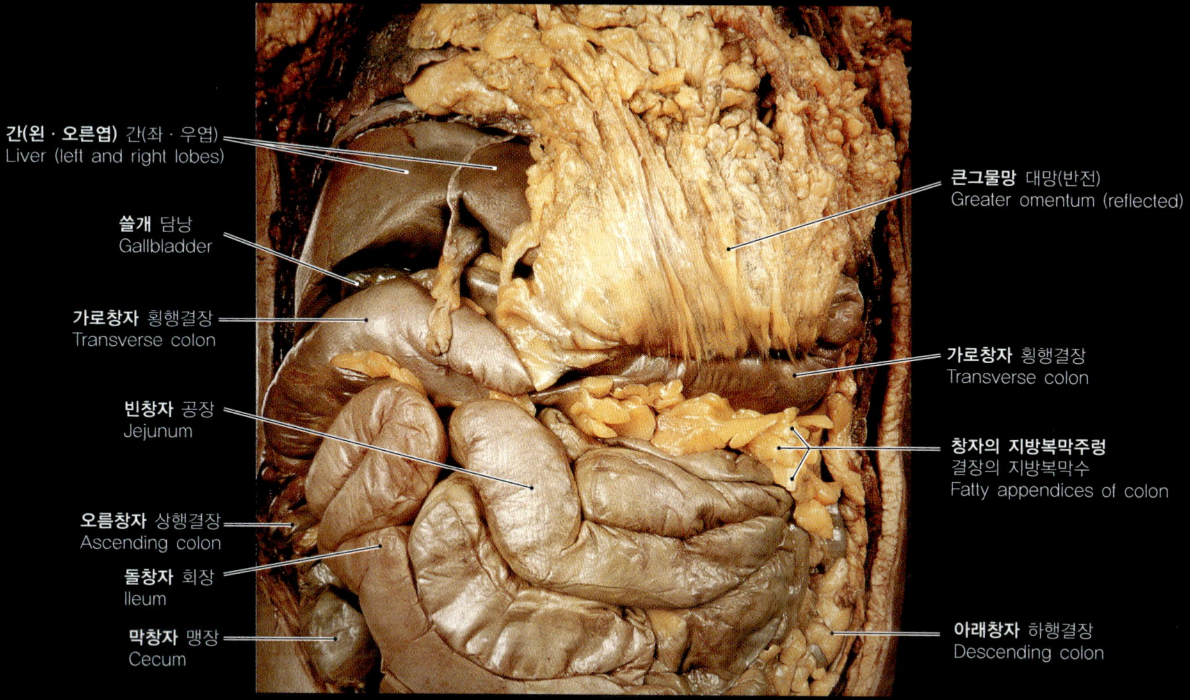

간(왼 · 오른엽) 간(좌 · 우엽)
Liver (left and right lobes)

쓸개 담낭
Gallbladder

가로창자 횡행결장
Transverse colon

빈창자 공장
Jejunum

오름창자 상행결장
Ascending colon

돌창자 회장
Ileum

막창자 맹장
Cecum

큰그물망 대망(반전)
Greater omentum (reflected)

가로창자 횡행결장
Transverse colon

창자의 지방복막주렁
결장의 지방복막수
Fatty appendices of colon

아래창자 하행결장
Descending colon

그림 49d 복부절단면, 반전된 대망

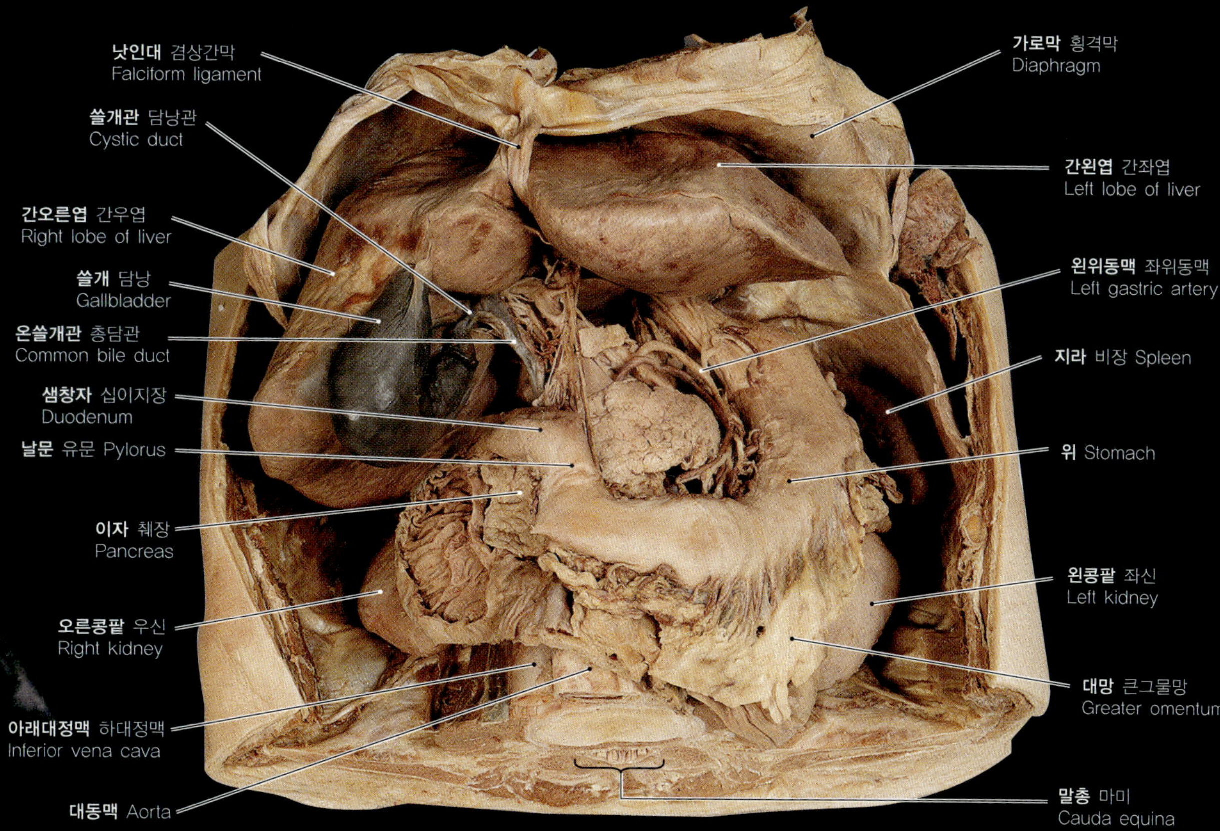

낫인대 겸상간막
Falciform ligament

쓸개관 담낭관
Cystic duct

간오른엽 간우엽
Right lobe of liver

쓸개 담낭
Gallbladder

온쓸개관 총담관
Common bile duct

샘창자 십이지장
Duodenum

날문 유문 Pylorus

이자 췌장
Pancreas

오른콩팥 우신
Right kidney

아래대정맥 하대정맥
Inferior vena cava

대동맥 Aorta

가로막 횡격막
Diaphragm

간왼엽 간좌엽
Left lobe of liver

왼위동맥 좌위동맥
Left gastric artery

지라 비장 Spleen

위 Stomach

왼콩팥 좌신
Left kidney

대망 큰그물망
Greater omentum

말총 마미
Cauda equina

그림 49e 그 위치 그대로의 간과 쓸개(담낭)

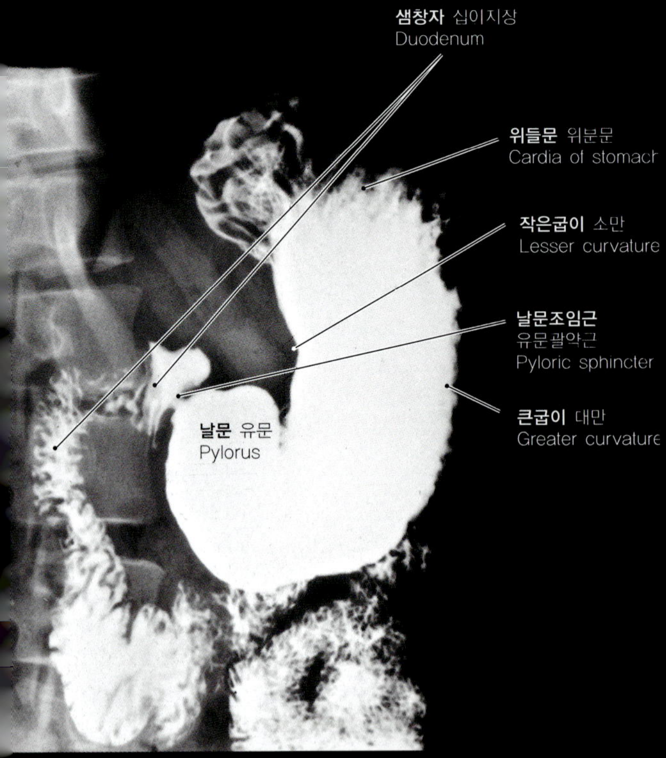

샘창자 십이지장
Duodenum
위들문 위분문
Cardia of stomach
작은굽이 소만
Lesser curvature
날문조임근
유문괄약근
Pyloric sphincter
날문 유문
Pylorus
큰굽이 대만
Greater curvature

그림 50a 위 X-선촬영 1

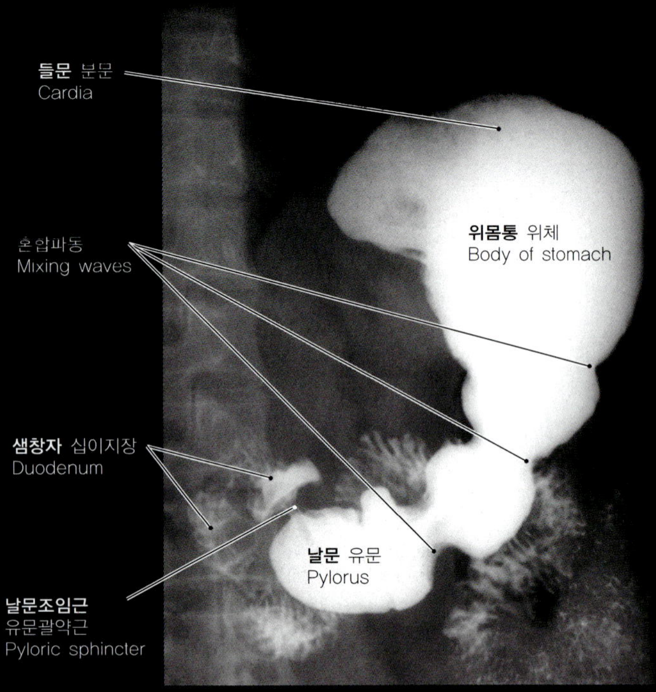

들문 분문
Cardia
혼합파동
Mixing waves
위몸통 위체
Body of stomach
샘창자 십이지장
Duodenum
날문 유문
Pylorus
날문조임근
유문괄약근
Pyloric sphincter

그림 50b 위 X-선촬영 2

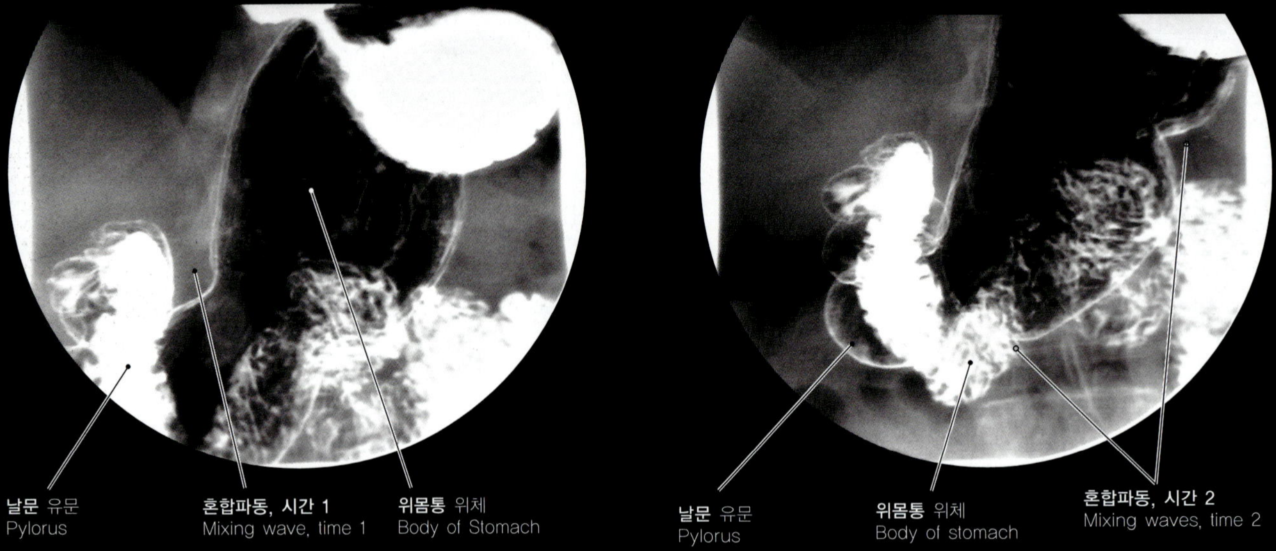

날문 유문
Pylorus
혼합파동, 시간 1
Mixing wave, time 1
위몸통 위체
Body of Stomach

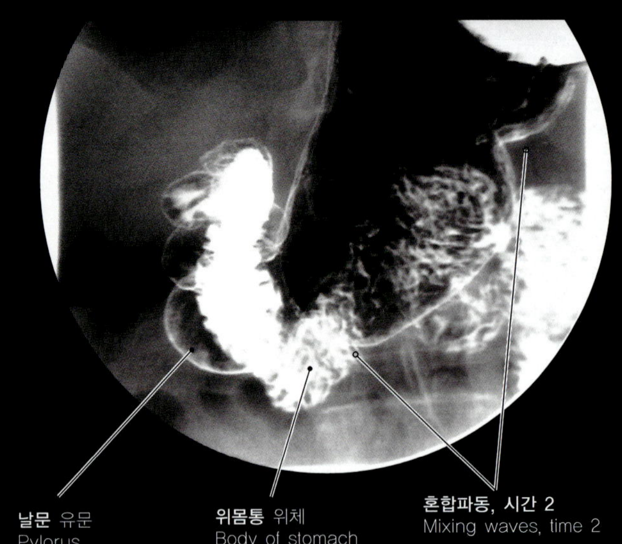

그림 50c 위운동성 전면, 시간 1과 2

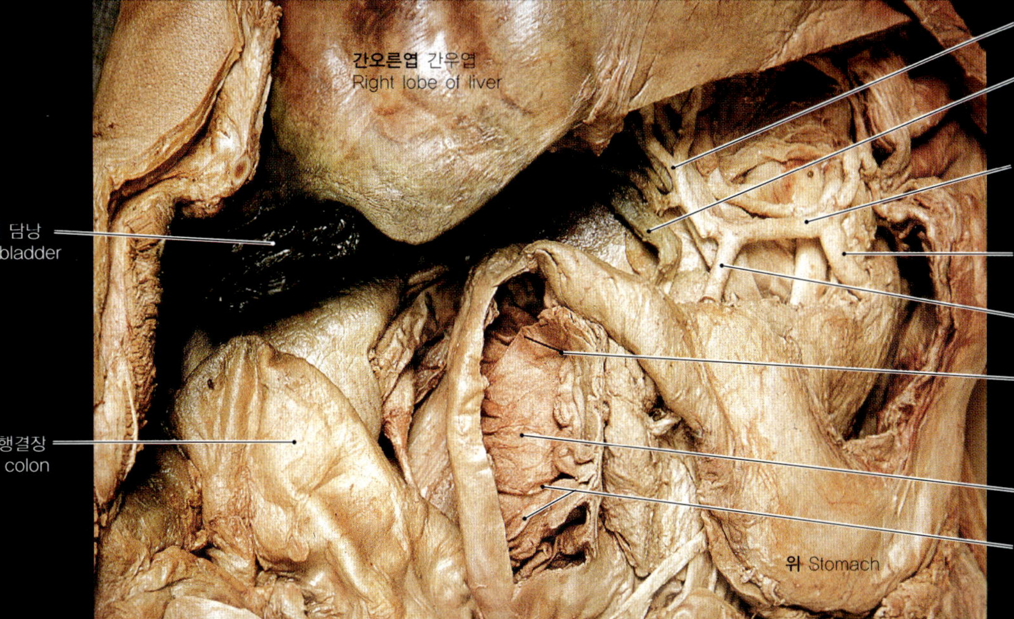

그림 51a 복부절단면, 십이지장부위

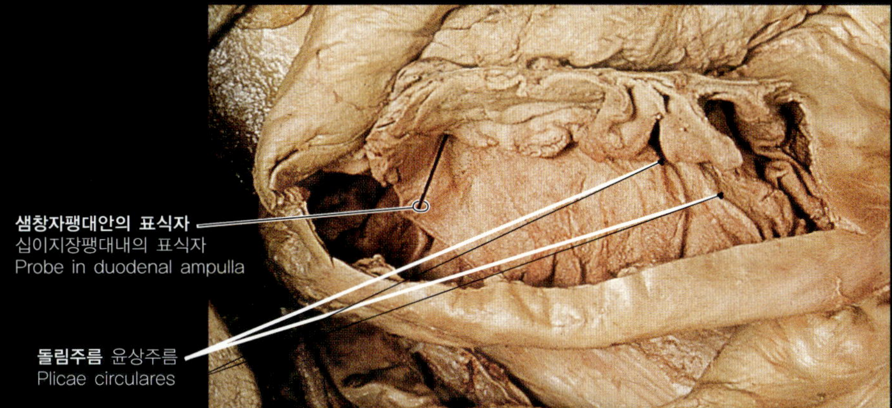

그림 51b 십이지장점막의 육안적 해부학

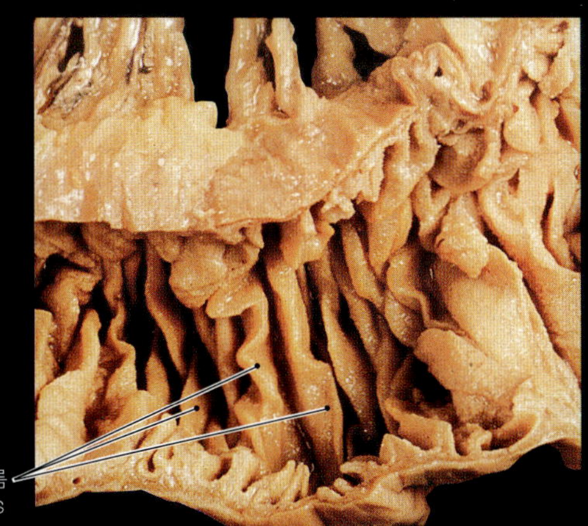

그림 51c 빈창자(공장)의 육안적 해부학, 점막

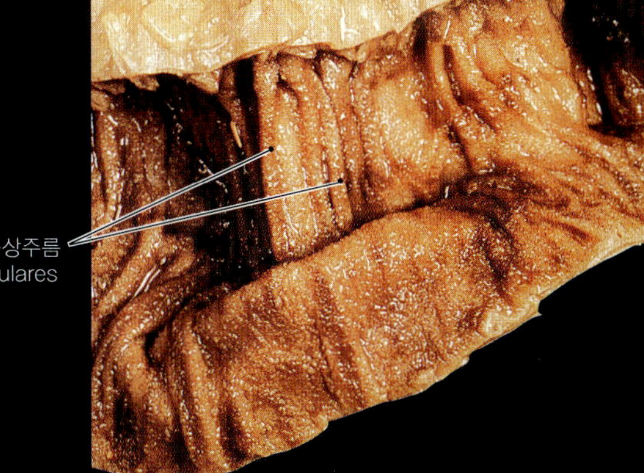

그림 51d 돌창자(회장)의 육안적 해부학, 점막

창자벽의 종양
결장벽의 용종
Polyp on wall
of colon

종양제거 후 창자의 정상단면
용종제거 후 결장의 정상단면
Normal section of colon,
after removal of a polyp

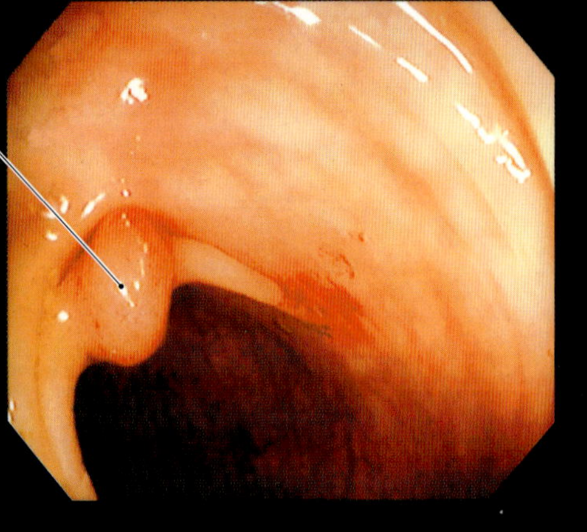

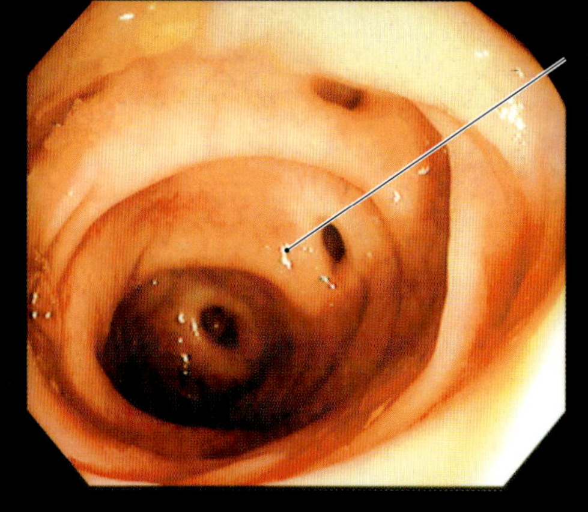

그림 52 정상과 비정상의 결장경

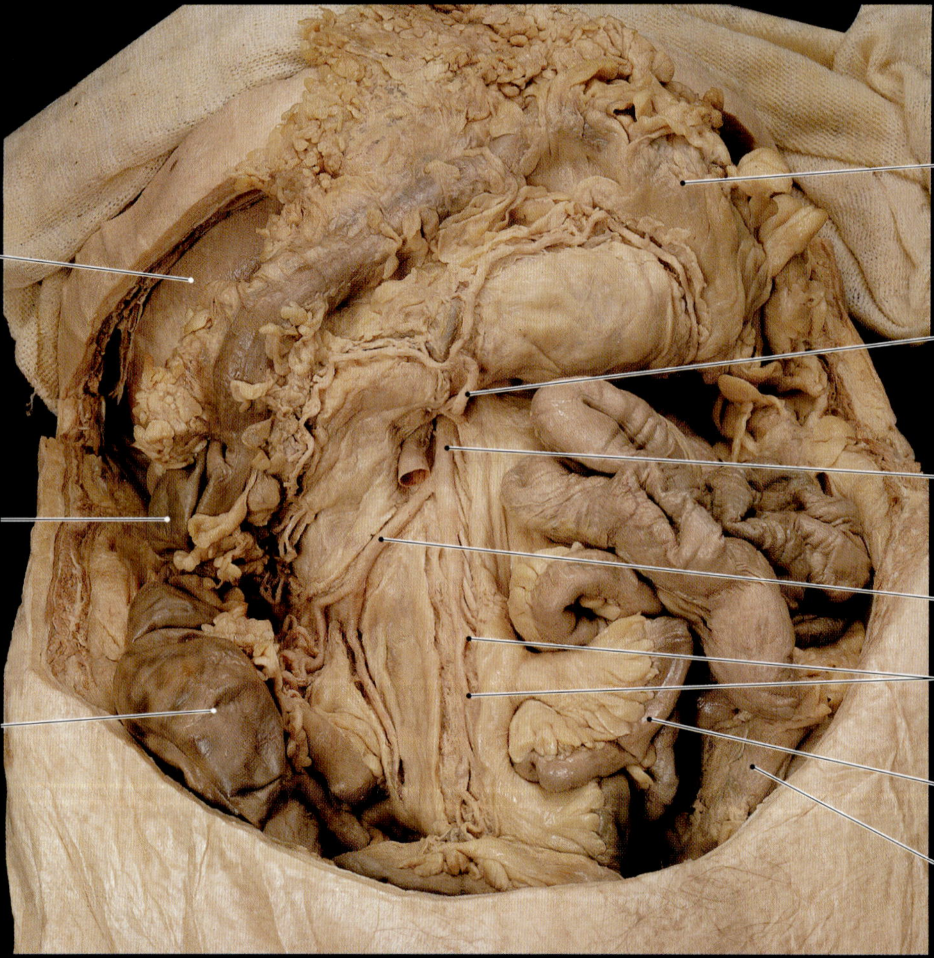

가로창자 횡행결장
Transverse colon
간오른엽 간우엽
Right lobe of liver
가운데창자동맥 중결장동맥
Middle colic artery
위창자사이동맥 상장간막동맥
Superior mesenteric artery
오름창자 상행결장
Ascending colon
돌창자동맥 회결장동맥
Ileocolic artery
빈창자동맥 공장동맥
Jejunal arteries
막창자 맹장
Cecum
빈창자 공장
Jejunum
아래창자 하행결장
Descending colon

그림 53a 아래장간막(상장간막)동맥의 가지

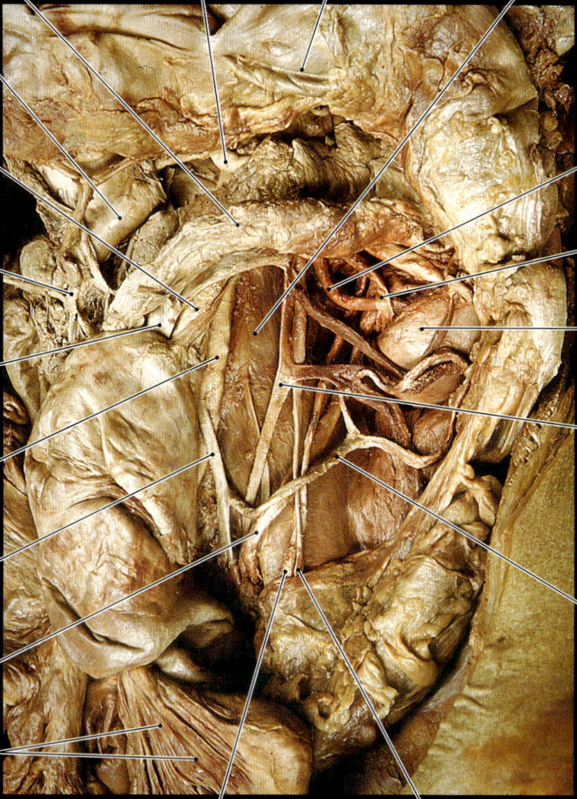

이자 췌장
Pancreas
지라동맥 비동맥
Splenic artery
가로창자 횡행결장
Transverse colon
큰허리근 대요근
Psoas major muscle
위의 날문부 위의 유문부
Pyloric region of stomach
위창자사이막동맥 상장간막동맥
Superior mesenteric artery
콩팥동맥 신동맥
Renal artery
콩팥정맥 신정맥
Renal vein
가운데창자동맥 중결장동맥
Middle colic artery
왼쪽콩팥 좌신
Left kidney
위창자사이막정맥 상장간막정맥
Superior mesenteric vein
아래창자사이막정맥 하장간막
Inferior mesenteric vein
배대동맥 복대동맥
Abdominal aorta
아래창자사이막동맥 하장간막동맥
Inferior mesenteric artery
왼쪽창자동맥 좌결장동맥
Left colic artery
요관 Ureter
창자간막 장간막
Mesentery
생식샘동맥 생식선동맥
Gonadal artery
생식샘정맥 생식선정맥
Gonadal vein

그림 53b 아래장간막사이(하장간막간) 혈관

갈비뼈 늑골
Ribs
오른콩팥동맥 우신동맥
Right renal artery
왼콩팥동맥 좌신동맥
Left renal artery
위창자사이막동맥
상장간막동맥
Superior mesenteric
artery
허리동맥 요골동맥
Lumbar artery
빈창자동맥 공장동맥
Jejunal artery
온엉덩동맥 총장골동맥
Common iliac artery

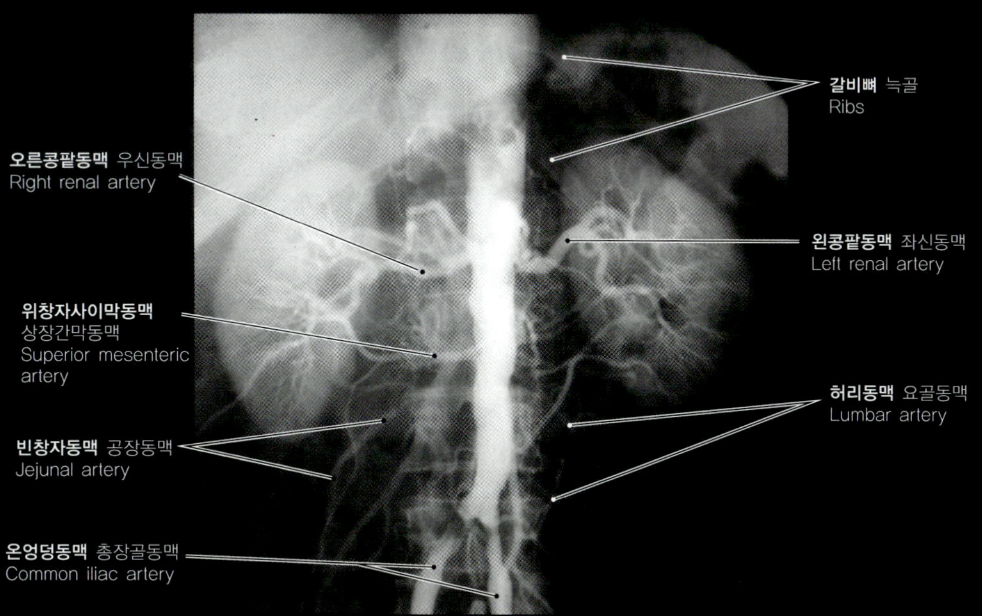

그림 53c 복부의 혈관조영 1

Cystic artery
간동맥 Hepatic artery
온간동맥 총간동맥
Common hepatic artery
위샘창자동맥 위십이지장동맥
Gastroduodenal artery
오른부신동맥 우부신동맥
Right suprarenal artery
오른콩팥동맥 우신동맥
Right renal artery
위창자간막 상장간막
Superior mesenteric artery
오른콩팥 우신
Right kidney
지라동맥 비동맥
Splenic artery
복강동맥줄기 복강동맥간
Celiac trunk
왼부신동맥 좌부신동맥
Left suprarenal artery
왼콩팥동맥 좌신동맥
Left renal artery
왼콩팥 좌신
Left kidney

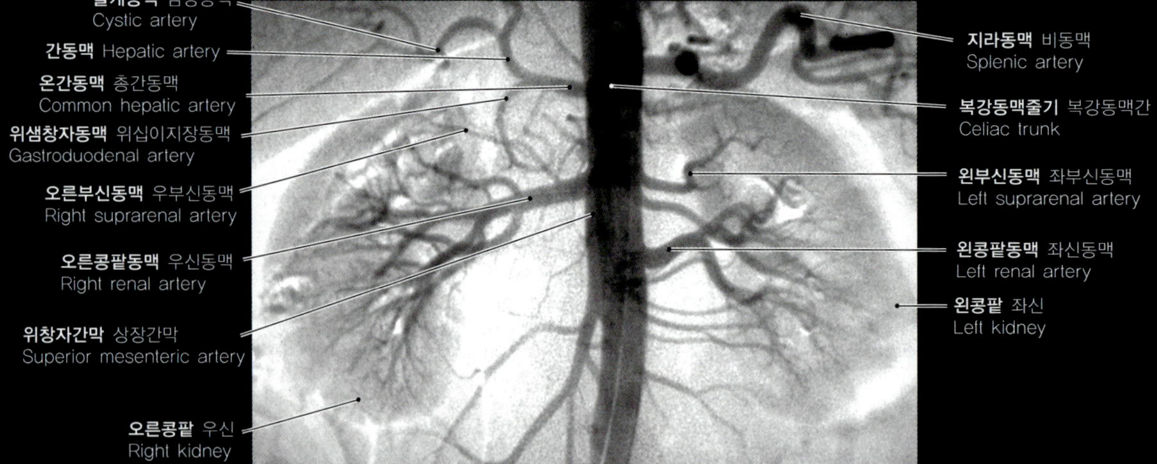

그림 53d 복부의 혈관조영 2

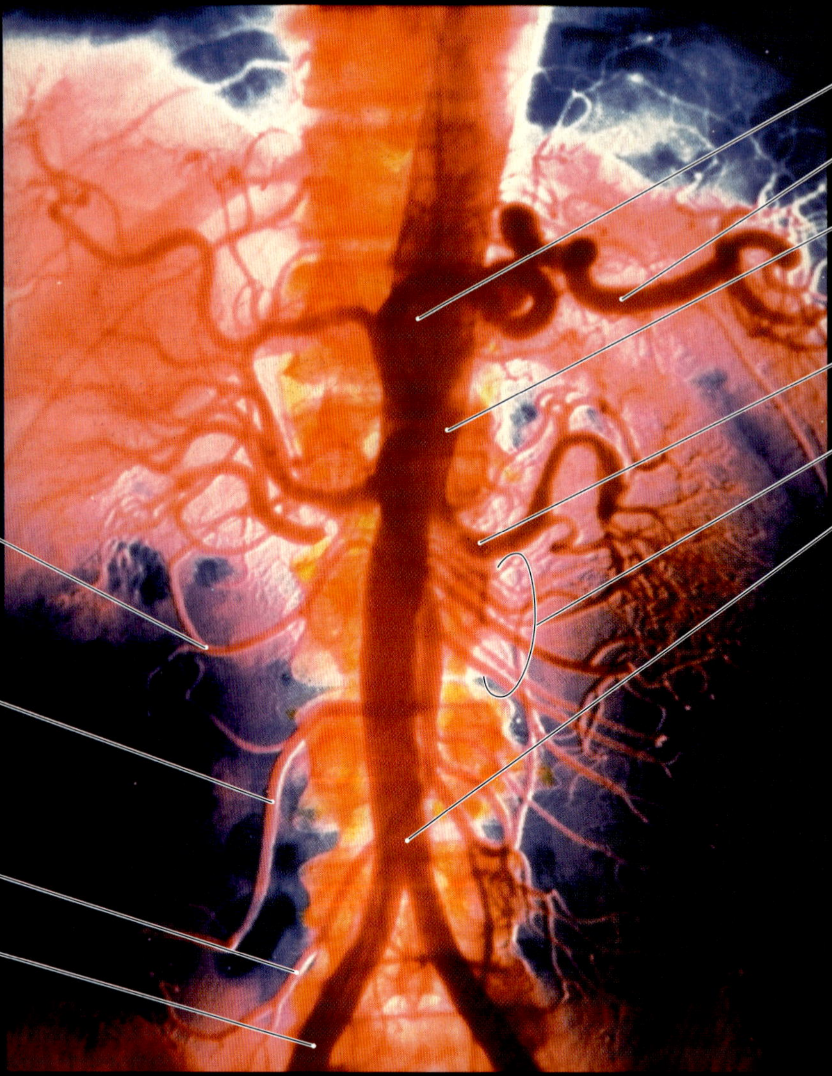

복강동맥줄기 복강동맥간
Celiac trunk
지라동맥 비동맥
Splenic artery
위창자간막동맥
상장간막동맥
Superior mesenteric
artery
왼콩팥동맥 좌신동맥
Left renal artery
창자동맥
Intestinal arteries
대동맥의 끝부분
대동맥의 종말
Terminal segment
of the aorta
이자샘창자동맥 췌십이지장동맥
Pancreaticoduodenal artery
오른창자동맥 우결장동맥
Right colic artery
돌창자동맥 회결장동맥
Ileocolic artery
온엉덩동맥 총장골동맥
Comon iliac artery

그림 53e 복부의 혈관조영 3(색체화)

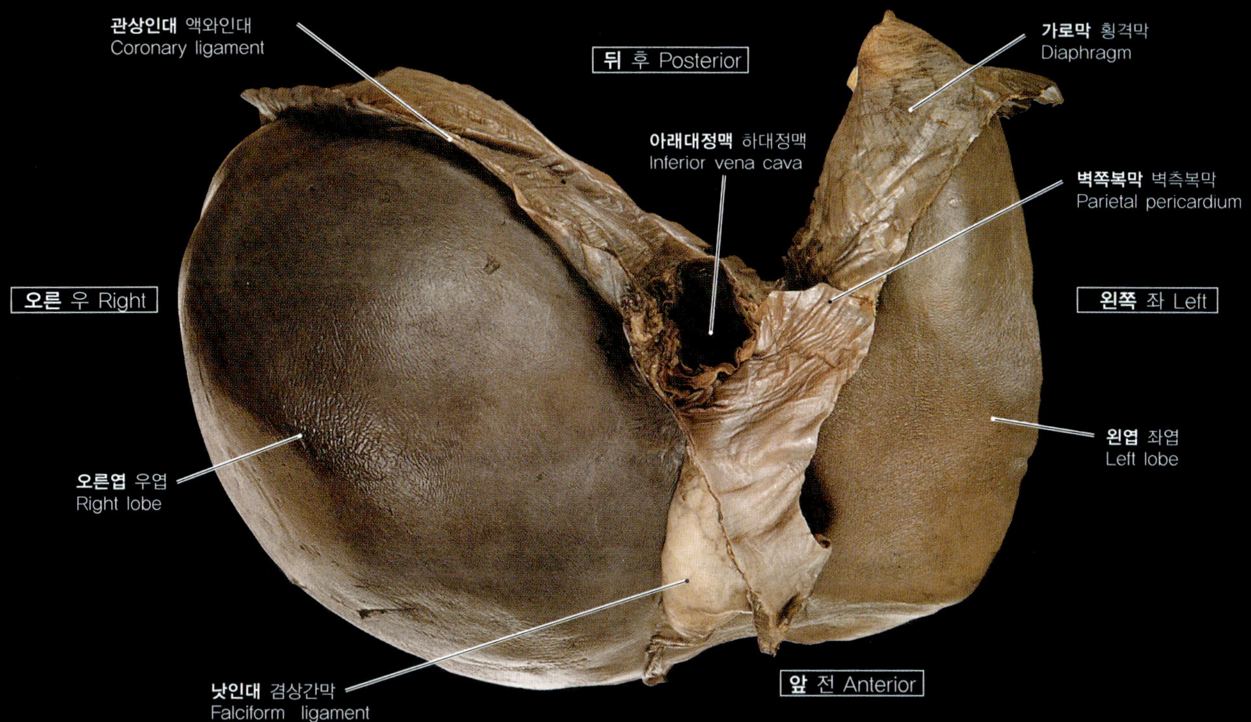

그림 54a 분리된 간과 담낭, 상면

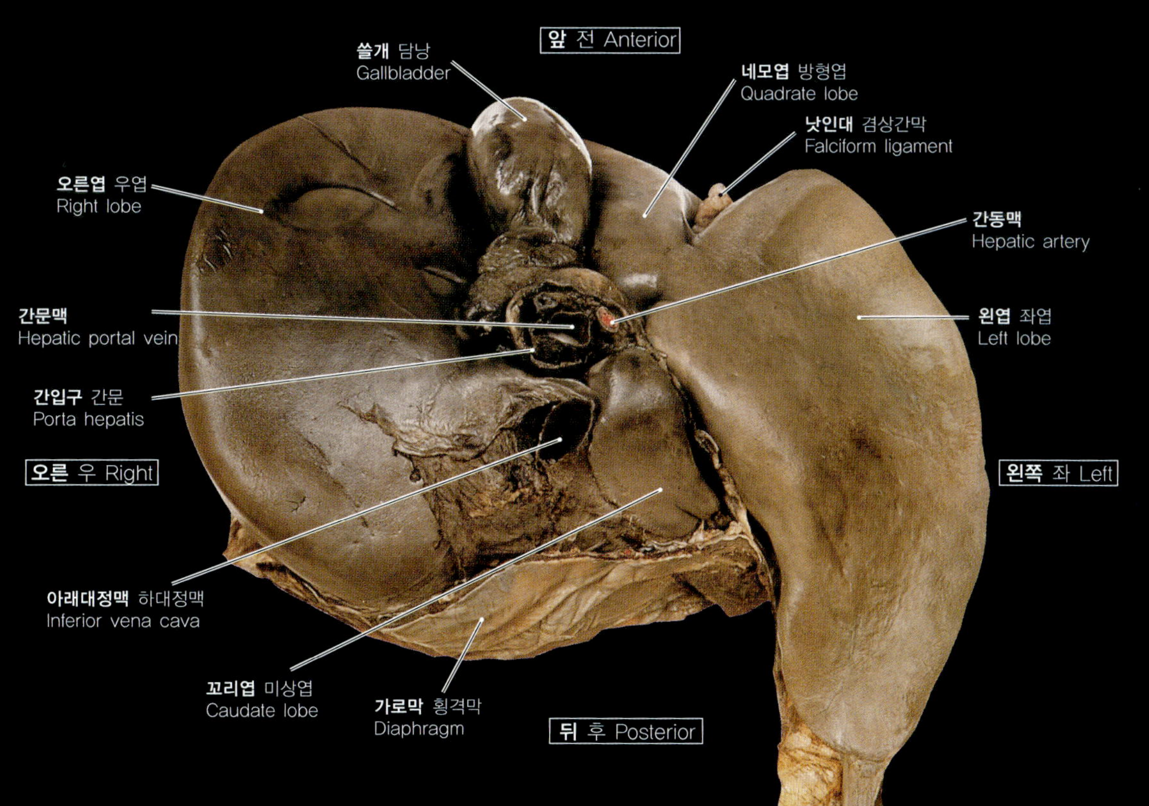

그림 54b 분리된 동측 간과 담낭, 하면

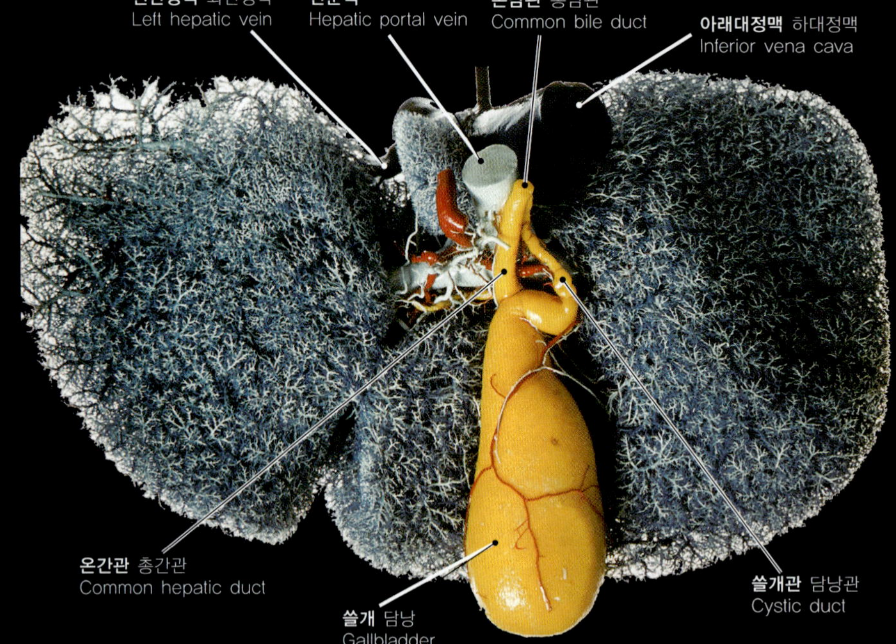

그림 54c 간의 부식주조영상

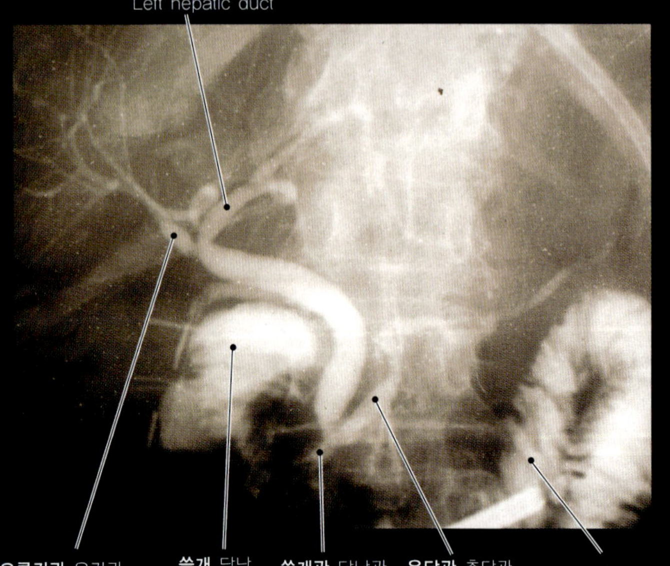

그림 54d 쓸개관(담관)-크레틴조영(췌관 및 담관)

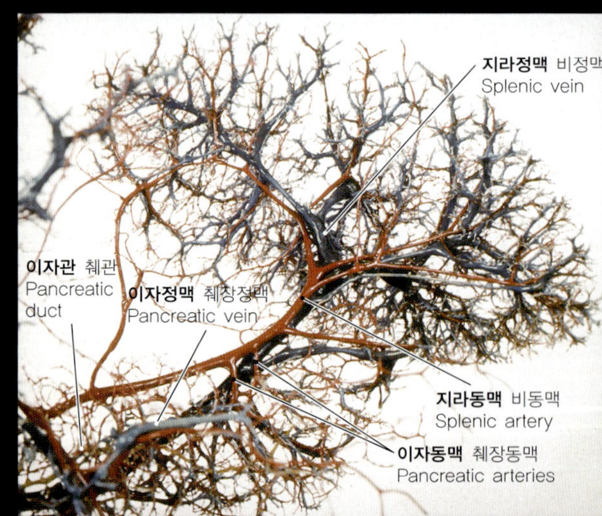

그림 55 지라(비장)와 이자혈관(췌장혈관)의 부식주조영상

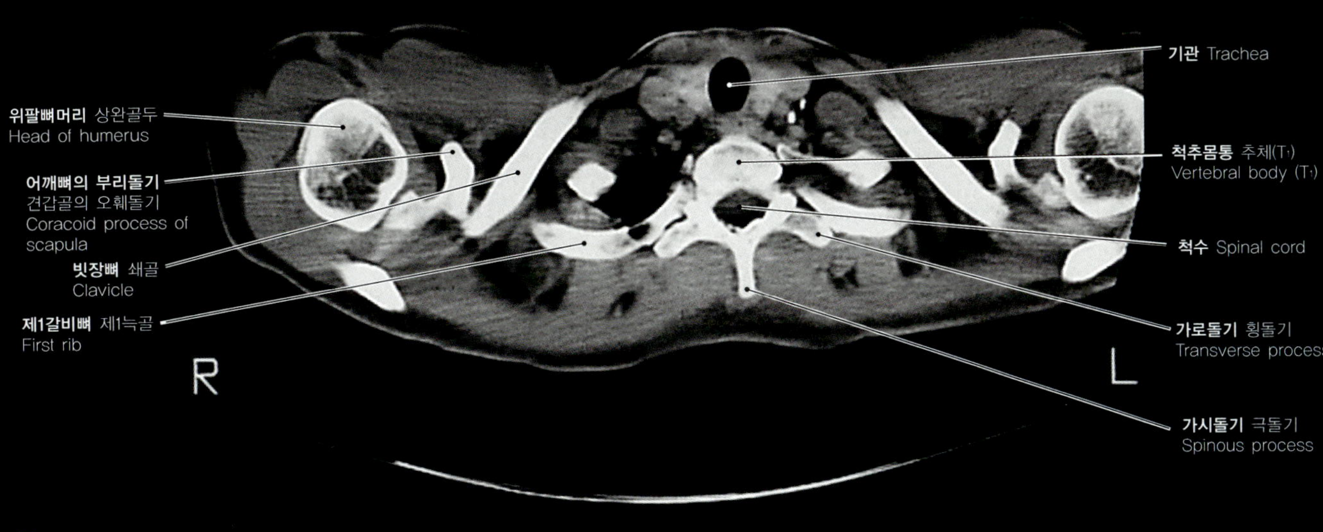

56a

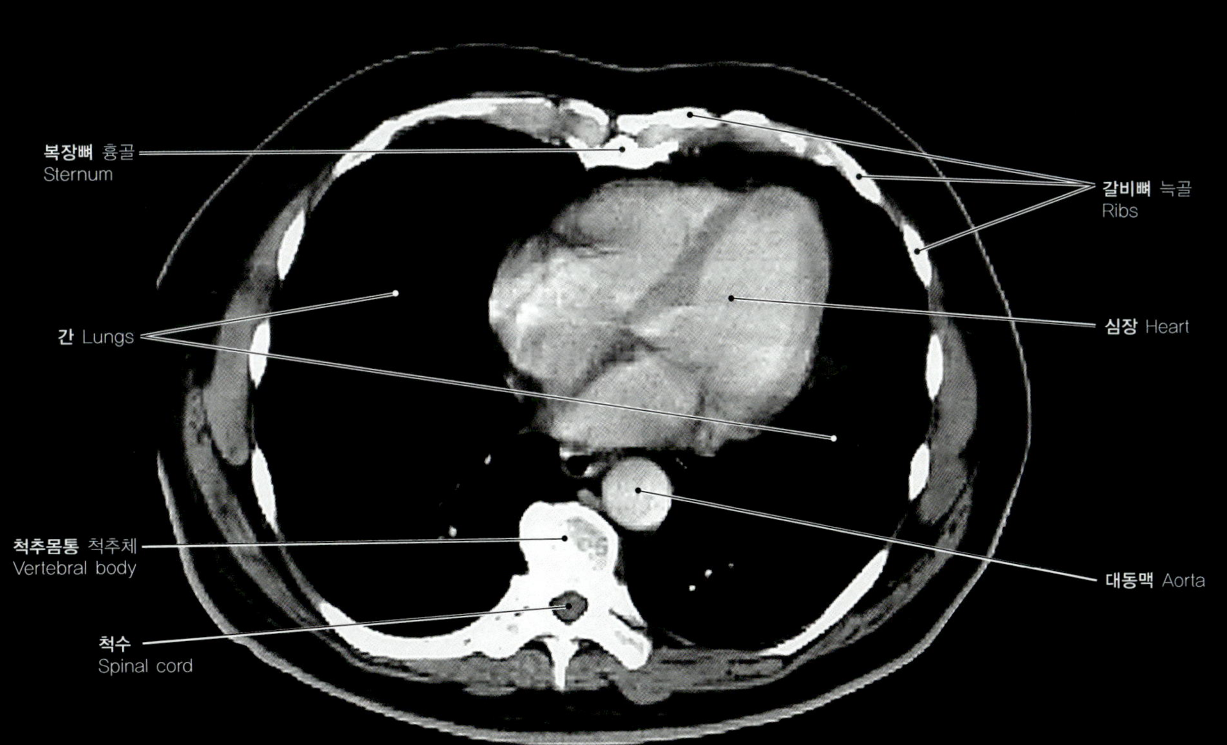

56b

그림 56a-b 체간의 MRI 영상, 수평단면, 위에서 아래로 연결

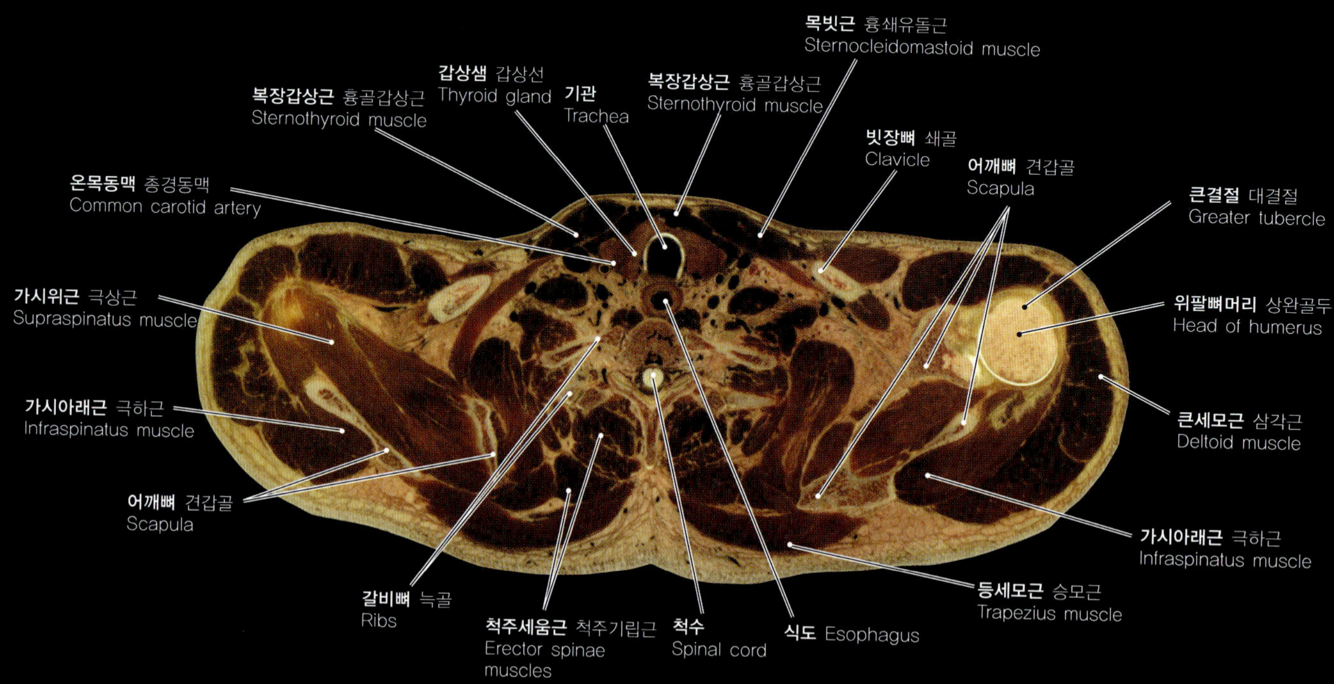

56c

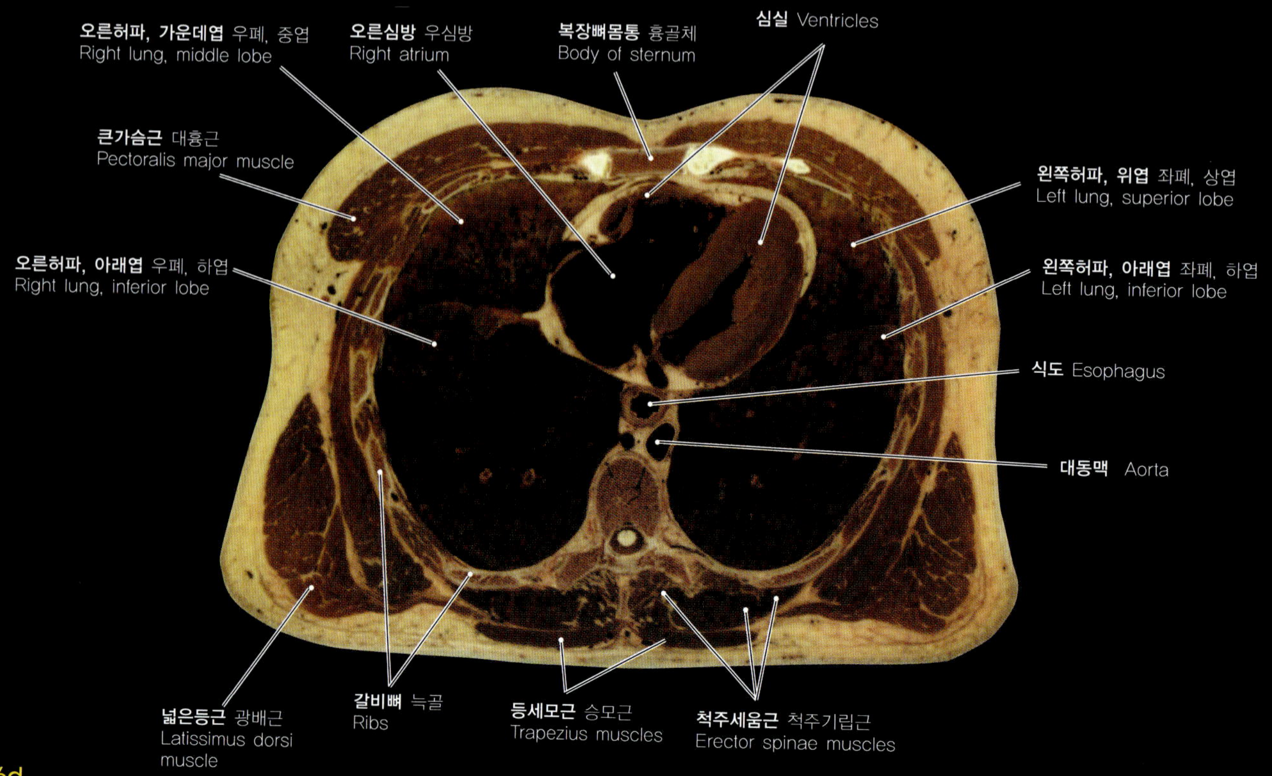

56d

그림 56c-d 체간을 경유하는 수평단면. Visible Human dataset에서 기원한 이 단면을 a-b부분에서 보여주는 대략적인 영상

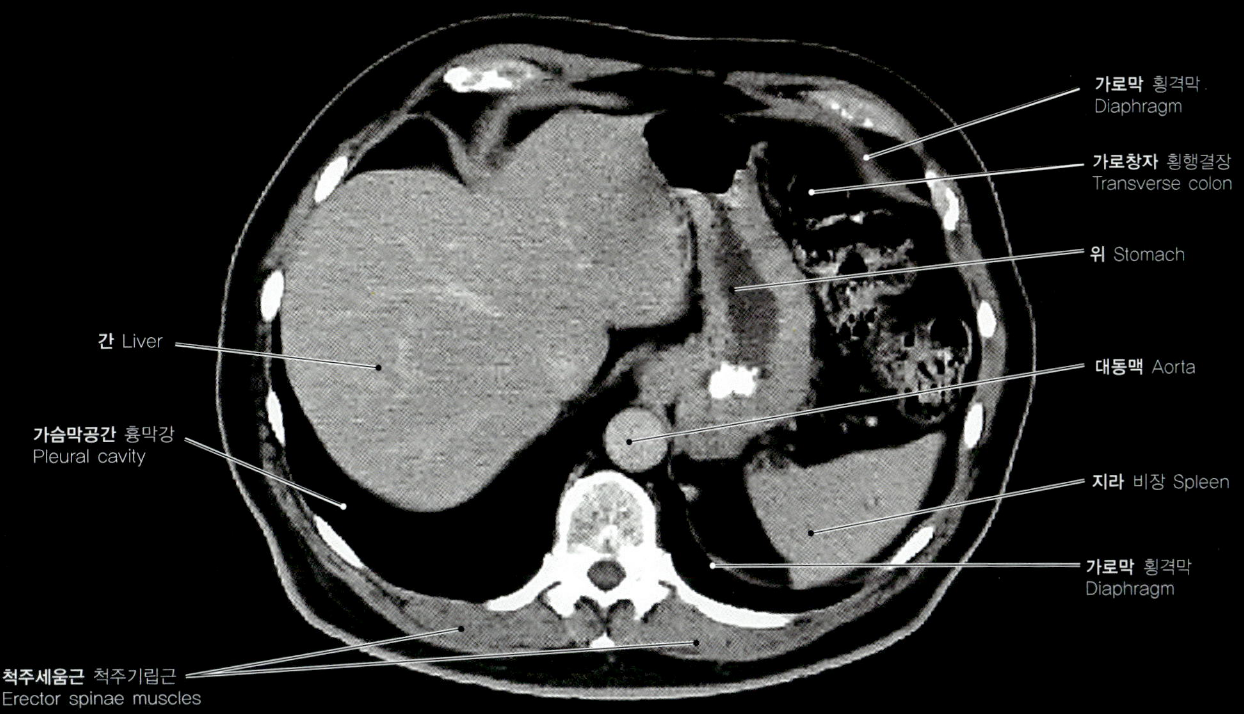

56e

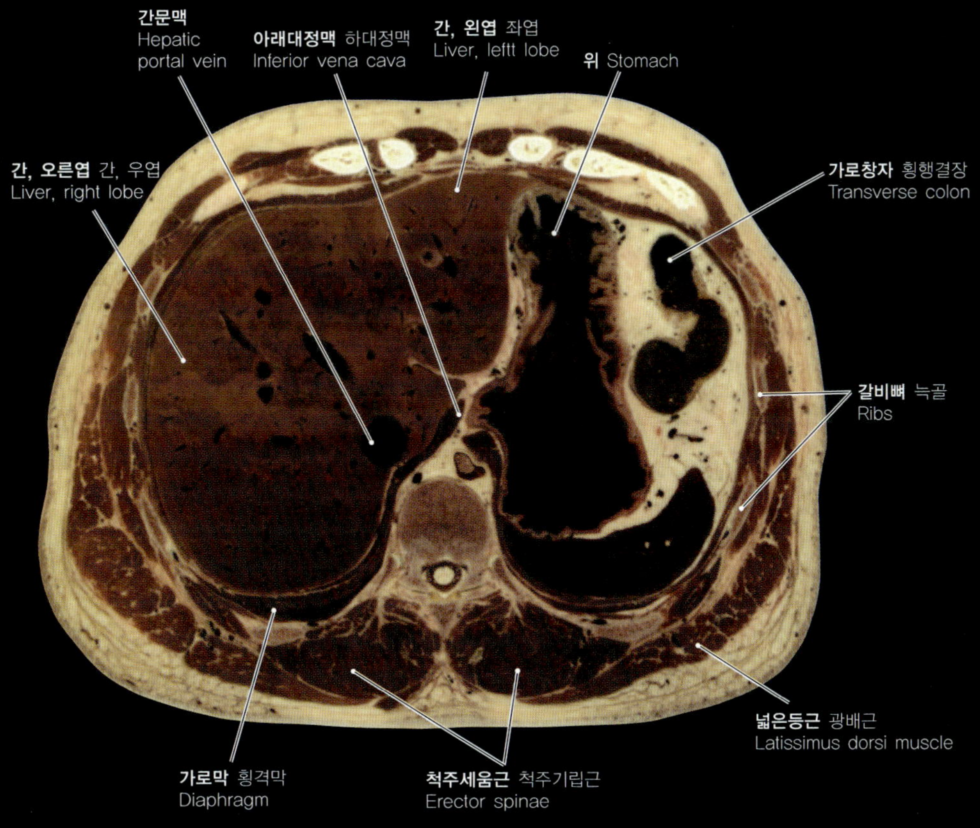

56f

그림 56e-f 체간을 경유하는 수평단면. Visible Human dataset에서 기원한 f부분을 e부분에서 보여주는 대략적인 영상

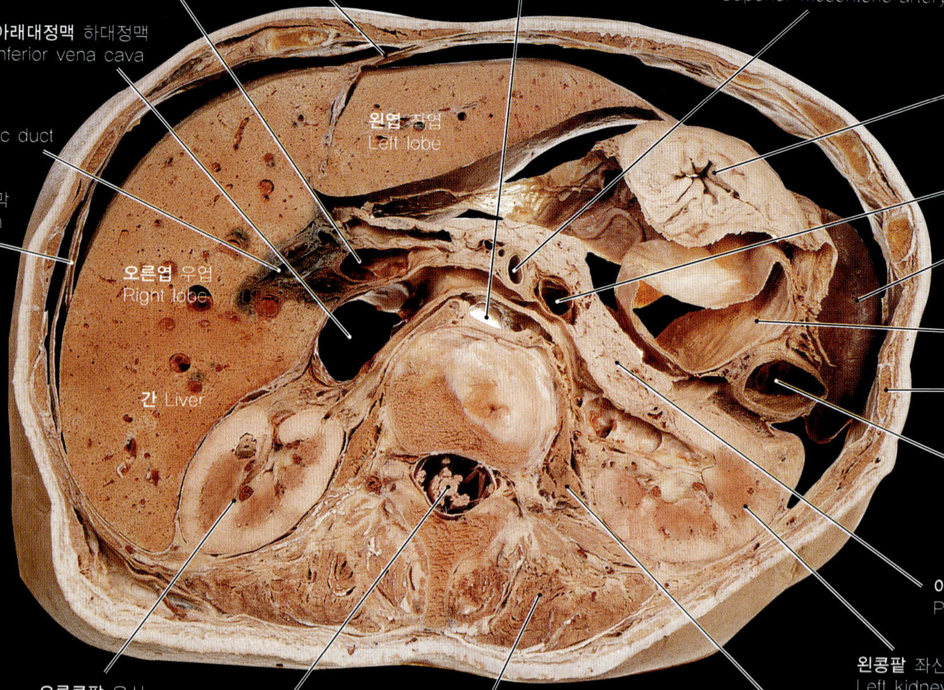

간문맥
Hepatic portal vein
낫인대 겸상인대
Falciform ligament
배대동맥 복대동맥
Abdominal aorta
위창자사이막동맥 상장간막동맥
Superior mesenteric artery
아래대정맥 하대정맥
Inferior vena cava
위 Stomach
간관
Hepatic duct
왼엽 좌엽
Left lobe
지라정맥 비정맥
Splenic vein
가로막 횡격막
Diaphgragm
지라 비장
Spleen
오른엽 우엽
Right lobe
가로창자 횡행결장
Transverse colon
제12갈비뼈 제12늑골
12th rib
간 Liver
아래창자 하행결장
Descending colon
이자 췌장
Pancreas
왼콩팥 좌신
Left kidney
오른콩팥 우신
Right kidney
척수의 아래단 척수의 하단
Inferior tip of spinal cord
척주세움근 척주기립근
Erector spinae muscle group
허리네모근 요방형근
Quadratus lumborum muscle

그림 57a 복강 T_{12}에서의 수평단면

낫인대 겸상인대
Falciform ligament
간왼엽 간좌엽
Left lobe of liver
가로막의 절개면 횡격막의 절개면
Cut edge of diaphragm
벽쪽복막 벽측복막
Parietal peritoneum
가슴막공간 흉막강
Pleural cavity
꼬리엽 미상엽
Caudate lobe of liver
위 Stomach
아래대정맥 하대정맥
Inferior vena cava
대동맥 Aorta
간오른엽 간우엽
Right lobe of liver
지라 비장
Spleen
왼콩팥 좌신
Left kidney

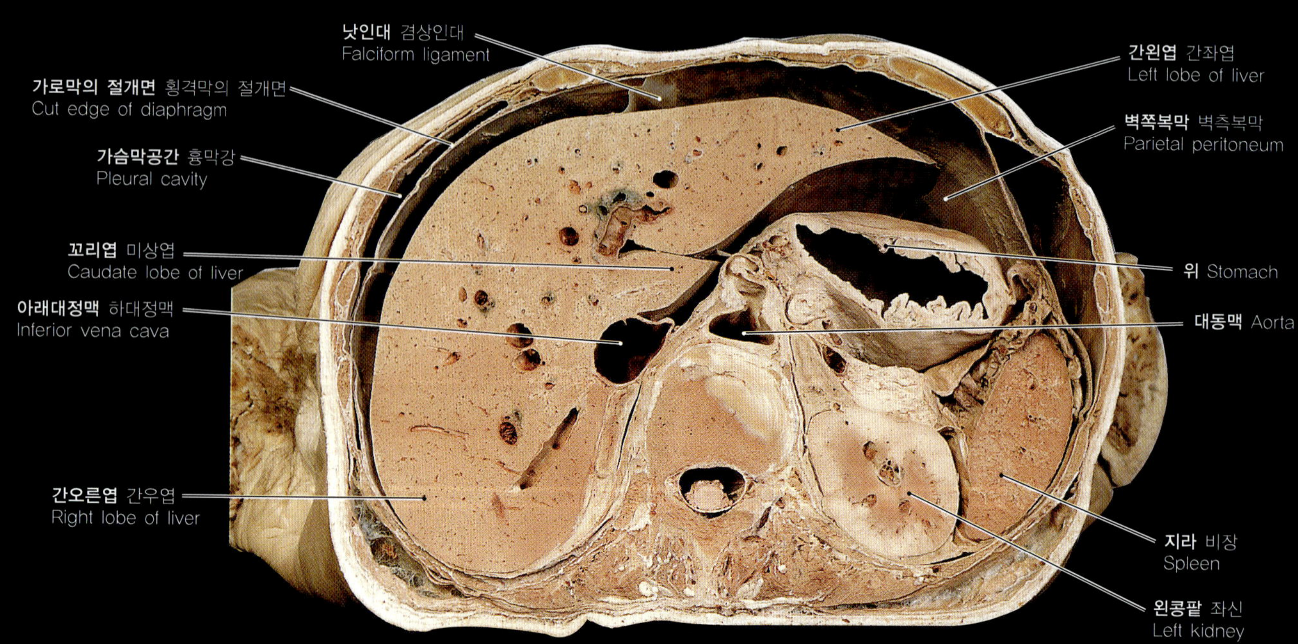

그림 57b 복강 L_1에서의 수평단면

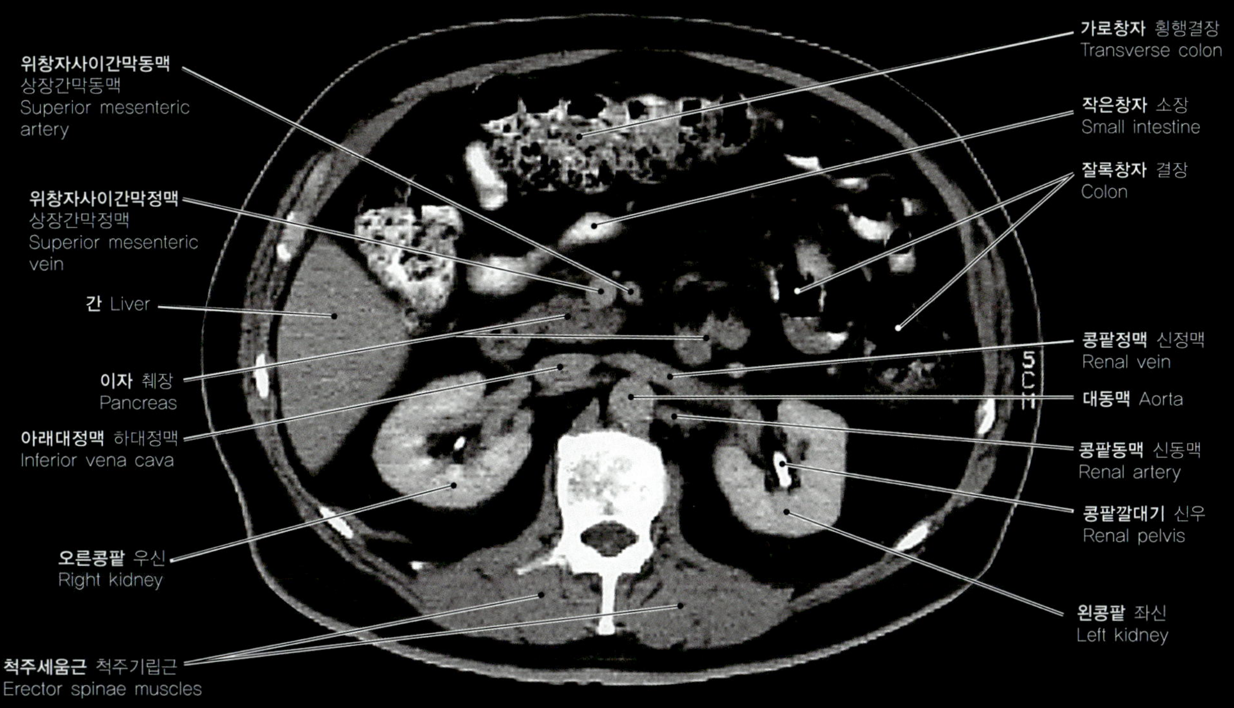

58a

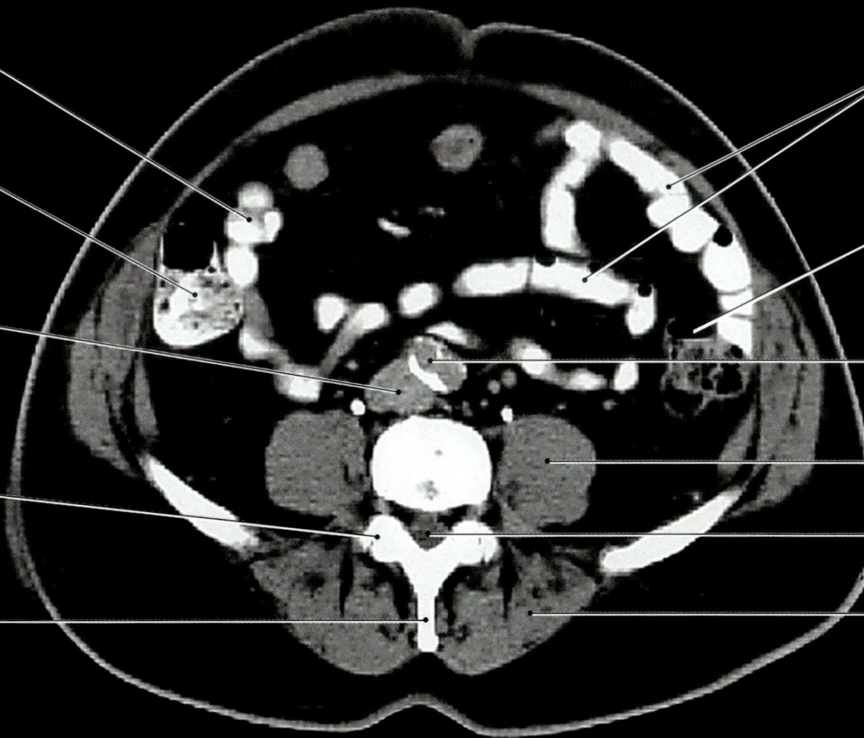

돌창자 회장
Ileum

오름창자 상행결장
Ascending colon

아래대정맥 하대정맥
Inferior vena cava

제3허리뼈의 가로돌기
제3요추의 횡돌기
Transverse process of third lumbar vertebra

제3허리뼈의 가시돌기
제3요추의 극돌기
Spinous process of third lumbar vertebra

빈창자 공장
Jejunum

아래창자 하행결장
Descending colon

배대동맥
복대동맥
Abdominal aorta

엉덩허리근 장요근
Iliopsoas muscle

말총 마미
Cauda equina

가장긴근 최장근
Longissimus muscle

58b

그림 58a-b 체간의 MRI영상, 수평단면, 위에서 아래로 연속

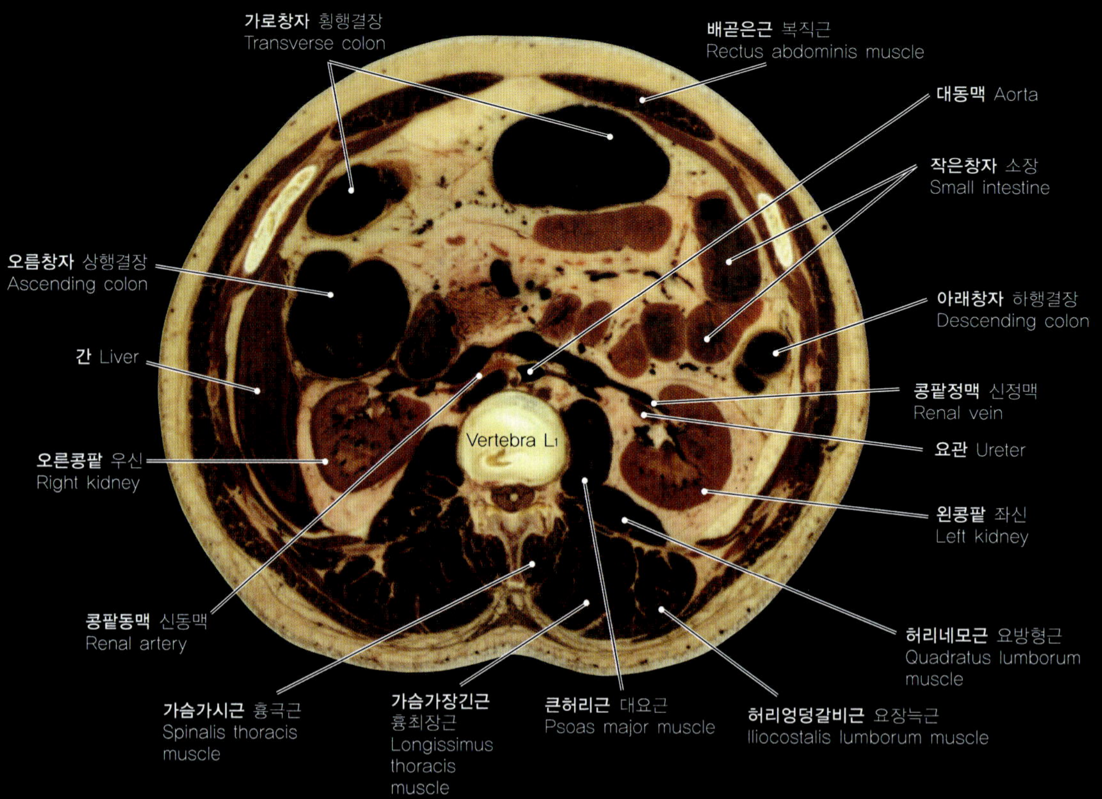

58c

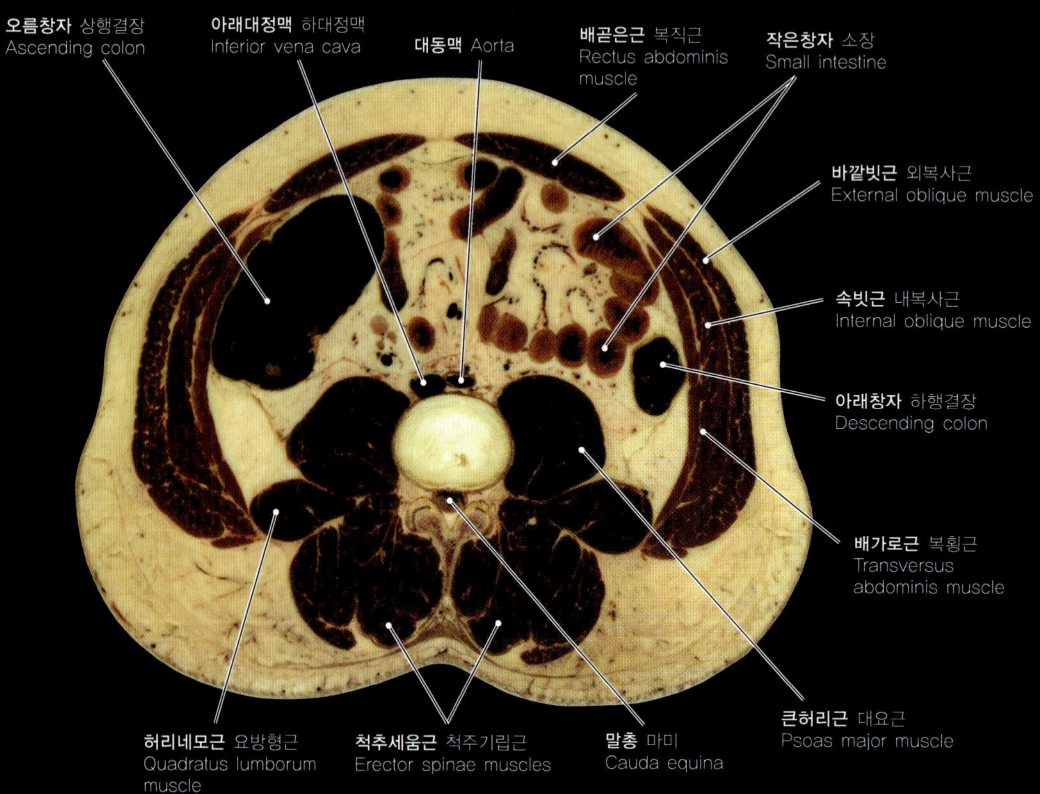

58d

그림 58c-d 체간을 경유하는 수평단면. Visible Human dataset에서 유래한 위단면을 a-b부분에서 보여주는 대략적인 영상

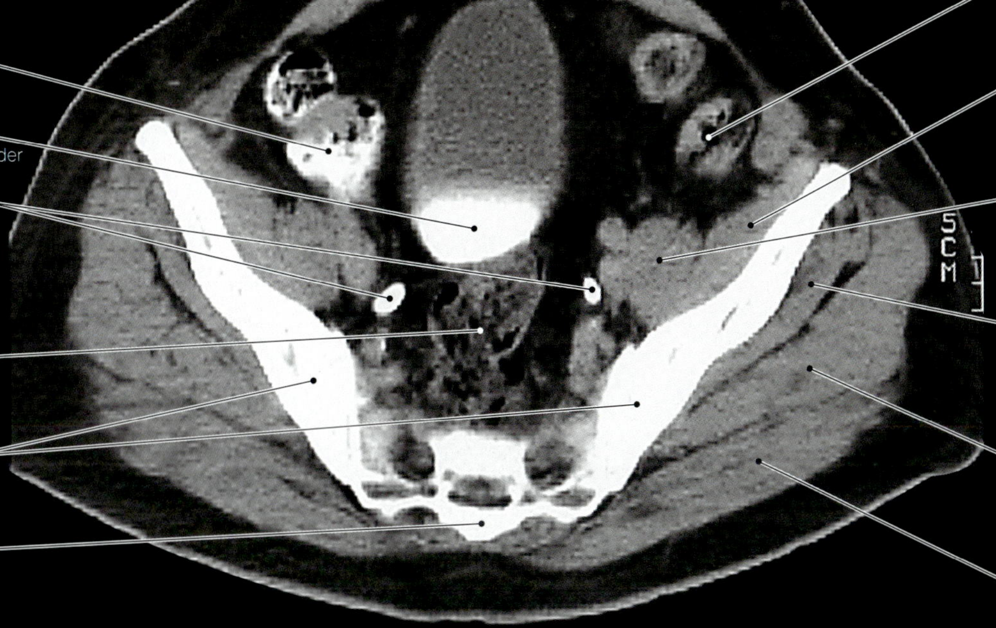

Descending colon

막창자 맹장
Cecum

방광
Urinary bladder

요관 Ureters

S상창자 S상결장
Sigmoid colon

엉덩뼈 장골
Ilium

엉치뼈 천골 Sacrum

엉덩근 장골근
Iliacus muscle

큰허리근 대요근
Psoas major muscle

5CM

작은볼기근 소둔근
Gluteus minimus muscle

중간볼기근 중둔근
Gluteus medius muscle

큰볼기근 대둔근
Gluteus maximus muscle

58e

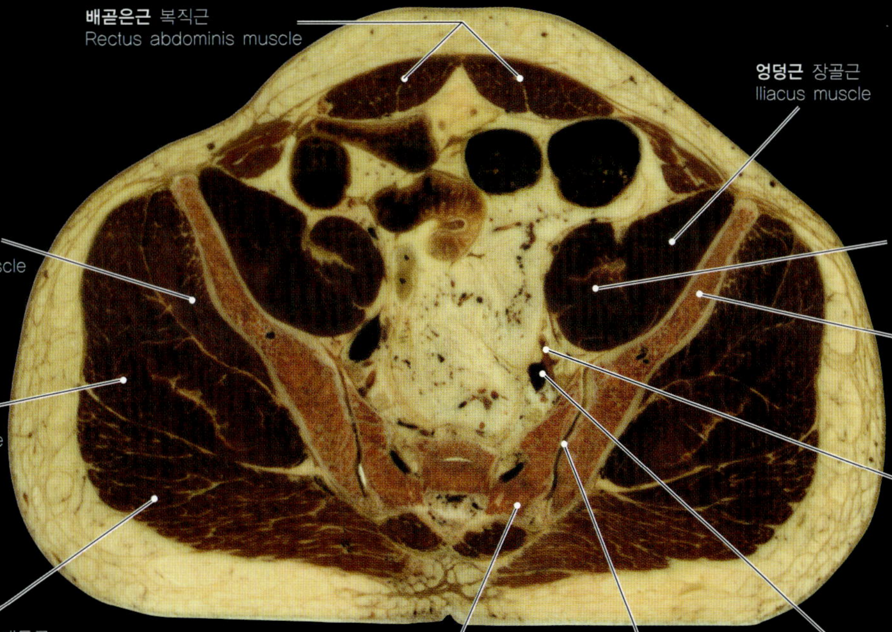

배곧은근 복직근
Rectus abdominis muscle

엉덩근 장골근
Iliacus muscle

작은볼기근 소둔근
Gluteus minimus muscle

큰허리근 대요근
Psoas major muscle

엉덩뼈 장골 Ilium

중간볼기근 중둔근
Gluteus medius muscle

온엉덩뼈동맥 총장골동맥
Common iliac artery

큰볼기근 대둔근
Gluteus maximus muscle

엉치뼈 천골
Sacrum

엉치엉덩관절 천장관절
Sacroiliac joint

온엉덩뼈정맥 총장골정맥
Common iliac vein

58f

그림 58e-f 체간을 경유하는 수평단면. Visible Human dataset에서 기원한 f부분을 e부분에서 보여주는 대략적인 MRI영상

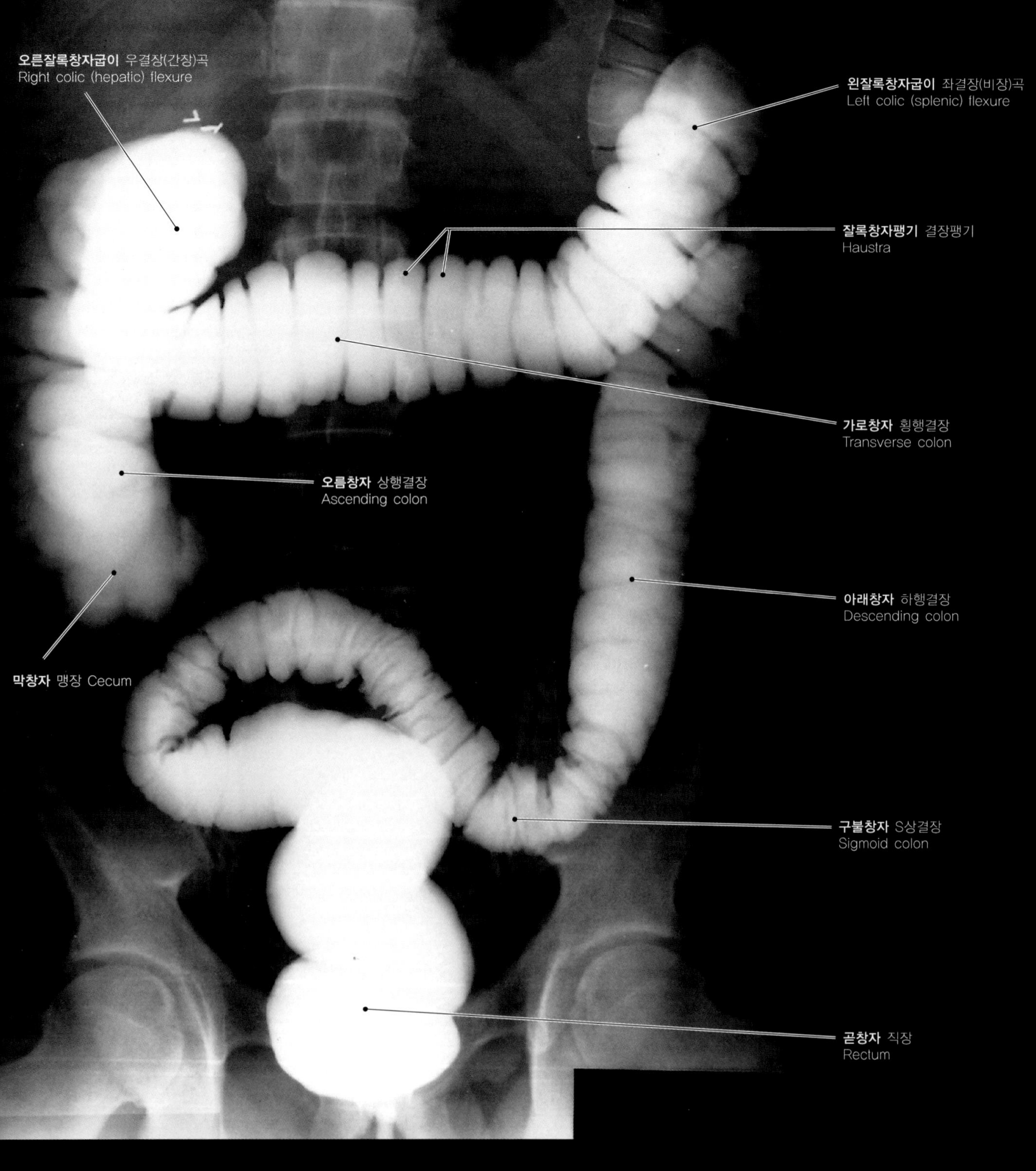

그림 59a 결장과 직장의 조형 X-선, 전-후투사

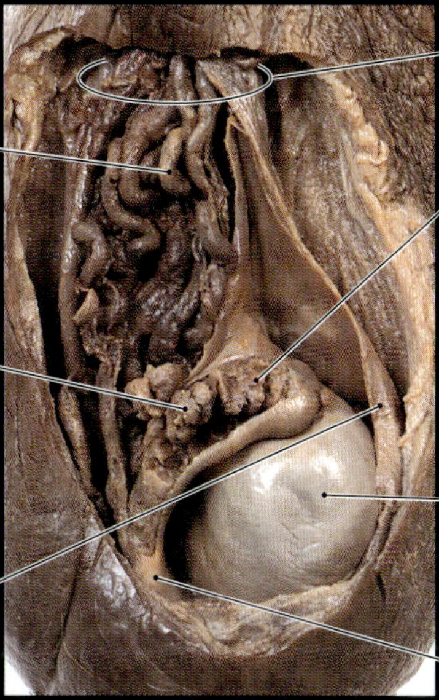

정삭
Spermatic cord
정관
Ductus deferens
부고환머리 부고환두
Head of epididymis
부고환몸통 부고환체
Body of epididymis
고환을 덮고 있는 백색막
고환을 덮고있는 백막
Tunica albuginea covering testis
고환초막(반전)
Tunica vaginalis (reflected)
부고환꼬리 부고환미
Tail of epididymis

그림 60a 고환과 부고환

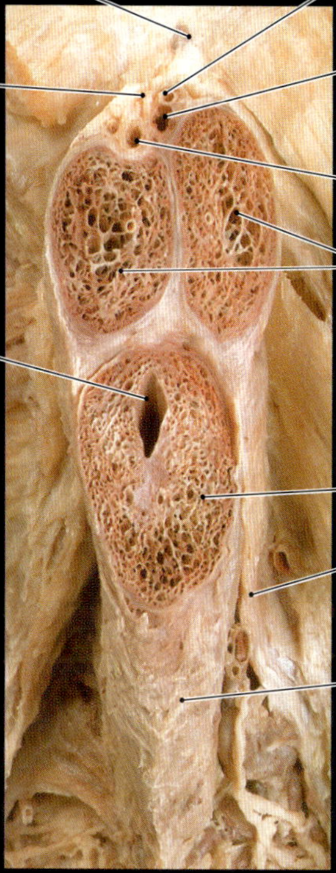

두덩결합 치골결합
Pubic symphysis
음경등동맥 음경배동맥
Dorsal artery
얕은음경등정맥
천음경배정맥
Superficial dorsal vein
깊은음경등정맥
심음경배정맥
Deep dorsal vein
음경등동맥
음경배동맥
Dorsal artery
음경해면체
Corpora cavernosa
해면체요도
Spongy urethra
요도해면체
Corpus spongiosum
궁둥뼈해면체
좌골해면체
Ischiocavernosus muscle
음경체를 덮고 있는 음경망울 요도근
음경체를 덮고있는 구요도근
Bulbospongiosus muscle overlying shaft of penis

그림 60b 절개된 음경의 횡단면

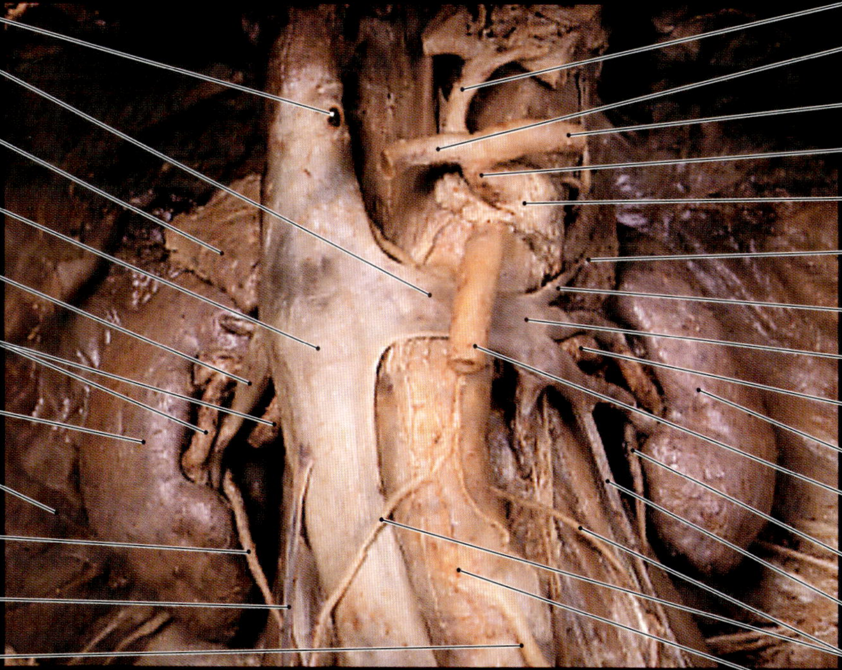

간정맥(질주)
Hepatic vein (stump)
왼콩팥정맥 좌신정맥
Left renal vein
오른부신 우부신
Right adrenal gland
아래대정맥 하대정맥
Inferior vena cava
오른콩팥정맥 우신정맥
Right renal vein
오른콩팥동맥 우신동맥
Right renal artery
오른콩팥 우신
Right kidney
복막 Peritoneum
오른요관 우측요관
Right ureter
오른생식정맥 우생식정맥
Right gonadal vein
아래창자사이간막동맥 하장간막동맥
Inferior mesenteric artery
왼위동맥 좌위동맥
Left gastric artery
온간동맥 총간동맥
Common hepatic artery
지라동맥 비동맥
Splenic artery
복강동맥줄기 복강동맥간
Celiac trunk
복강신경절
Celiac ganglion
왼부신 좌부신
Left adrenal gland
왼부신정맥 좌부신정맥
Left suprarenal vein
왼콩팥정맥 좌신정맥
Left renal vein
왼콩팥동맥 좌신동맥
Left renal artery
왼쪽콩팥 좌신
Left kidney
위창자사이간막동맥 상장간막동맥
Superior mesenteric artery
왼쪽요관 좌측요관
Left ureter
왼생식정맥 좌생식정맥
Left gonadal vein
생식동맥
Gonadal arteries
배대동맥 복대동맥
Abdominal aorta

그림 61a 후복벽

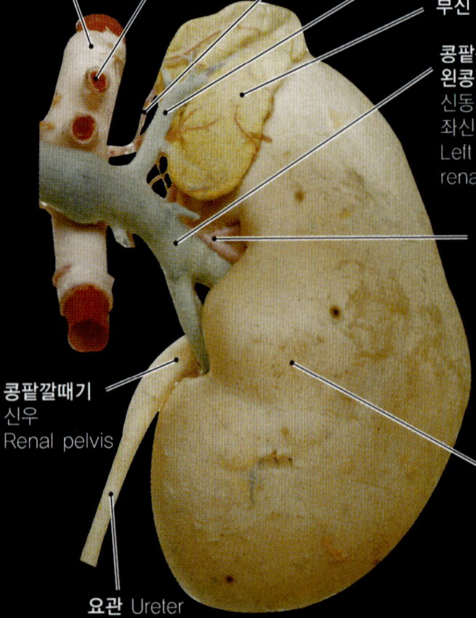

배대동맥 복대동맥
Abdominal aorta
복강동맥줄기 복강동맥간
Celiac trunk
왼부신동맥 좌부신동맥
Left suprarenal artery
왼부신정맥 좌부신정맥
Left suprarenal vein
부신 Suprarenal gland
콩팥동맥을 덮고 있는 왼콩팥정맥
신동맥을 덮고 있는 좌신정맥
Left renal vein overlying renal artery
왼콩팥동맥 좌신동맥
Left renal artery
콩팥깔때기 신우
Renal pelvis
왼콩팥 좌신
Left kidney
요관 Ureter

그림 61b 좌신, 전면

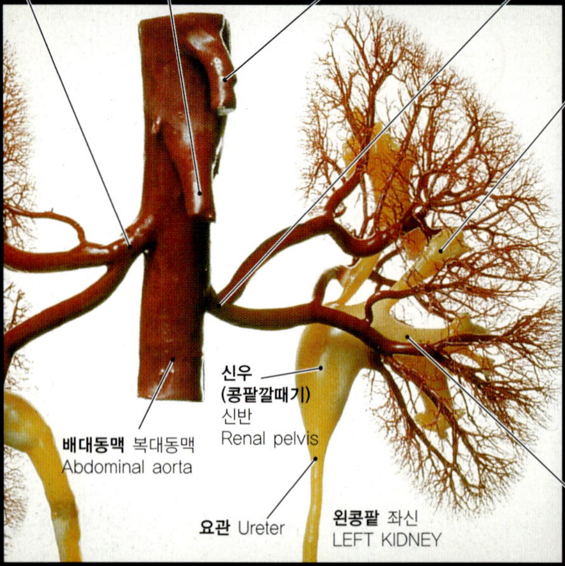

오른콩팥동맥 우신동맥
Right renal artery
위창자사이간막동맥 상상간막동맥
Superior mesenteric artery
복강동맥줄기 복강동맥간
Celiac trunk
왼신동맥 좌신동맥
Left renal artery
작은콩팥잔 소신배
Minor calyx
신우 (콩팥깔때기) 신반
Renal pelvis
배대동맥 복대동맥
Abdominal aorta
요관 Ureter
왼콩팥 좌신
LEFT KIDNEY
큰콩팥잔 대신배
Major calyx

그림 61c 신동맥 요관 및 골반의 부식원주

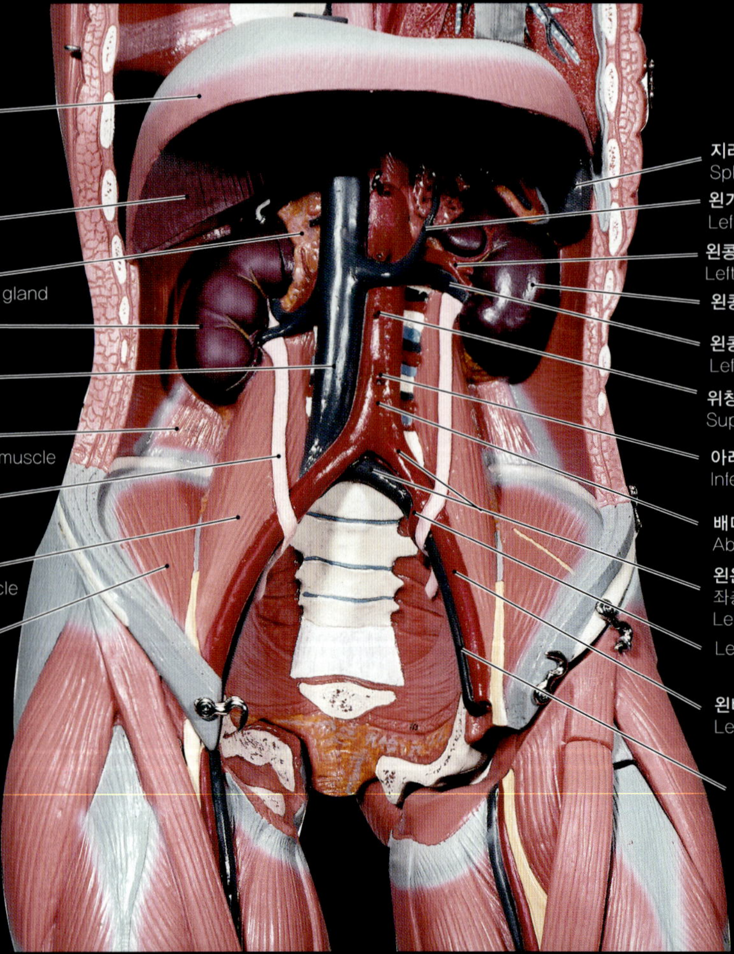

가로막 횡격막
Diaphragm
간의 오른엽 간의 우엽(절단)
Right lobe of liver (cut)
오른부신 우부신
Right suprarenal gland
오른콩팥 우신
Right kidney
아래대정맥 하대정맥
Inferior vena cava
허리네모근 요방형근
Quadratus lumborum muscle
오른쪽요관 우측요관
Right ureter
큰허리근 대요근
Psoas major muscle
엉덩근 장골근
Iliacus muscle
지라 비장
Spleen
왼가운데부신정맥 좌중부신정맥
Left middle suprarenal vein
왼콩팥동맥 좌신동맥
Left renal artery
왼콩팥 좌신 Left kidney
왼콩팥정맥 좌신정맥
Left renal vein
위창자사이막동맥 상장간막동맥
Superior mesenteric artery
아래창자사이막동맥 하장간막동맥
Inferior mesenteric artery
배대동맥 복대동맥
Abdominal aorta
왼온엉덩동맥과 정맥
좌총장골동맥과 정맥
Left common iliac artery and vein
Left internaal iliac artery
왼바깥엉덩동맥 좌외장골동맥
Left external iliac artery
왼바깥엉덩정맥 좌외장골정맥
Left external iliac vein

그림 62a 복골반강, 여성, 전면-모델

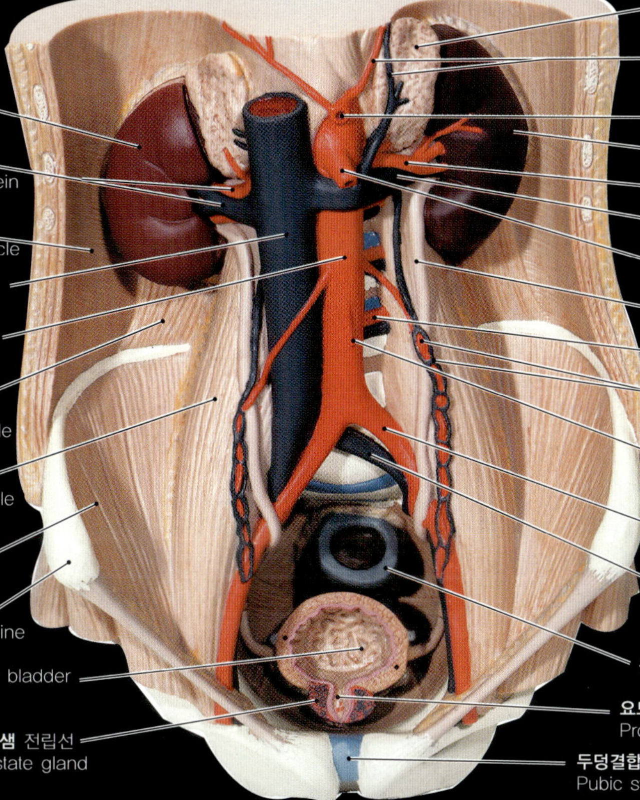

부신
Suprarenal gland

가로동맥과 정맥 횡격동맥과 정맥
Phrenic artery and vein

오른콩팥 우신
Right kidney

복강동맥줄기 복강동맥간 Celiac trunk

왼콩팥 좌신 Left kidney

부신동맥과 정맥
Suprarenal artery and vein

콩팥동맥 신동맥 Renal artery

콩팥정맥 신정맥 Renal vein

배가로근 복횡근
Transversus abdominis muscle

위창자사이막동맥 상장간막동맥
Superior mesenteric artery

아래대정맥 하대정맥
Inferior vena cava

요관 Ureter

배대동맥 복대동맥
Abdominal aorta

허리동맥 요동맥
Lumbar artery

허리네모근 요방형근
Quadratus lumborum muscle

고환동맥과 정맥
Testicular artery and vein

큰허리근 대요근
Psoas major muscle

아래창자사이막동맥 하장간막동맥
Inferior mesenteric artery

엉덩근 장골근
Iliacus muscle

온엉덩동맥 총장골동맥
Common iliac artery

위앞엉덩가시 상전장골극
Anterior superior iliac spine

온엉덩정맥 총장골정맥
Common iliac vein

곧창자 직장 Rectum

방광 Urinary bladder

요도의 전립샘부 요도의 전립선부
Prostatic urethra

전립샘 전립선
Prostate gland

두덩결합 치골결합
Pubic symphysis

그림 62b 복골반강, 남성, 전면-모델

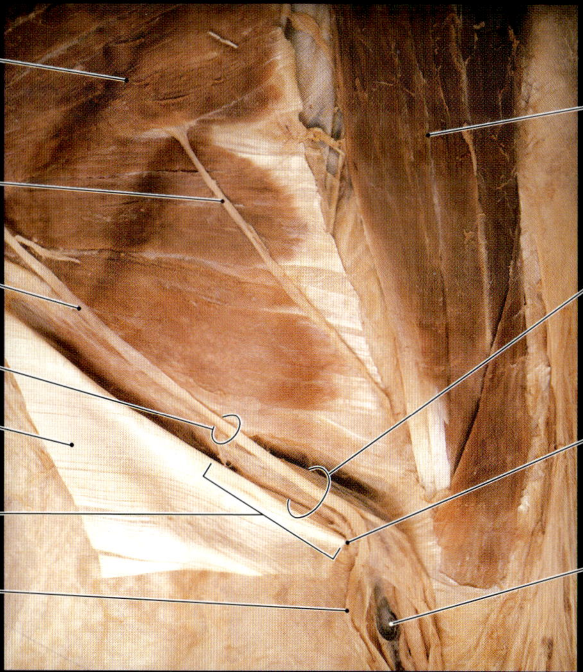

배속빗근 내복사근
Internal oblique muscle

배곧은근 복직근
Rectus abdominis muscle

엉덩아래배벽신경
장골하복벽신경
Iliohypogastric nerve

엉덩샅고랑신경
장골서혜신경
Ilioinguinal nerve

고환올림근과 정삭을 싸고있는 근막
고환거근과 정삭을 싸고있는 근막
Cremasteric muscle and fascia surrounding spermatic cord

깊은샅굴구멍 심서혜륜
Deep inguinal ring

배바깥빗근의 힘줄막
외복사근의 건막(반전)
Aponeurosis of (reflected) external oblique muscle

얕은샅굴구멍연 천서혜륜
Edge of superficial inguinal ring

샅굴 서혜관
Inguinal canal

정관 Ductus deferens

엉덩샅굴신경의 음낭가지
장골서혜신경의 음낭지
Scrotal branch of ilioinguinal nerve

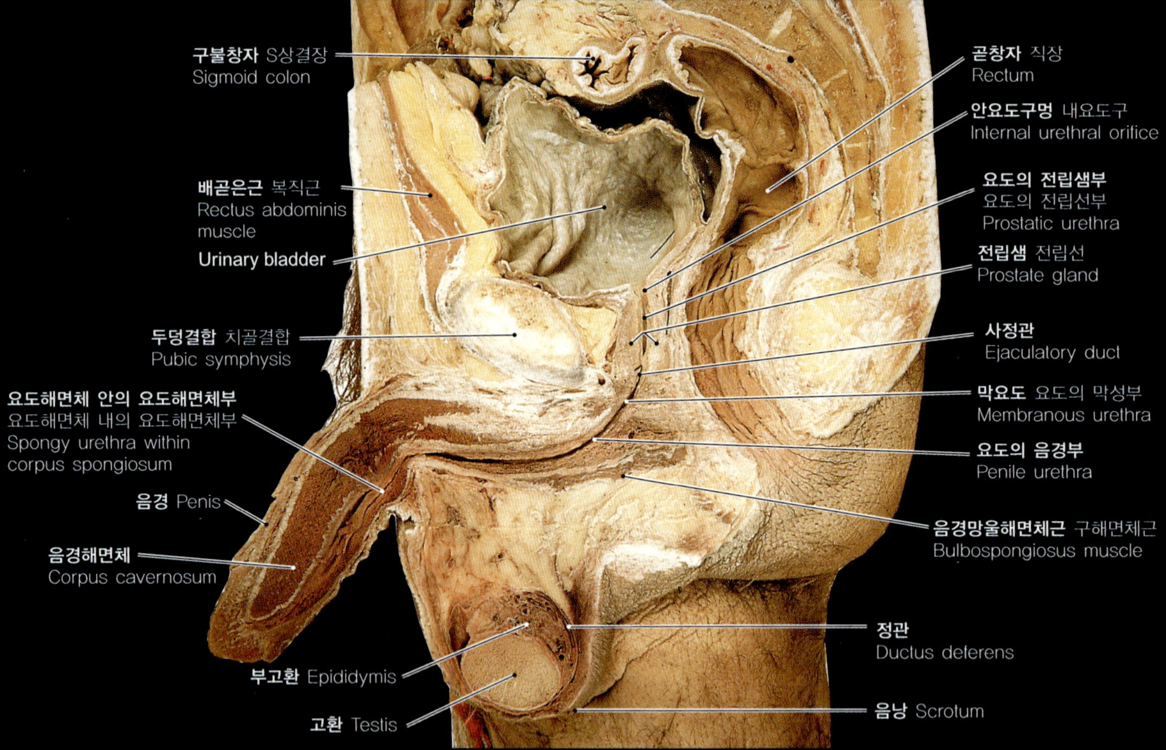

그림 64 남성의 골반부, 시상면

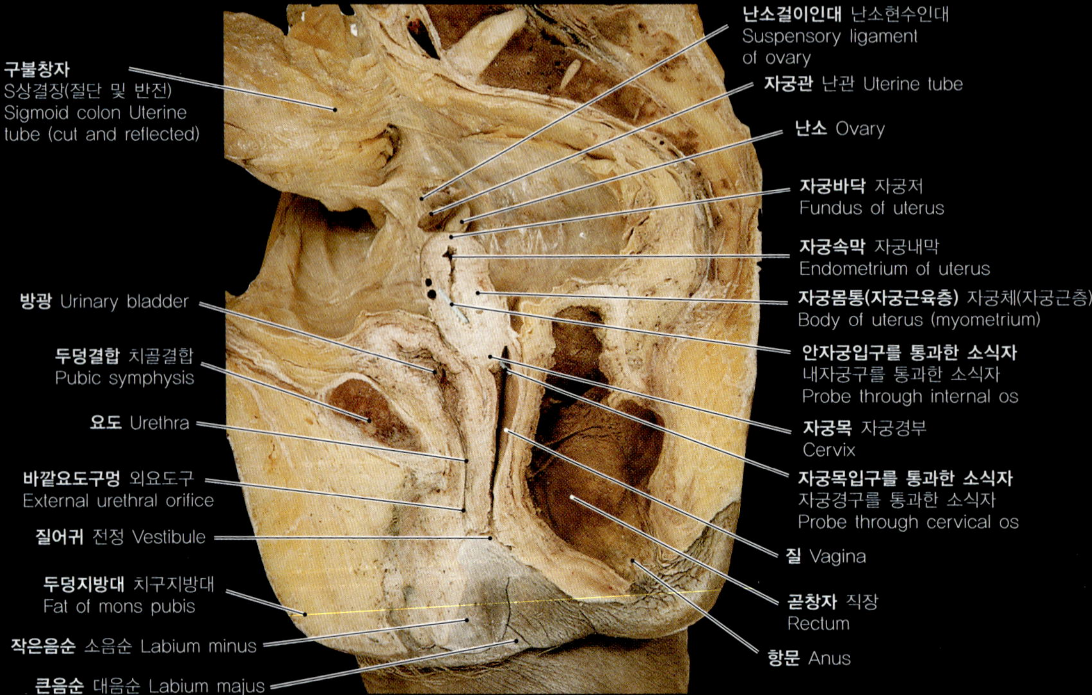

난소인대
Ovarian ligament
뒤 후 POSTERIOR
난소 Ovary
깔대기 누두
Infundibulum
현수인대
Suspensory
ligament
팽대부
Ampulla
자궁관 난관
Uterine tube
난소문
Ovarian hilum
잘룩 협부
Isthmus
난소사이막 난소간막
Mesovarium
자궁원삭 자궁원인대
Round ligament
자궁바닥 자궁저
Fundus of uterus
자궁넓은인대의 뒤면
자궁광인대의 후면
Posterior surface of
broad ligament
방광
Urinary bladder
앞 전 ANTERIOR

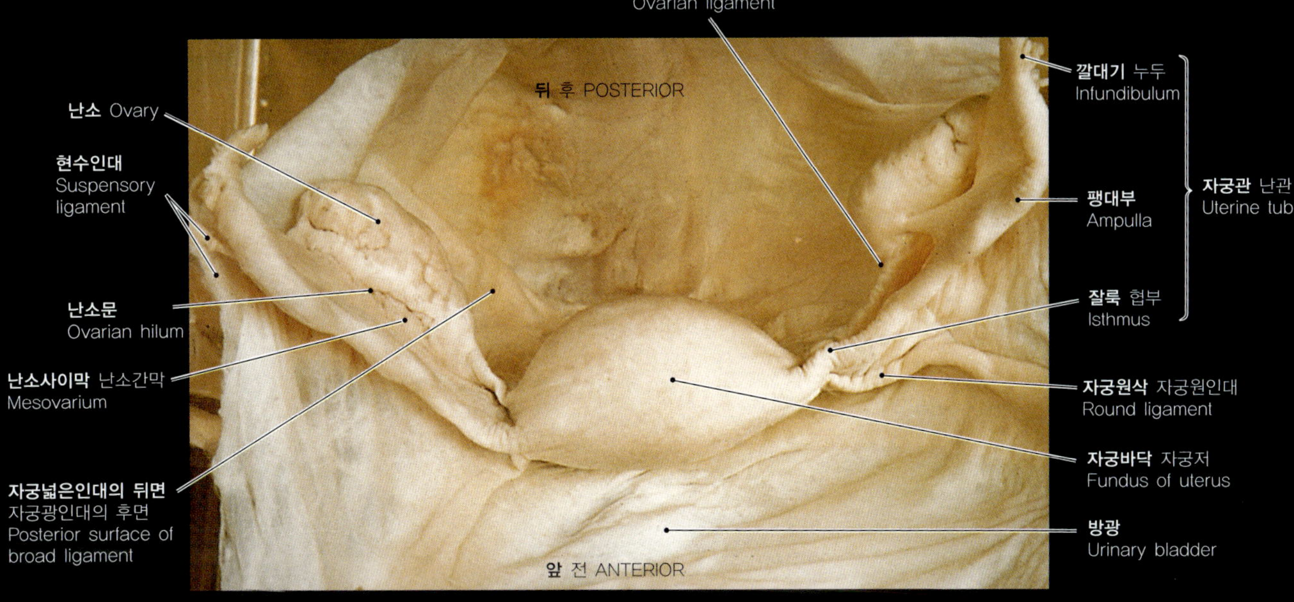

그림 66 골반강, 상면

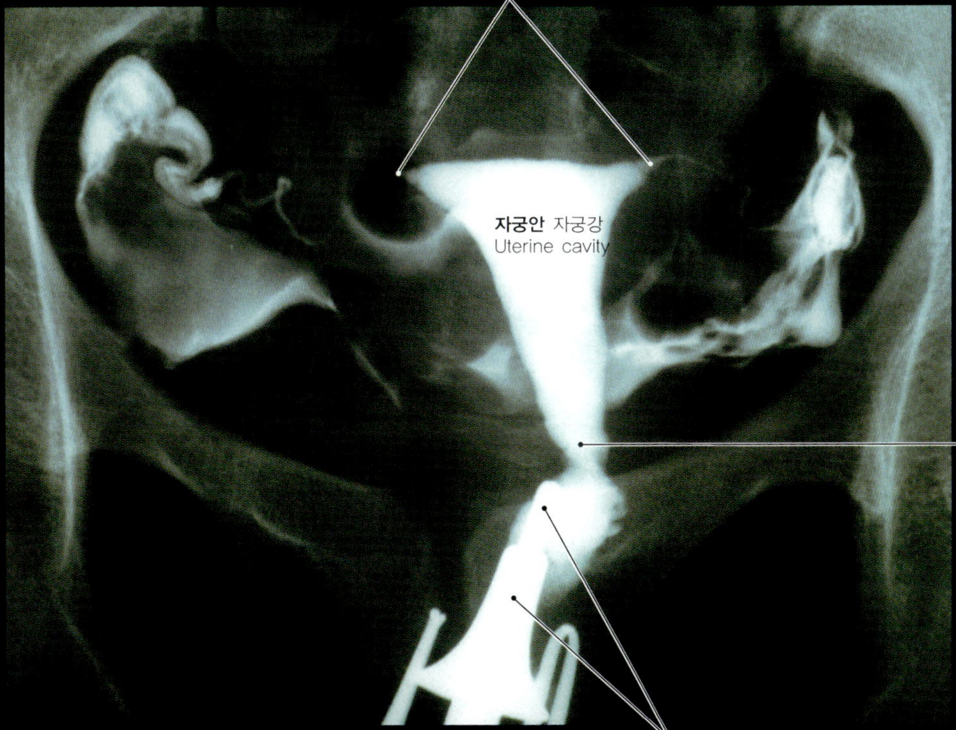

자궁관 난관
Uterine tubes
자궁안 자궁강
Uterine cavity
자궁목 자궁경
Cervix
질안에 튜브적용, 조형물
Application tube in vagina,
source of contrast medium

그림 67 자궁이관조영

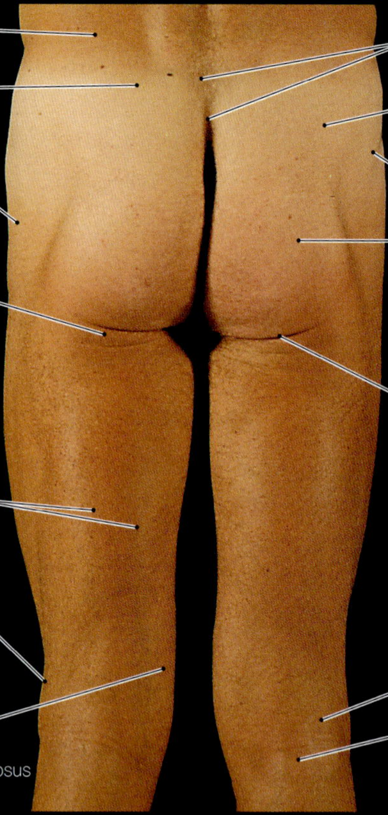

엉덩능 장골능
Iliac crest
위뒤엉덩가시
상후장골극
Posterior superior
iliac spine
넙다리의 큰돌기
대퇴의 대전자
Greater trochanter
of femur
궁둥신경의 위치
좌골신경의 위치
Location of sciatic
nerve
무릎힘줄근의 무리
슬건근군
Hamstring muscle
group
넙다리두갈래근의 힘줄
대퇴이두근의 건
Tendon of biceps
femoris muscle
반힘줄근의 힘줄
반건양근의 건
Tendon of semitendinosus
muscle
가운데엉치능 정중천골능
Median sacral crest
볼기의 주입위치
둔부의 주입위치
Gluteal injection site
중간볼기근 중둔근
Gluteus medius
muscle
큰볼기근 대둔근
Gluteus maximus
muscle
주름진볼기 주름진둔부
Fold of buttock
무릎오목 슬와오목
Popliteal fossa
무릎동맥의 촉지부위
슬와동맥의 촉지부위
Site for palpation of
popliteal artery

그림 68a 둔부와 대퇴

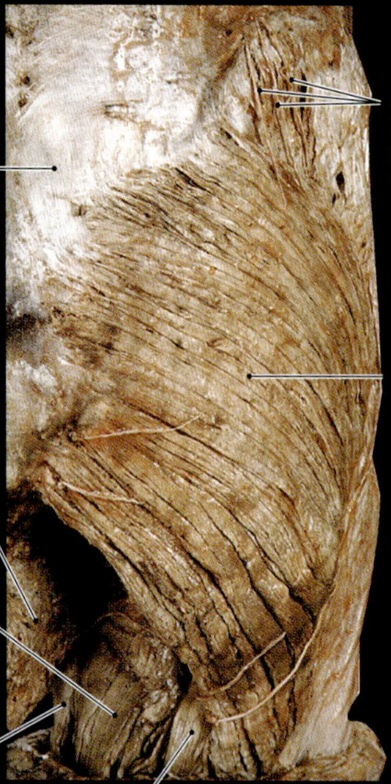

L_1–L_3의 피지
Cutaneous
branches of
L_1–L_3
허리등(가슴허리)근막
요배(흉요)근막
Lumbodorsal
(thoracolumbar)
fascia
큰볼기근 대둔근
Gluteus maximus
muscle
항문올림근
항문거근
Levator ani
muscle
큰모음근
대내전근
Adductor
magnus
muscle
두덩정강근
박근
Gracilis
muscle
반힘줄근 반건양근
Semitendinosus muscle

그림 68b 우측관골의 천층절단, 후면

위볼기동맥 상둔동맥
Superior gluteal artery
바깥엉치뼈동맥 외측천골동맥
Lateral sacral artery
S_1–S_3의 전지
엉치뼈곶 천골의 갑각
Sacral promontory
속엉덩동맥 내장골동맥
Internal iliac artery
바깥엉덩동맥 외장골동맥
External iliac artery

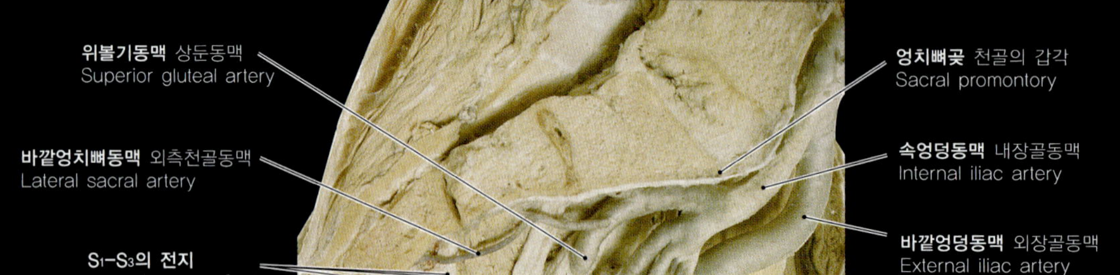

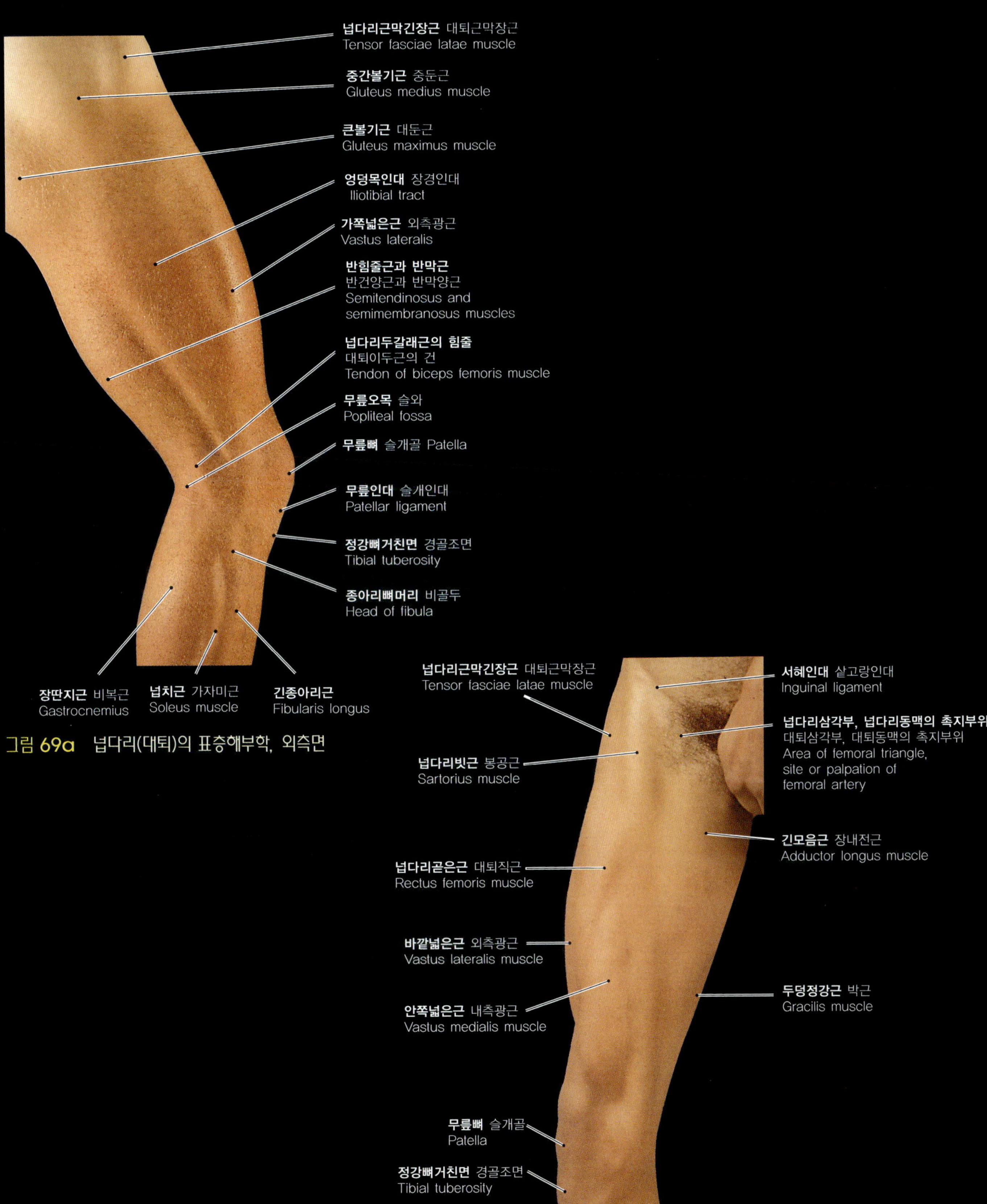

그림 69a 넙다리(대퇴)의 표층해부학, 외측면

그림 69b 오른쪽넙다리(우측대퇴)의 표층해부학, 전면

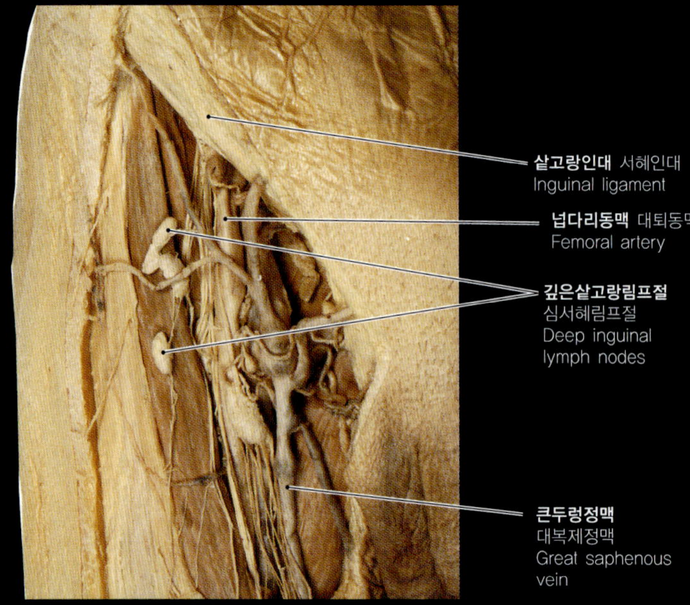

삳고랑인대 서혜인대
Inguinal ligament

넙다리동맥 대퇴동맥
Femoral artery

깊은샅고랑림프절
심서혜림프절
Deep inguinal
lymph nodes

큰두렁정맥
대복제정맥
Great saphenous
vein

그림 70a 오른쪽 서혜부위의 절개, 남자

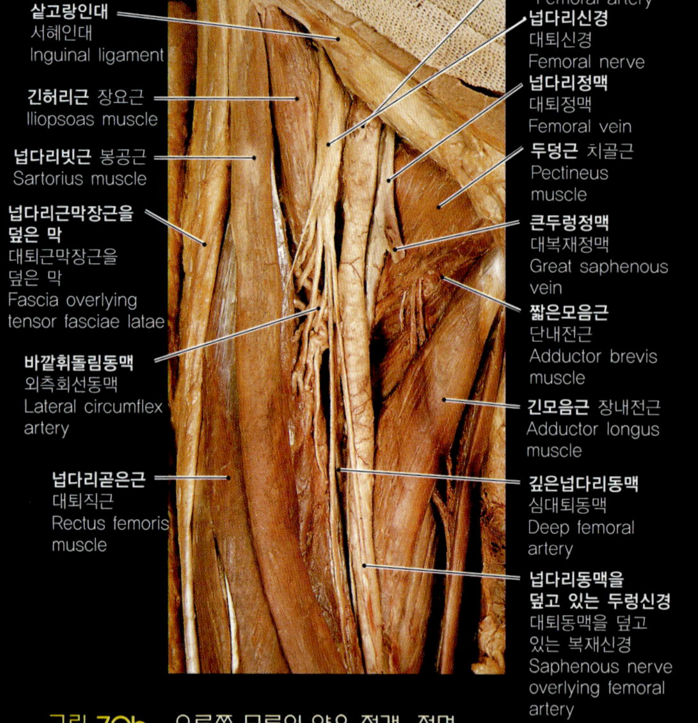

샅고랑인대
서혜인대
Inguinal ligament

긴허리근 장요근
Iliopsoas muscle

넙다리빗근 봉공근
Sartorius muscle

넙다리근막장근을
덮은 막
대퇴근막장근을
덮은 막
Fascia overlying
tensor fasciae latae

바깥휘돌림동맥
외측회선동맥
Lateral circumflex
artery

넙다리곧은근
대퇴직근
Rectus femoris
muscle

넙다리신경
대퇴신경
Femoral nerve

넙다리정맥
대퇴정맥
Femoral vein

두덩근 치골근
Pectineus
muscle

큰두렁정맥
대복재정맥
Great saphenous
vein

짧은모음근
단내전근
Adductor brevis
muscle

긴모음근 장내전근
Adductor longus
muscle

깊은넙다리동맥
심대퇴동맥
Deep femoral
artery

넙다리동맥을
덮고 있는 두렁신경
대퇴동맥을 덮고
있는 복재신경
Saphenous nerve
overlying femoral
artery

그림 70b 오른쪽 무릎의 얕은 절개, 전면

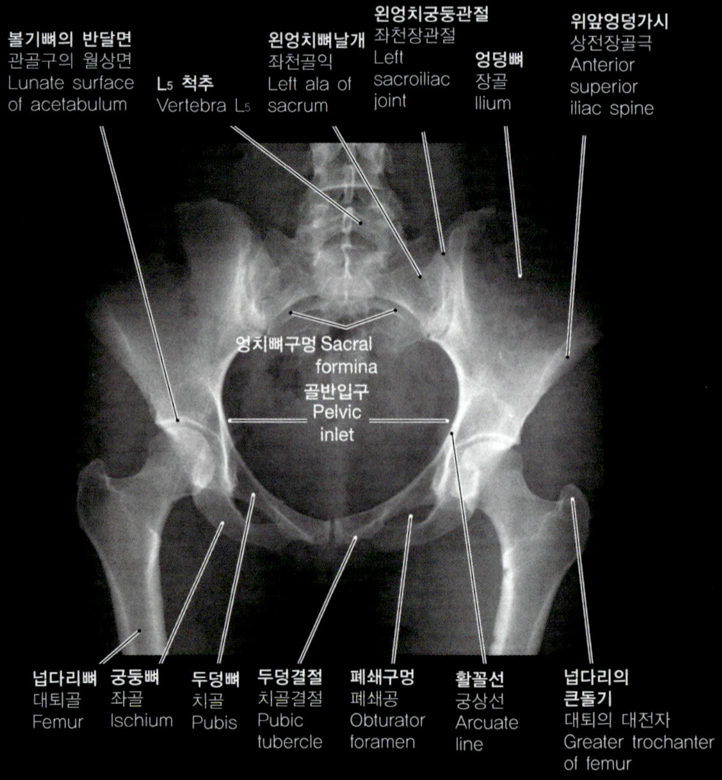

볼기뼈의 반달면
관골구의 월상면
Lunate surface
of acetabulum

L_5 척추
Vertebra L_5

왼엉치뼈날개
좌천골익
Left ala of
sacrum

왼엉치궁둥관절
좌천장관절
Left
sacroiliac
joint

엉덩뼈
장골
Ilium

위앞엉덩가시
상전장골극
Anterior
superior
iliac spine

엉치뼈구멍 Sacral
formina

골반입구
Pelvic
inlet

넙다리뼈
대퇴골
Femur

궁둥뼈
좌골
Ischium

두덩뼈
치골
Pubis

두덩결절
치골결절
Pubic
tubercle

폐쇄구멍
폐쇄공
Obturator
foramen

활꼴선
궁상선
Arcuate
line

넙다리의
큰돌기
대퇴의 대전자
Greater trochanter
of femur

그림 71a 골반과 근위대퇴골의 X-선 촬영, 전-후투시

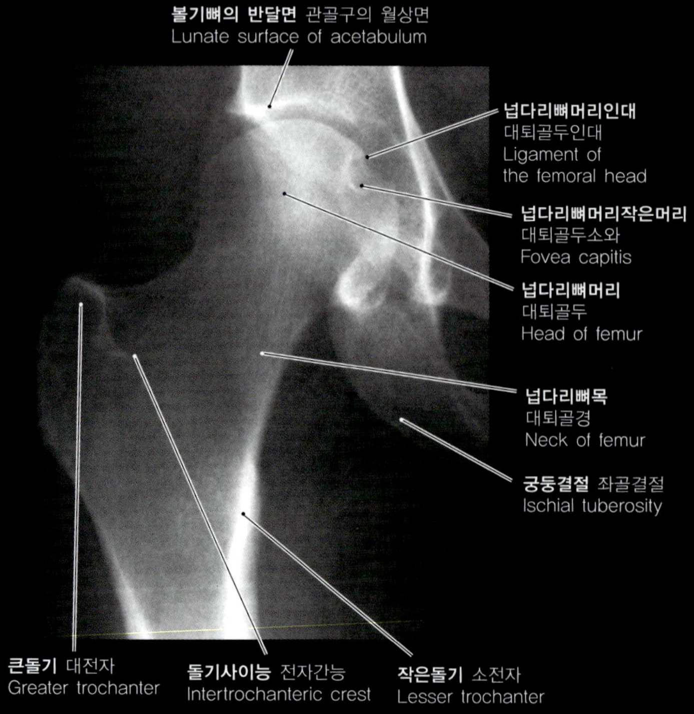

볼기뼈의 반달면 관골구의 월상면
Lunate surface of acetabulum

넙다리뼈머리인대
대퇴골두인대
Ligament of
the femoral head

넙다리뼈머리작은머리
대퇴골두소와
Fovea capitis

넙다리뼈머리
대퇴골두
Head of femur

넙다리뼈목
대퇴골경
Neck of femur

궁둥결절 좌골결절
Ischial tuberosity

큰돌기 대전자
Greater trochanter

돌기사이능 전자간능
Intertrochanteric crest

작은돌기 소전자
Lesser trochanter

그림 71b 오른쪽엉덩관절(고관절)의 X-선 촬영

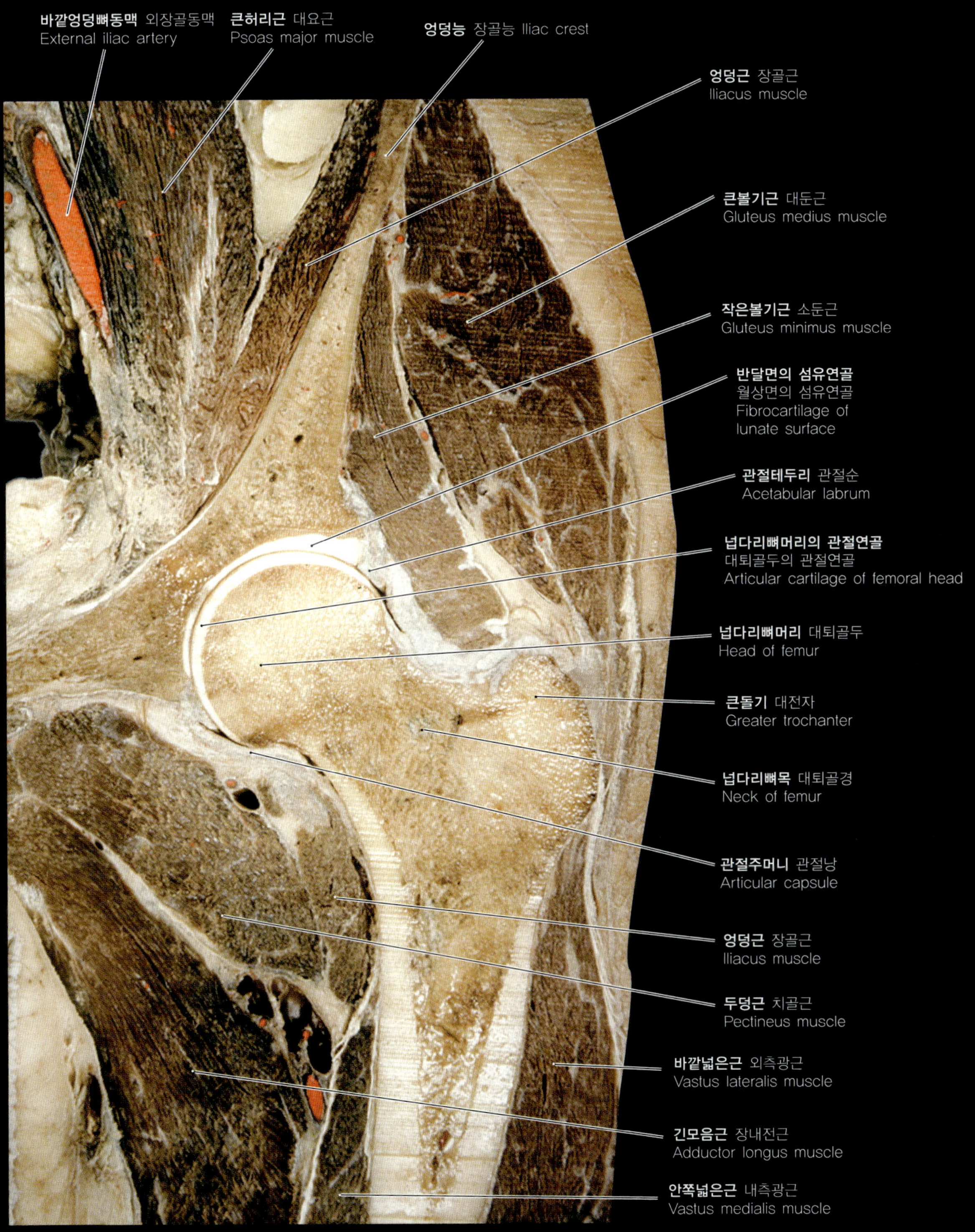

그림 72a 왼쪽볼기(좌측둔부)를 경유하는 겨드랑면(액와면)

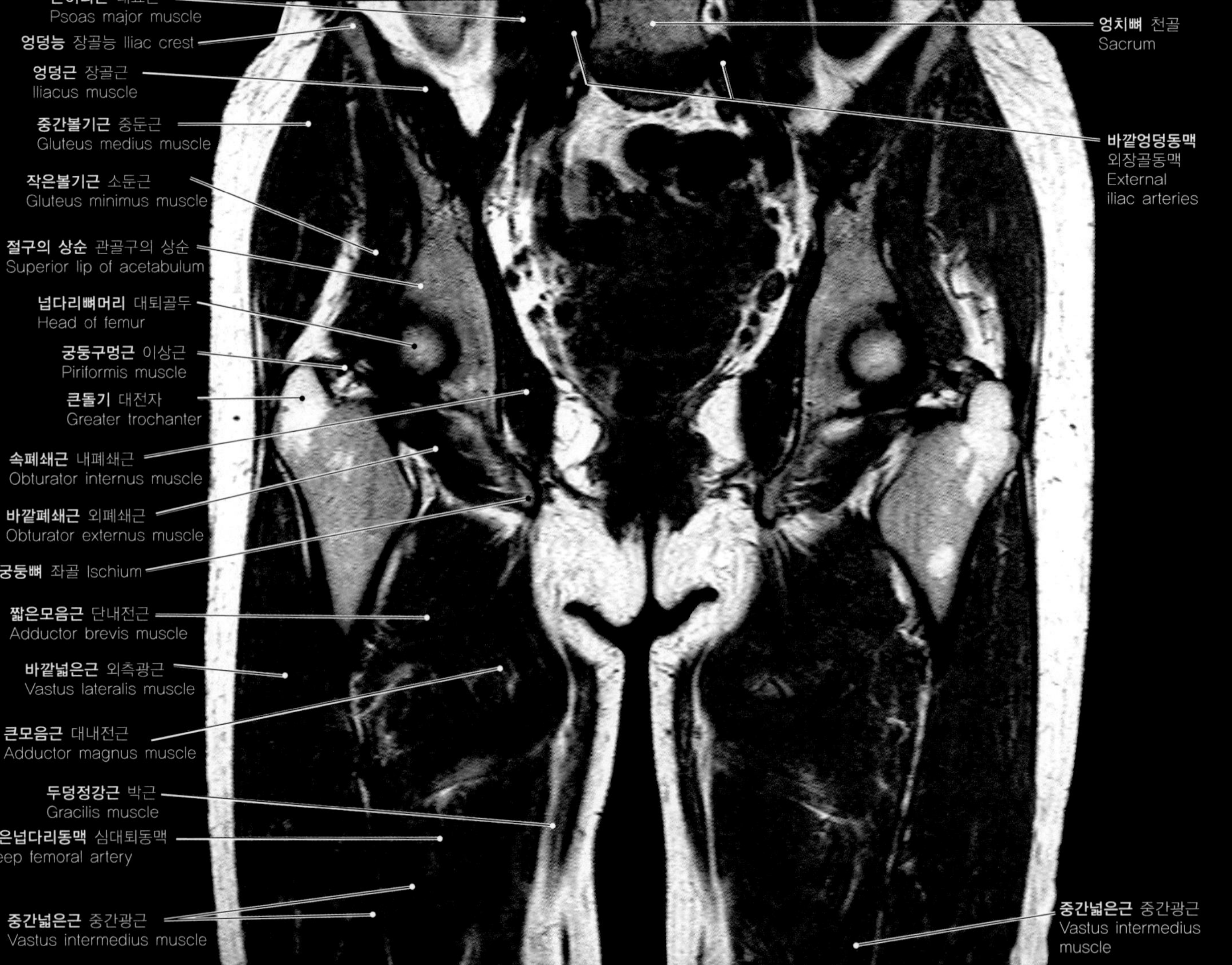
Psoas major muscle
엉덩능 장골능 Iliac crest
엉덩근 장골근
Iliacus muscle
중간볼기근 중둔근
Gluteus medius muscle
작은볼기근 소둔근
Gluteus minimus muscle
절구의 상순 관골구의 상순
Superior lip of acetabulum
넙다리뼈머리 대퇴골두
Head of femur
궁둥구멍근 이상근
Piriformis muscle
큰돌기 대전자
Greater trochanter
속폐쇄근 내폐쇄근
Obturator internus muscle
바깥폐쇄근 외폐쇄근
Obturator externus muscle
궁둥뼈 좌골 Ischium
짧은모음근 단내전근
Adductor brevis muscle
바깥넓은근 외측광근
Vastus lateralis muscle
큰모음근 대내전근
Adductor magnus muscle
두덩정강근 박근
Gracilis muscle
깊은넙다리동맥 심대퇴동맥
Deep femoral artery
중간넓은근 중간광근
Vastus intermedius muscle
엉치뼈 천골
Sacrum
바깥엉덩동맥
외장골동맥
External
iliac arteries
중간넓은근 중간광근
Vastus intermedius
muscle

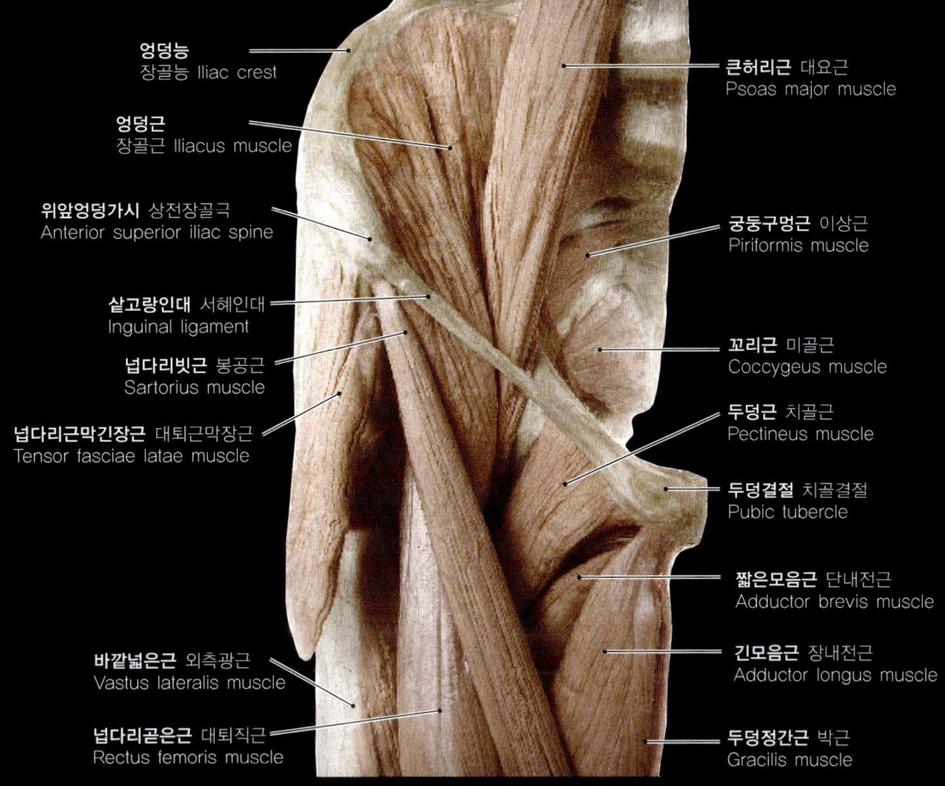

그림 73a 엉덩관절부위(고관절부위)와 넙다리(대퇴)의 근육, 전면

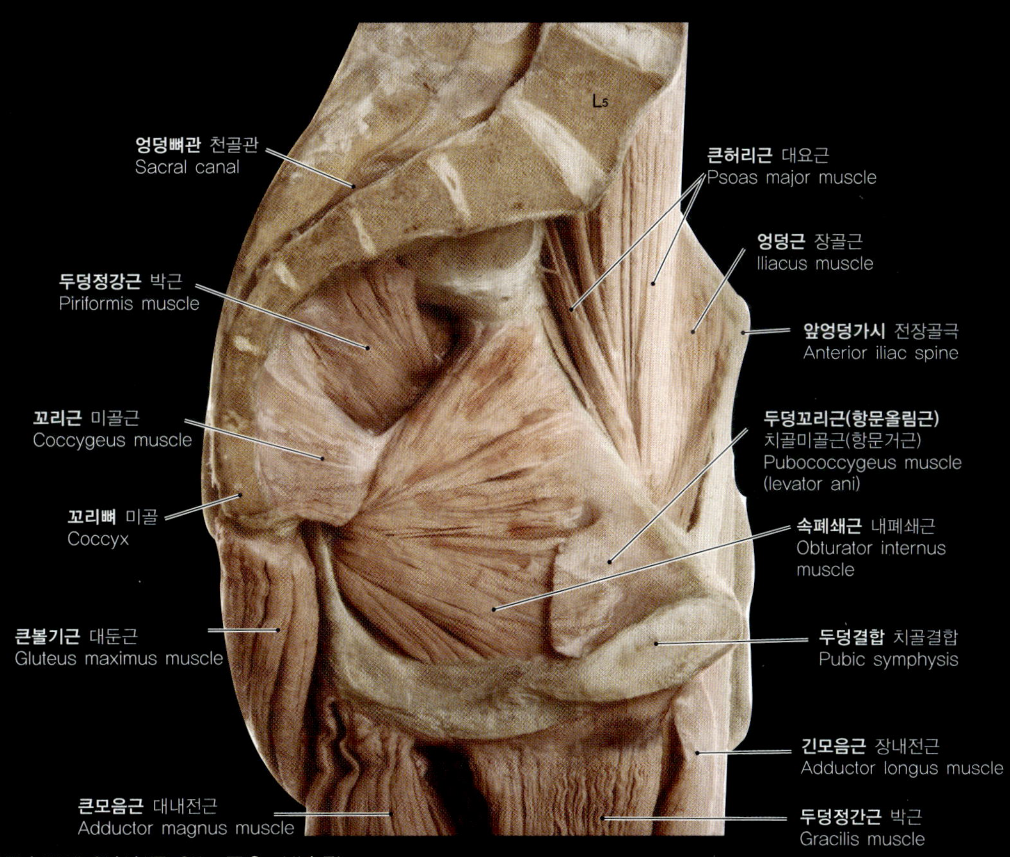

그림 73b 골반좌측반에 위치하고 있는 근육, 내측면

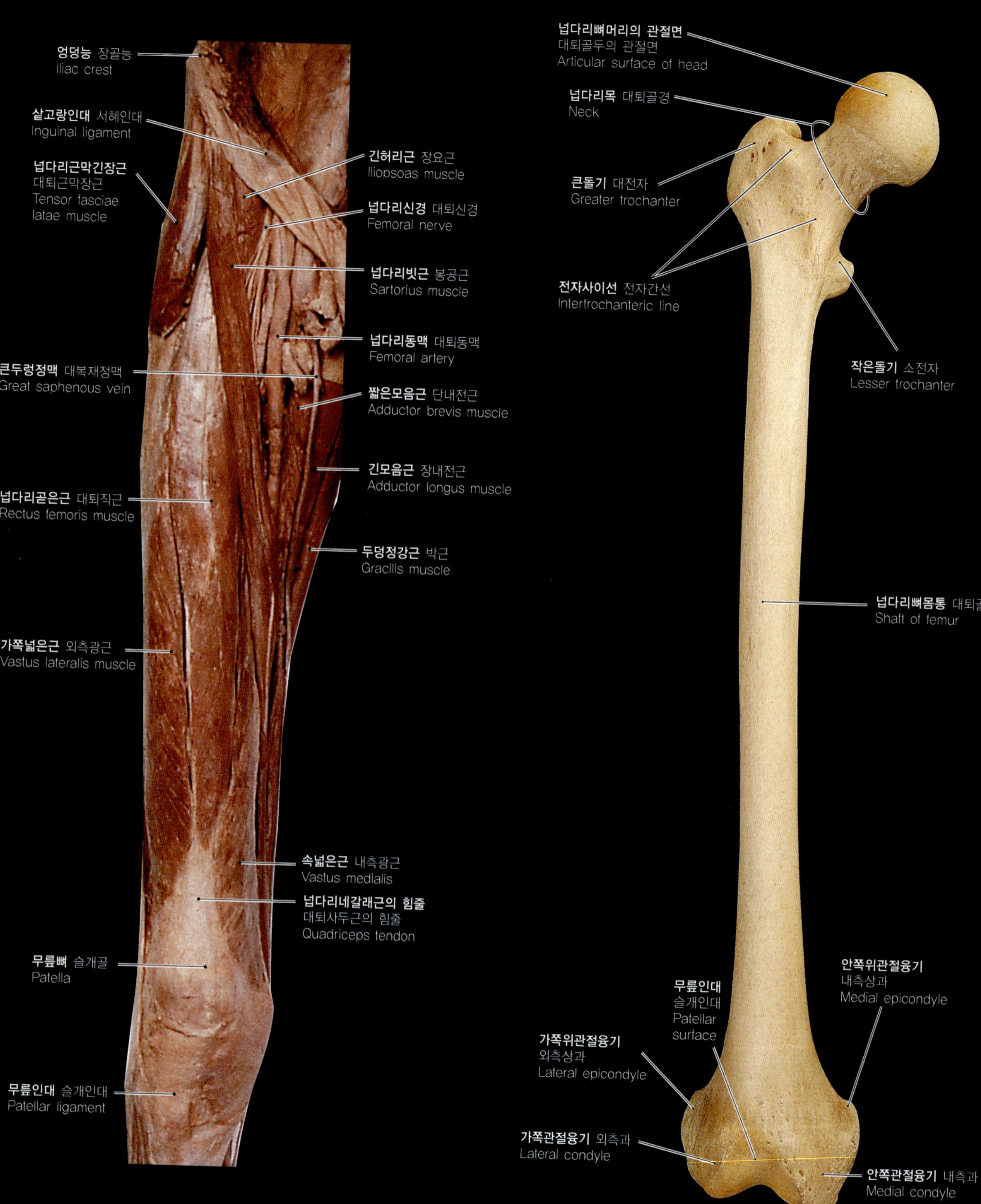
엉덩능 장골능
Iliac crest
샅고랑인대 서혜인대
Inguinal ligament
넙다리근막긴장근
대퇴근막장근
Tensor fasciae
latae muscle
긴허리근 장요근
Iliopsoas muscle
넙다리신경 대퇴신경
Femoral nerve
넙다리빗근 봉공근
Sartorius muscle
넙다리동맥 대퇴동맥
Femoral artery
큰두렁정맥 대복재정맥
Great saphenous vein
짧은모음근 단내전근
Adductor brevis muscle
긴모음근 장내전근
Adductor longus muscle
넙다리곧은근 대퇴직근
Rectus femoris muscle
두덩정강근 박근
Gracilis muscle
가쪽넓은근 외측광근
Vastus lateralis muscle
속넓은근 내측광근
Vastus medialis
넙다리네갈래근의 힘줄
대퇴사두근의 힘줄
Quadriceps tendon
무릎뼈 슬개골
Patella
무릎인대 슬개인대
Patellar ligament
넙다리뼈머리의 관절면
대퇴골두의 관절면
Articular surface of head
넙다리목 대퇴골경
Neck
큰돌기 대전자
Greater trochanter
전자사이선 전자간선
Intertrochanteric line
작은돌기 소전자
Lesser trochanter
넙다리뼈몸통 대퇴골
Shaft of femur
무릎인대
슬개인대
Patellar
surface
안쪽위관절융기
내측상과
Medial epicondyle
가쪽위관절융기
외측상과
Lateral epicondyle
가쪽관절융기 외측과
Lateral condyle
안쪽관절융기 내측과
Medial condyle

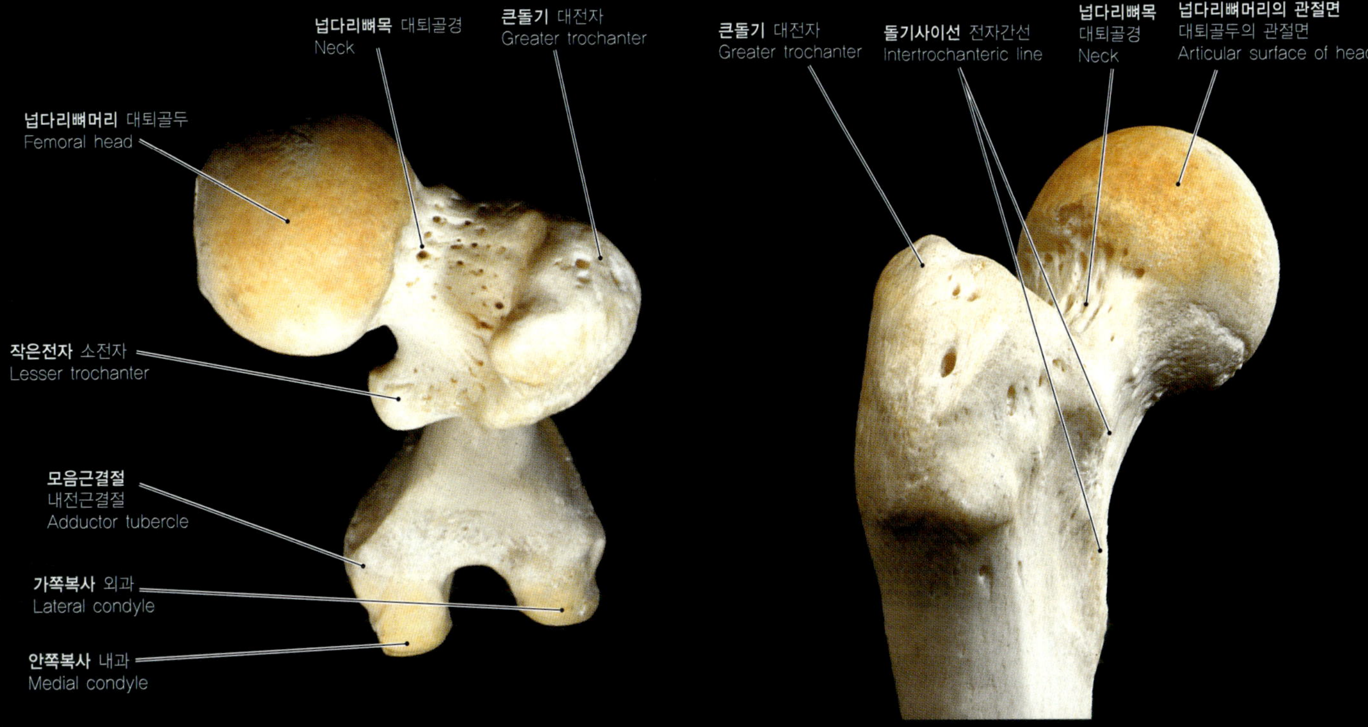

그림 75b 오른쪽넙다리뼈, 위(우측대퇴골, 상면)

그림 75c 오른쪽넙다리뼈머리, 가쪽면(우측대퇴골두, 외측면)

무릎뼈 슬개골
Patella
무릎면 슬개면
Patellar surface
안쪽위관절융기 내측상과
Medial epicondyle
관절융기사이오목 과간와
Intercondyla fossa
안쪽복사 내과
Medial condyle
가쪽복사 외과
Lateral condyle

그림 75d 오른쪽넙다리뼈, 아래(우측대퇴골, 하면)

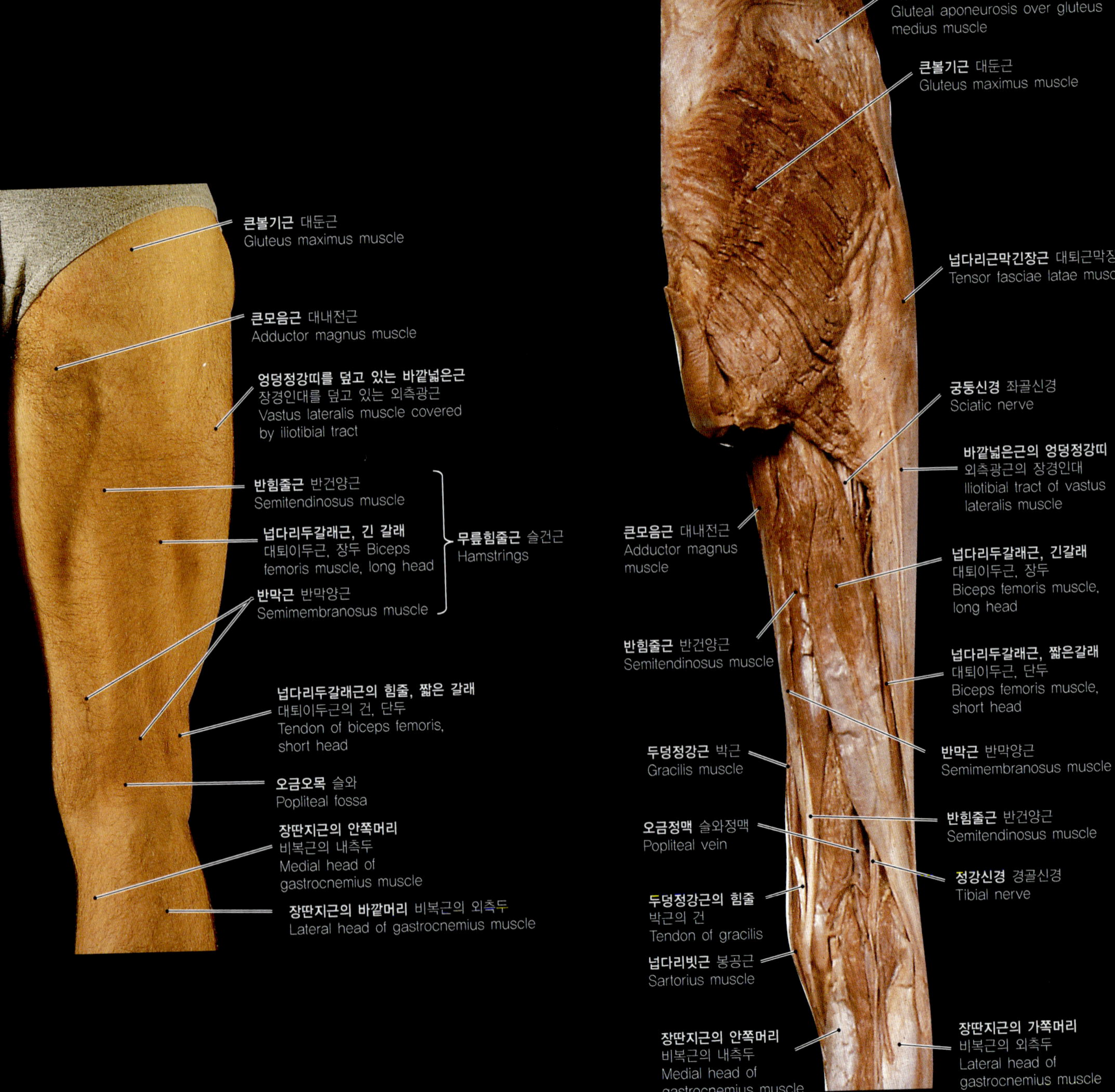

그림 76a 오른쪽넙다리(우측대퇴)의 표면해부학, 후면

그림 76b 오른쪽볼기부위(둔부)와 넙다리(대퇴)의 표층절단, 후면

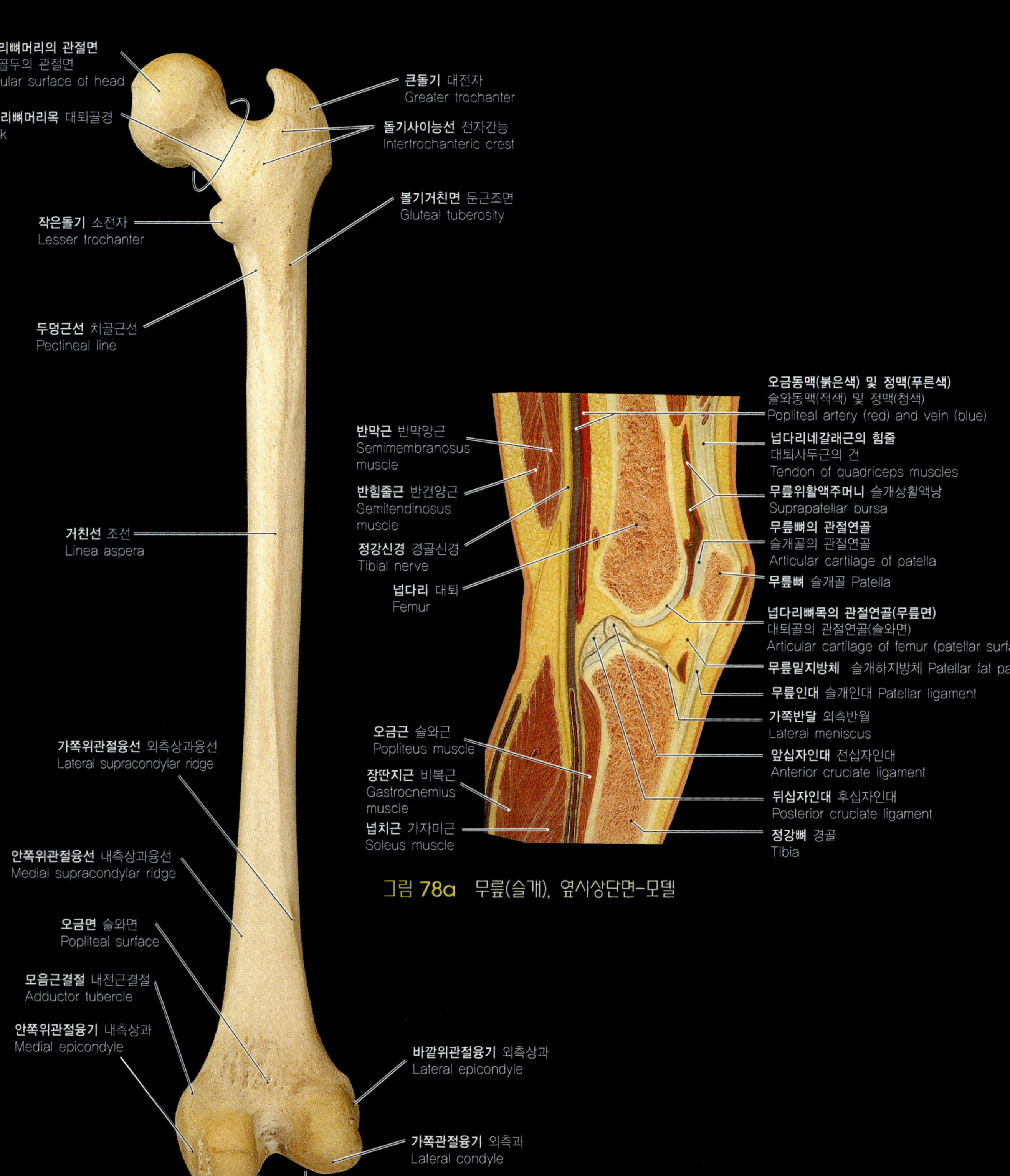

그림 78a 무릎(슬개), 옆시상단면-모델

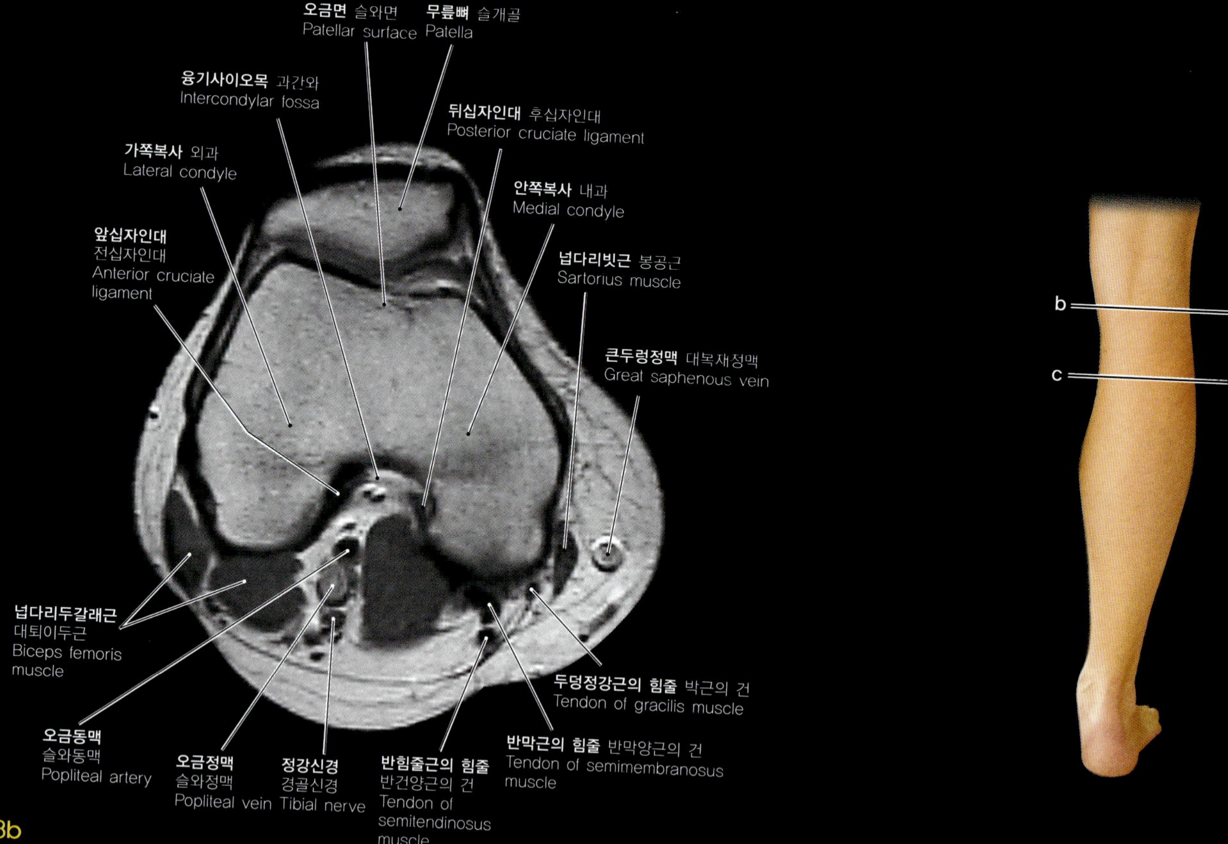

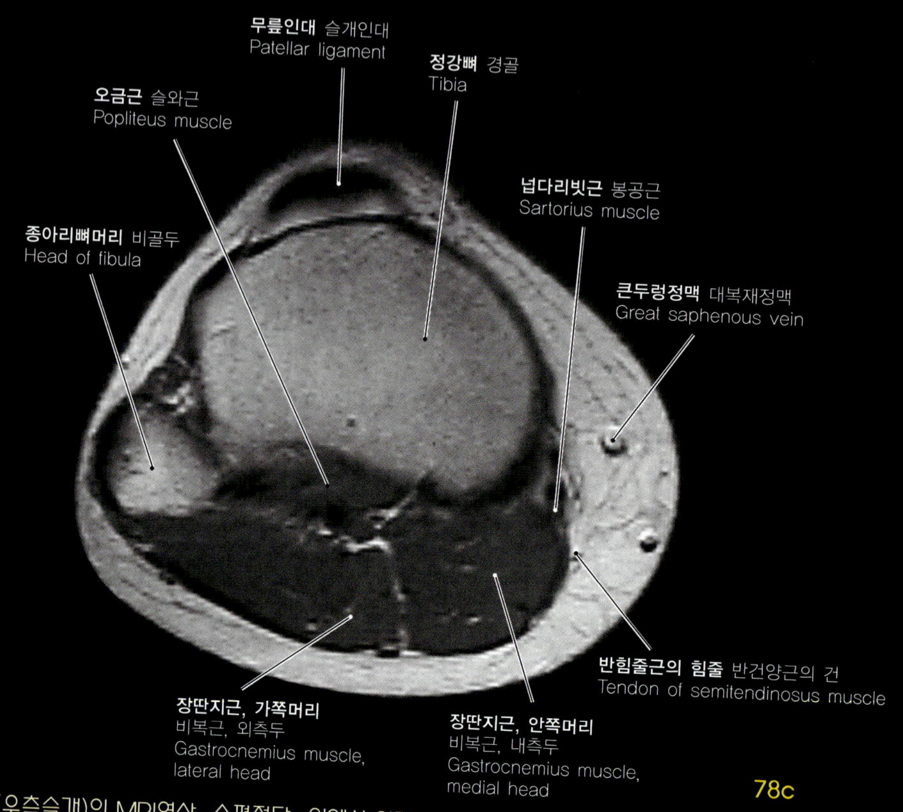

그림 78b-c 오른쪽무릎(우측슬개)의 MRI영상, 수평절단, 위에서 아래로 연결

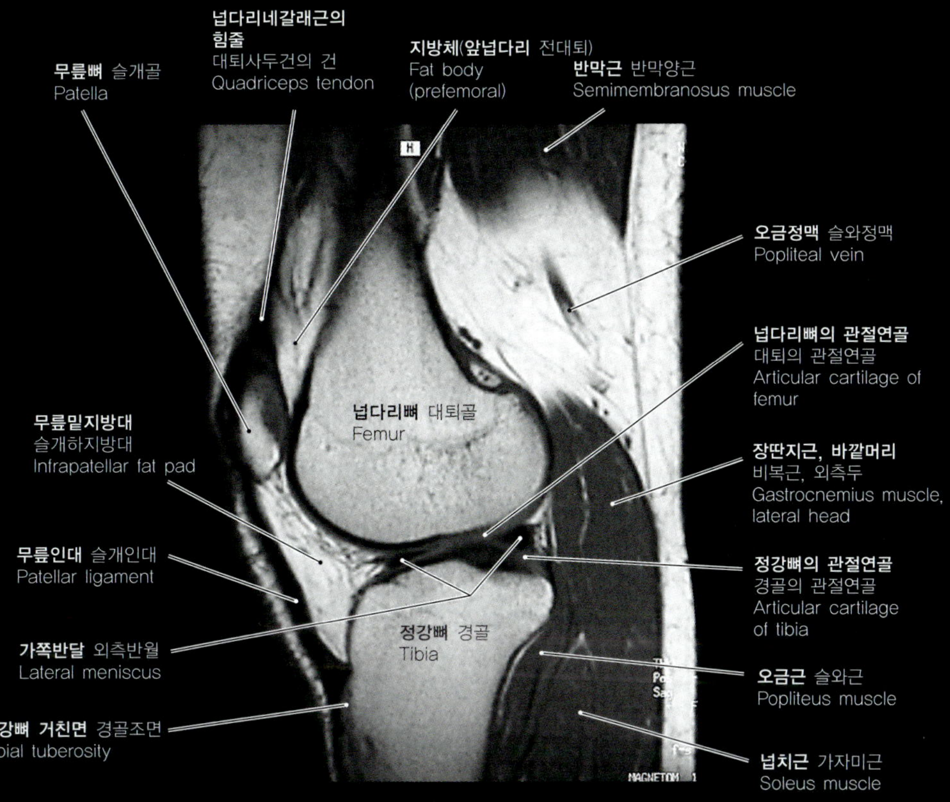

무릎뼈 슬개골
Patella
넙다리네갈래근의 힘줄
대퇴사두건의 건
Quadriceps tendon
지방체(앞넙다리 전대퇴)
Fat body
(prefemoral)
반막근 반막양근
Semimembranosus muscle
오금정맥 슬와정맥
Popliteal vein
넙다리뼈의 관절연골
대퇴의 관절연골
Articular cartilage of
femur
넙다리뼈 대퇴골
Femur
무릎밑지방대
슬개하지방대
Infrapatellar fat pad
장딴지근, 바깥머리
비복근, 외측두
Gastrocnemius muscle,
lateral head
무릎인대 슬개인대
Patellar ligament
정강뼈의 관절연골
경골의 관절연골
Articular cartilage
of tibia
정강뼈 경골
Tibia
가쪽반달 외측반월
Lateral meniscus
오금근 슬와근
Popliteus muscle
정강뼈 거친면 경골조면
Tibial tuberosity
넙치근 가자미근
Soleus muscle
H
MAGNETOM

78d

d e

무릎뼈
슬개골
Patella
넙다리네갈래근의 힘줄
대퇴사두건의 건
Quadriceps tendon
무릎뼈의 연골
슬개골의 연골
Cartilage of
patella
깊은무릎정맥
심슬와정맥
Deep popliteal
vein
반막근 반막양근
Semimembranosus muscle
오금정맥
슬와정맥
Popliteal vein
관절주머니
관절낭
Joint capsule
오금동맥
슬와동맥
Popliteal art
넙다리뼈 대퇴골
Femur
장딴지근, 바깥머리
비복근, 외측두
Gastrocnemius muscle,
lateral head
무릎인대 슬개인대
Patellar ligament
정강뼈 경골
Tibia
오금근 슬와근
Popliteus muscle
넙치근 가자미근
Soleus muscle
H
MAGNETOM

78e

그림 78d-e 오른쪽무릎(우측슬개)의 MRI영상, 부시상면, 외측에서 내측으로 연속

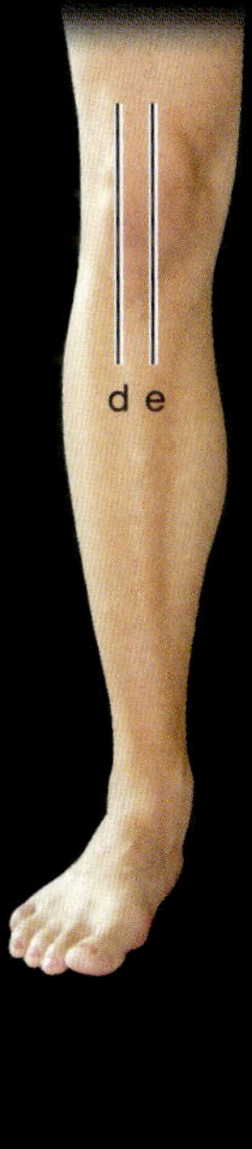

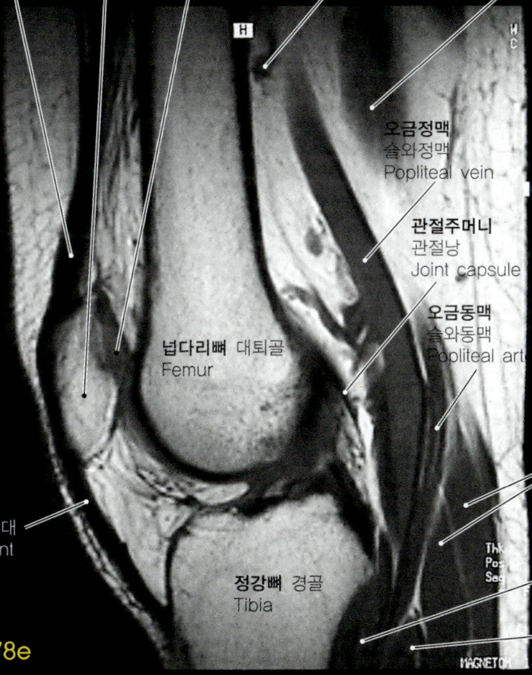

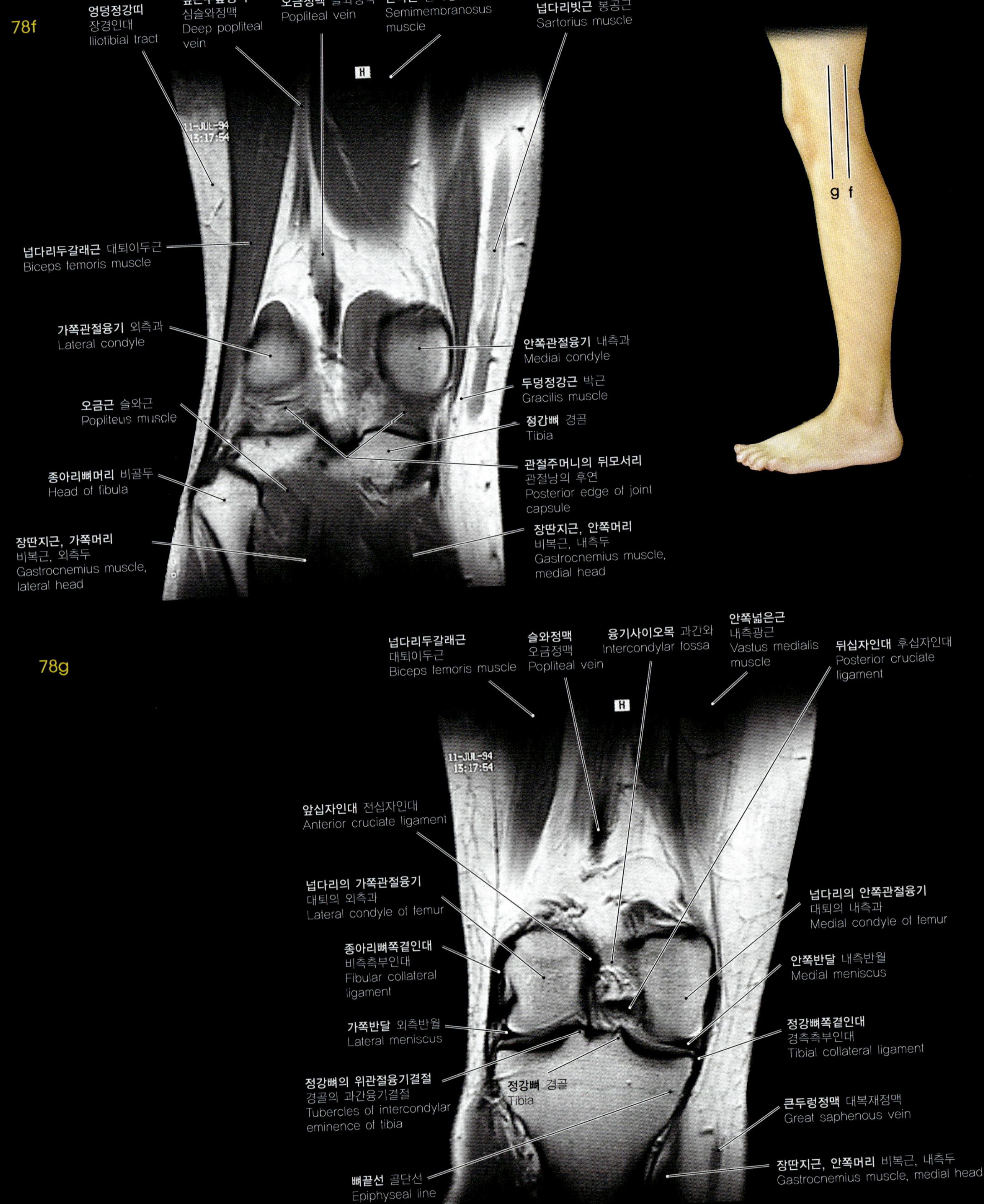

그림 78f-g 오른쪽무릎(우측슬개)의 MRI영상, 전면, 후-전으로 연속

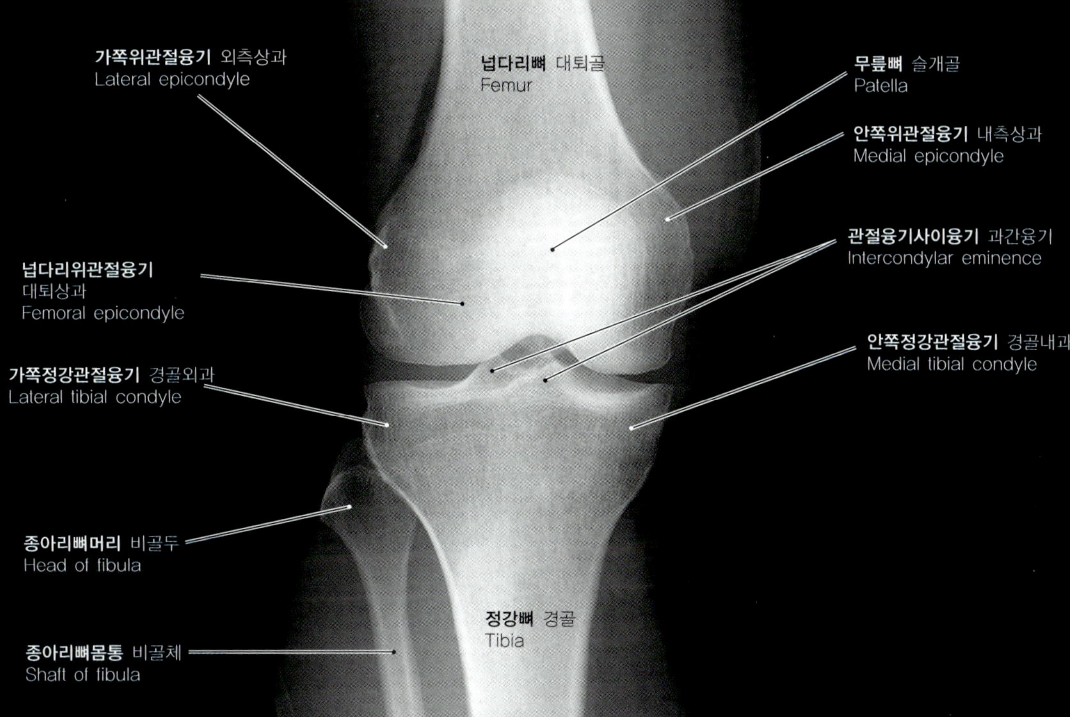

그림 78h 신장된 오른쪽무릎(우측슬개)의 X-선 촬영, 전-후 투사

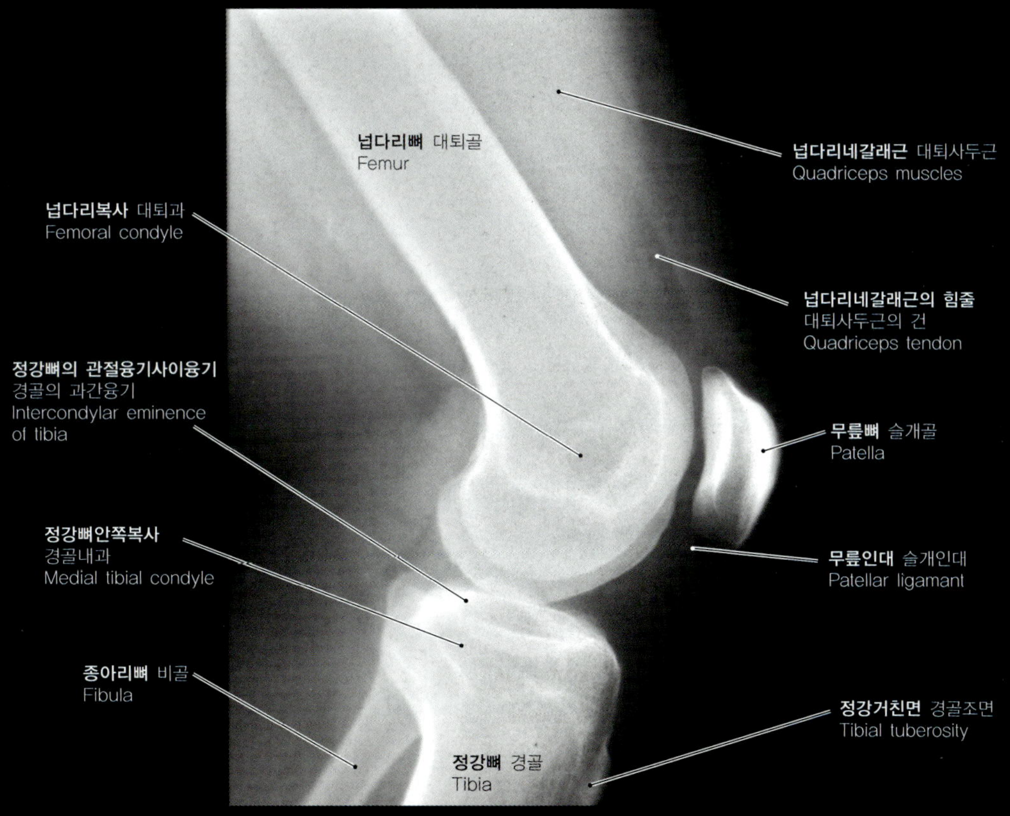

그림 78i 부분적으로 굴곡된 오른쪽무릎(우측슬개)의 X-선촬영, 외측투사

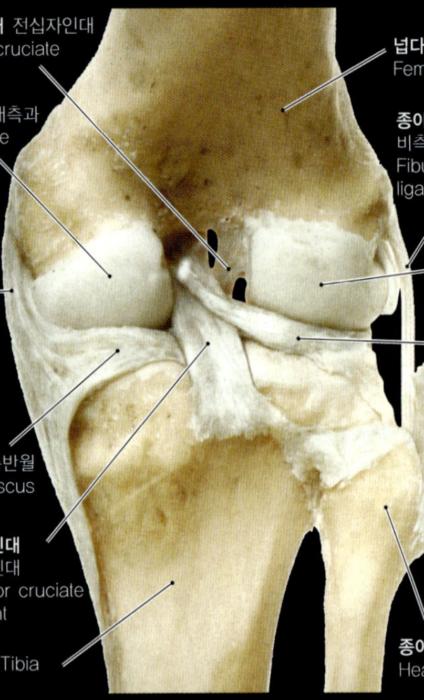

앞십자인대 전십자인대
Anterior cruciate ligament
안쪽관절융기 내측과
Medial condyle
정강뼈쪽측부인대
경측측부인대
Tibial collateral ligament
안쪽반달 내측반월
Medial meniscus
뒤십자인대
후십자인대
Posterior cruciate ligament
정강뼈 경골 Tibia
넙다리뼈 대퇴골
Femur
종아리뼈쪽측부인대
비측측부인대
Fibular collateral ligament
가쪽관절융기
외측과
Lateral condyle
가쪽반달
외측반월
Lateral meniscus
넙다리두갈래근의 힘줄
대퇴이두근의 건(절단)
Cut tendon of biceps femoris muscle
종아리뼈머리 비골두
Head of fibula

그림 79a 신전된 오른쪽무릎(우측슬개). 후면

관절연골
Articular cartilage
가쪽관절융기 외측과
Lateral condyle
종아리뼈쪽곁인대
비측측부인대
Fibular collateral ligament
가쪽반달 외측반월
Lateral meniscus
넙다리두갈래근의 힘줄
대퇴이두근의 건(절단)
Cut tendon of biceps femoris muscle
종아리뼈 비골
Fibula
무릎면 슬개면
Patellar surface
안쪽관절융기 내측과
Medial condyle
뒤십자인대
후십자인대
Posterior cruciate ligament
정강뼈쪽곁인대
경측측부인대
Tibial collateral ligament
안쪽반달 내측반월
Medial meniscus
앞십자인대 전십자인대
Anterior cruciate ligament
정강뼈 경골
Tibia

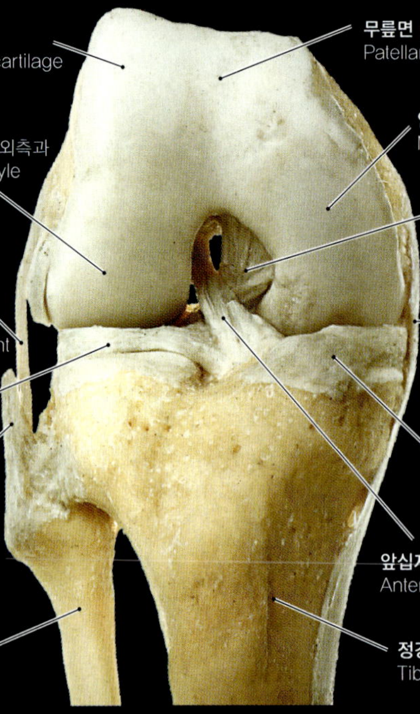

그림 79b 신전된 오른쪽무릎(우측슬개). 후면

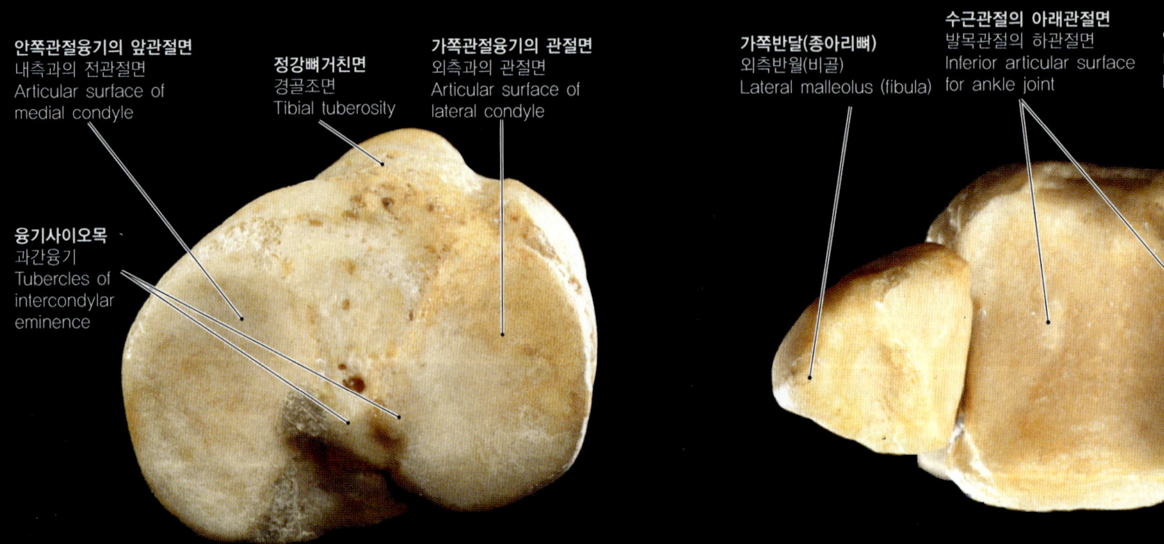

그림 80a 오른쪽정강뼈(우측경골)의 근위단, 상면

그림 80b 정강뼈(경골)와 종아리뼈(비골)의 원위단, 하면

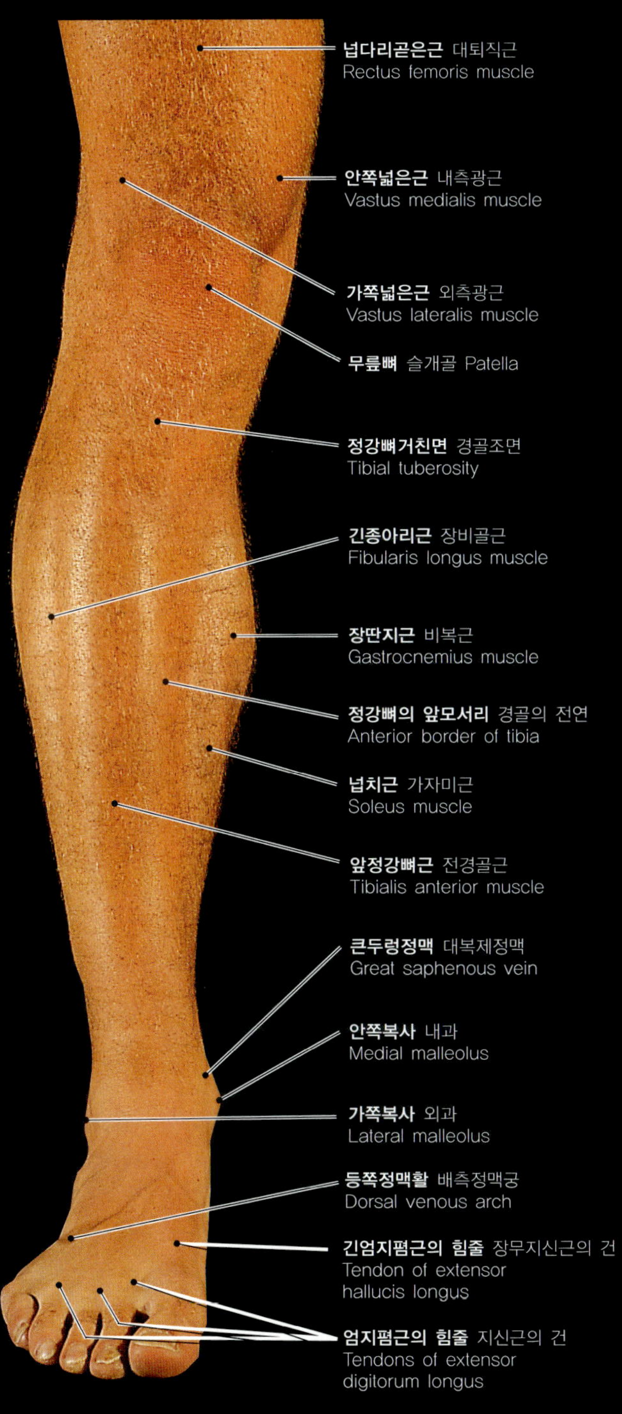

그림 81a 우측다리와 발, 전면

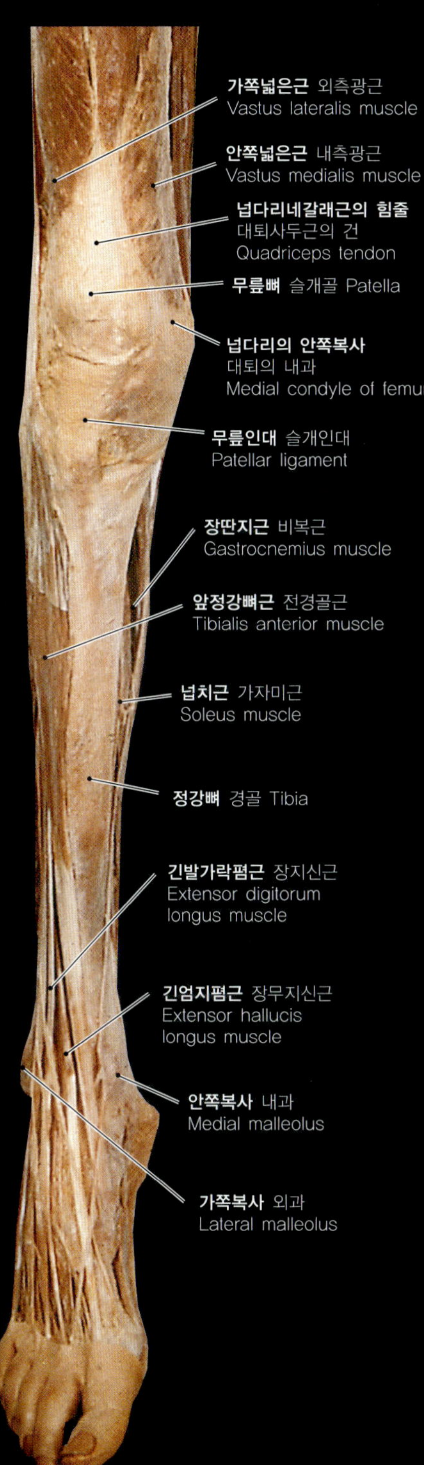

그림 81b 우측다리와 발의 절단면, 전면

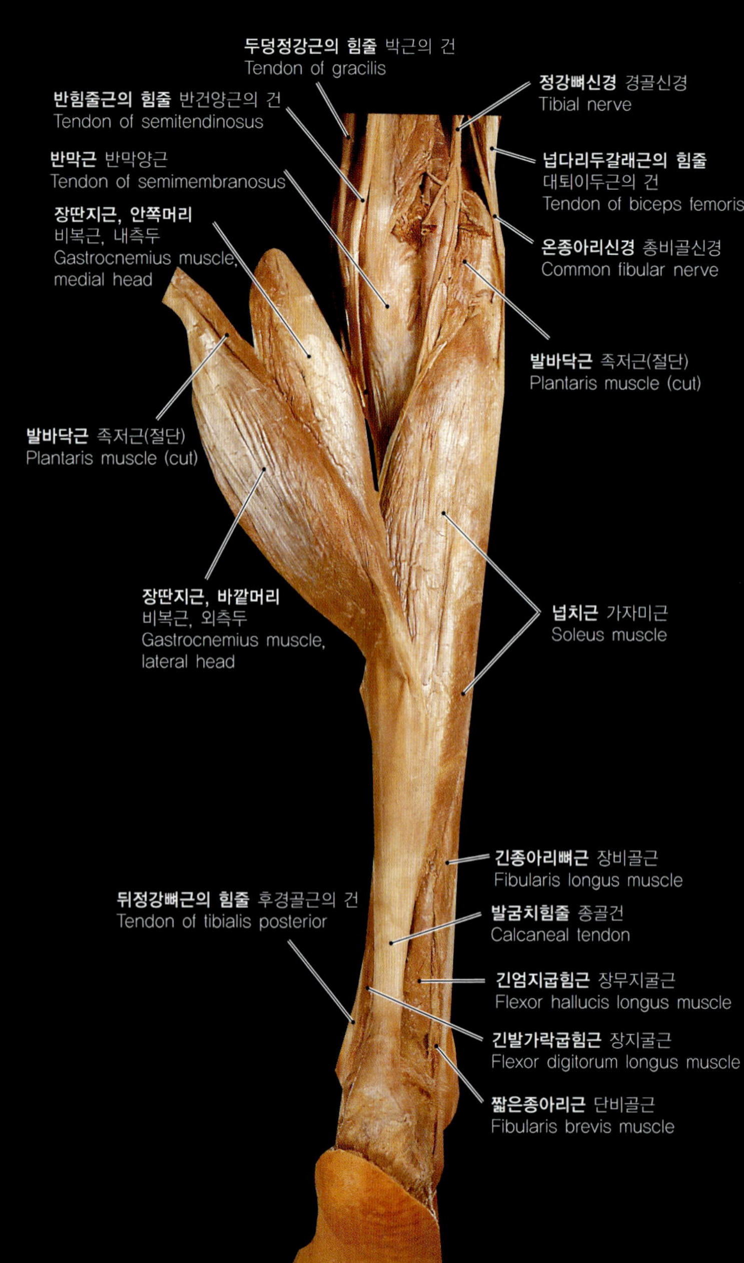

긴종아리뼈근육의 힘줄 장비골근의 건
Tendon of fibularis longus

가쪽복사 외과
Lateral malleolus

발꿈치뼈 종골
Calcaneus

, 후면

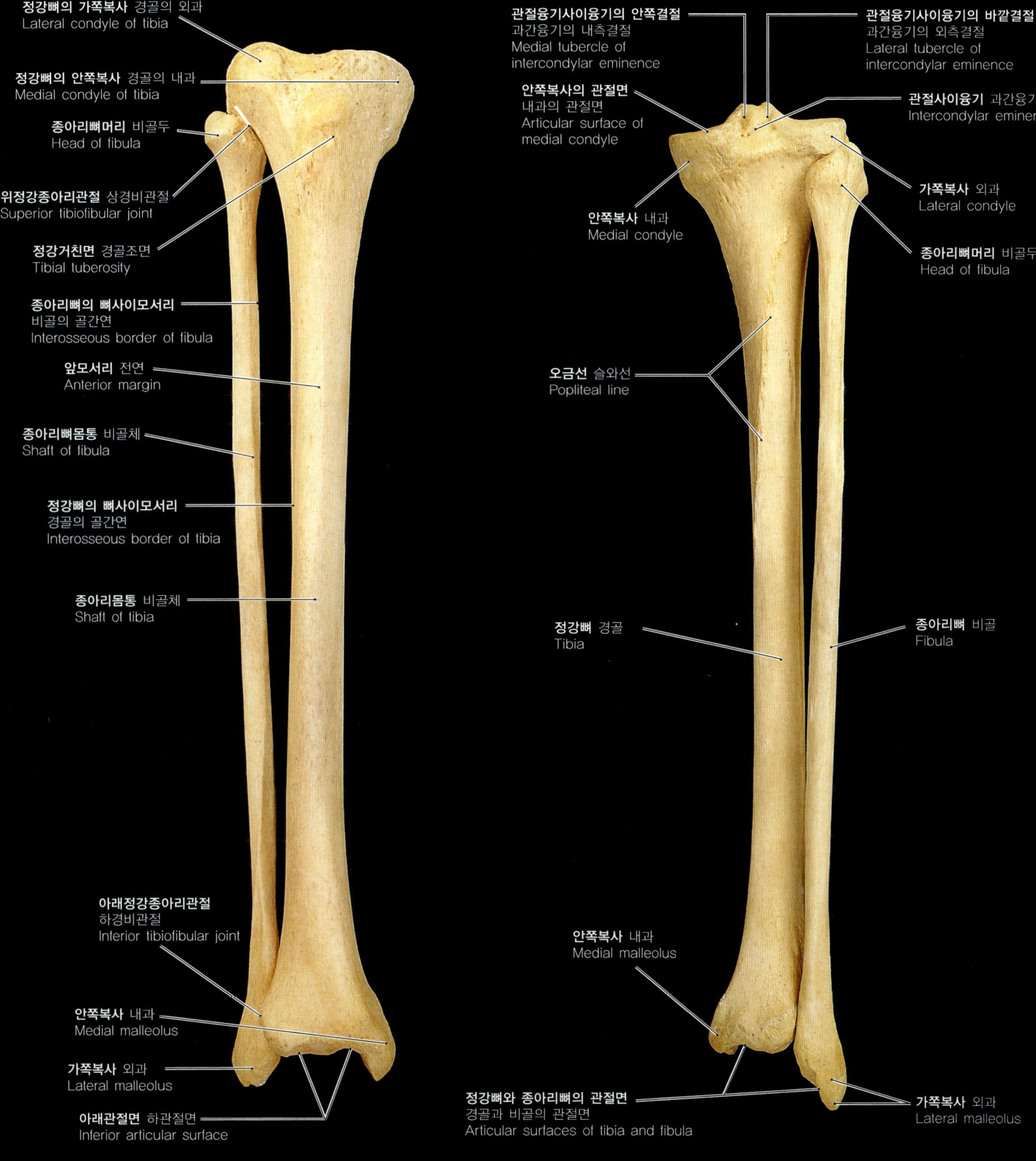

그림 83a 정강뼈(경골)와 종아리뼈(비골), 전면

그림 83b 정강뼈(경골)와 종아리뼈(비골), 후면

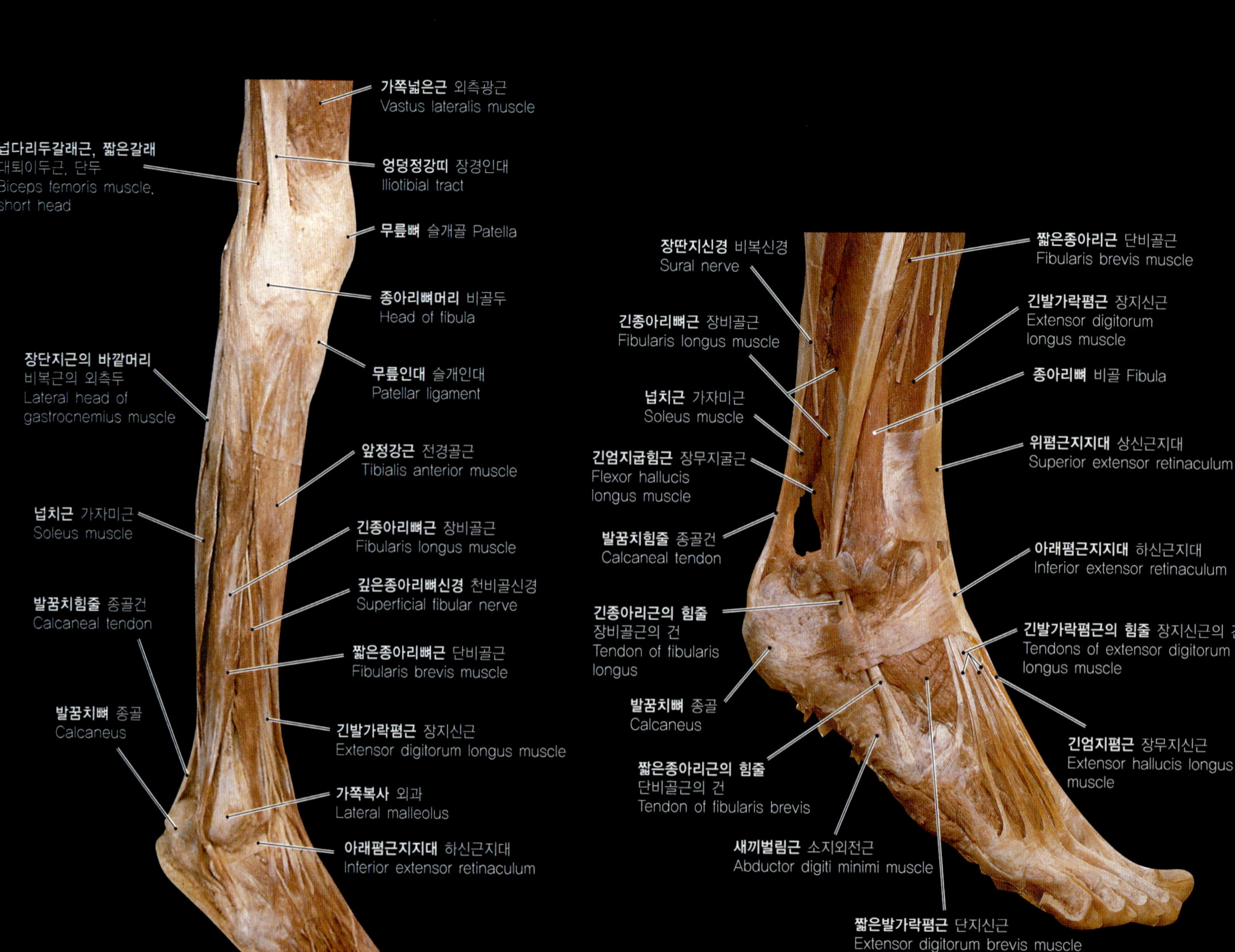
가쪽넓은근 외측광근
Vastus lateralis muscle
넙다리두갈래근, 짧은갈래
대퇴이두근, 단두
Biceps femoris muscle, short head
엉덩정강띠 장경인대
Iliotibial tract
무릎뼈 슬개골 Patella
종아리뼈머리 비골두
Head of fibula
장단지근의 바깥머리
비복근의 외측두
Lateral head of gastrocnemius muscle
무릎인대 슬개인대
Patellar ligament
앞정강근 전경골근
Tibialis anterior muscle
넙치근 가자미근
Soleus muscle
긴종아리뼈근 장비골근
Fibularis longus muscle
깊은종아리뼈신경 천비골신경
Superficial fibular nerve
발꿈치힘줄 종골건
Calcaneal tendon
짧은종아리뼈근 단비골근
Fibularis brevis muscle
발꿈치뼈 종골
Calcaneus
긴발가락폄근 장지신근
Extensor digitorum longus muscle
가쪽복사 외과
Lateral malleolus
아래폄근지지대 하신근지대
Inferior extensor retinaculum
장딴지신경 비복신경
Sural nerve
짧은종아리근 단비골근
Fibularis brevis muscle
긴종아리뼈근 장비골근
Fibularis longus muscle
긴발가락폄근 장지신근
Extensor digitorum longus muscle
종아리뼈 비골 Fibula
넙치근 가자미근
Soleus muscle
위폄근지지대 상신근지대
Superior extensor retinaculum
긴엄지굽힘근 장무지굴근
Flexor hallucis longus muscle
발꿈치힘줄 종골건
Calcaneal tendon
아래폄근지지대 하신근지대
Inferior extensor retinaculum
긴종아리근의 힘줄
장비골근의 건
Tendon of fibularis longus
긴발가락폄근의 힘줄 장지신근의 건
Tendons of extensor digitorum longus muscle
발꿈치뼈 종골
Calcaneus
긴엄지폄근 장무지신근
Extensor hallucis longus muscle
짧은종아리근의 힘줄
단비골근의 건
Tendon of fibularis brevis
새끼벌림근 소지외전근
Abductor digiti minimi muscle
짧은발가락폄근 단지신근
Extensor digitorum brevis muscle

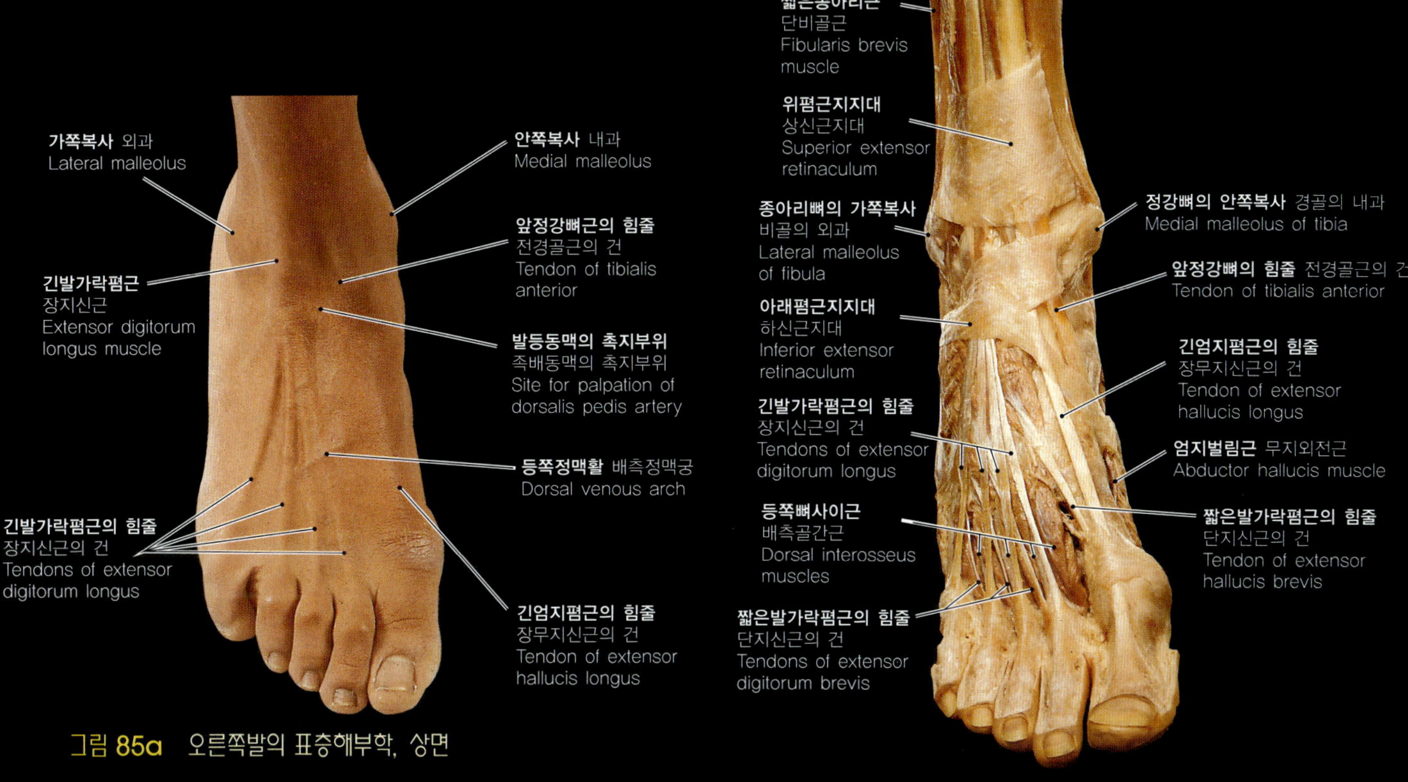

그림 85a 오른쪽발의 표층해부학, 상면

그림 85b 오른쪽발의 표층절단, 상면

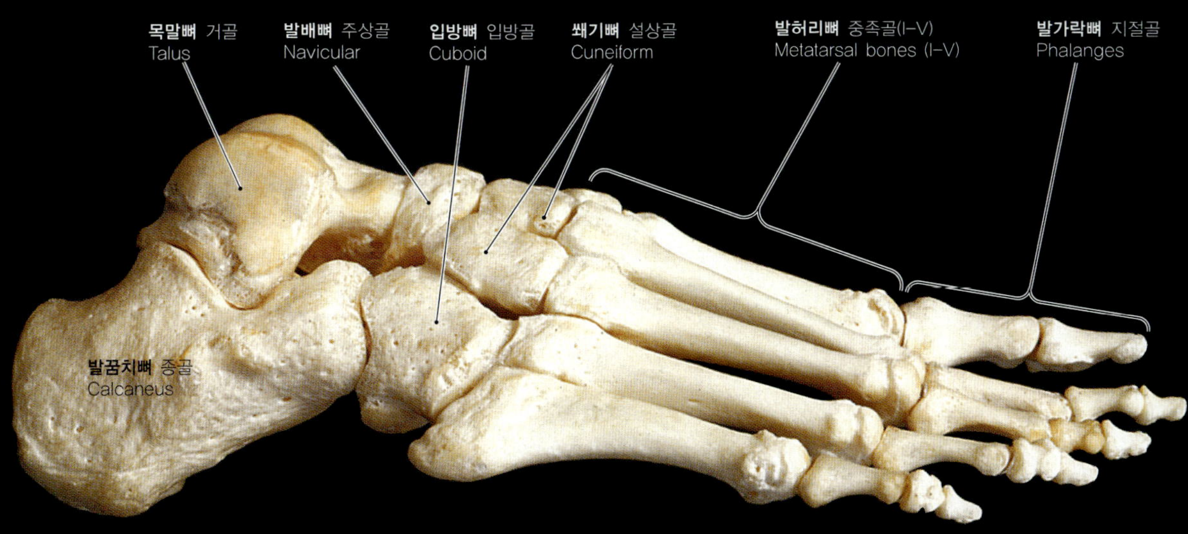

그림 86a 오른쪽발의 발뼈(족근골), 가쪽면

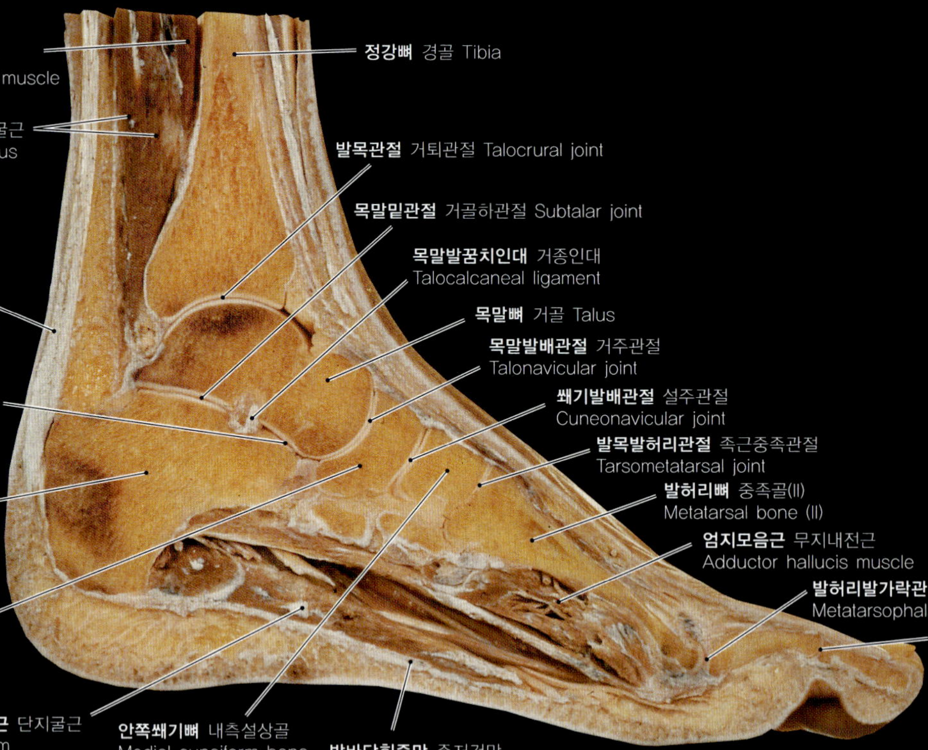

그림 86b 오른쪽발, 사상면

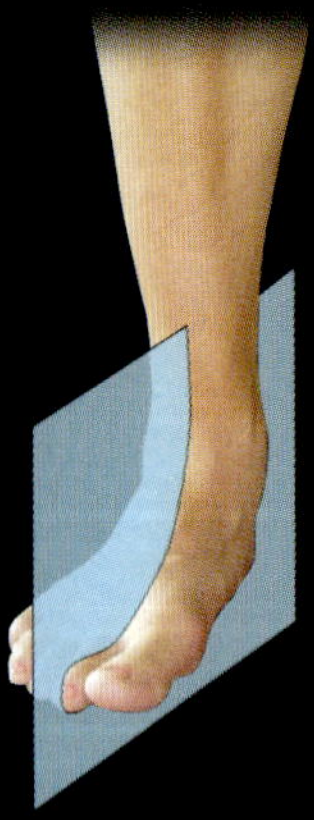

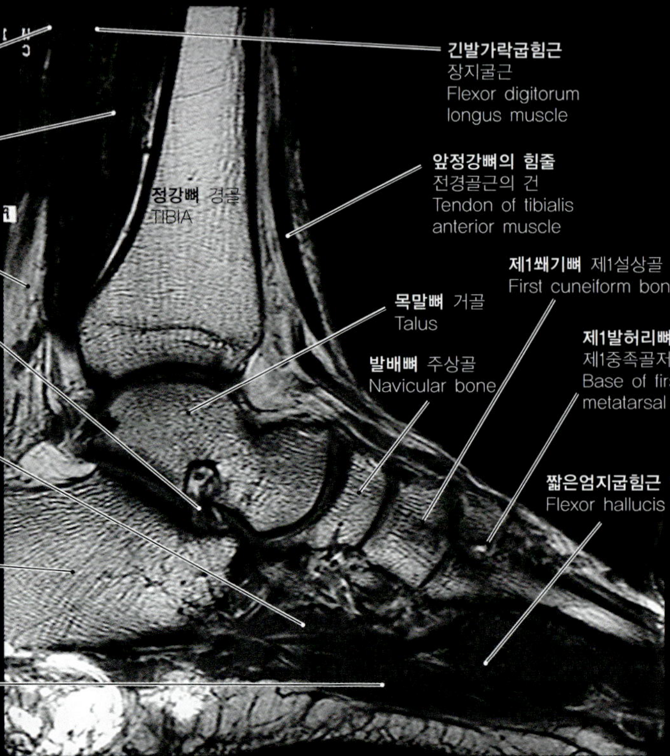

긴발가락굽힘근의 힘줄
장지굴근의 건
Tendon of flexor digitorum longus muscle
긴엄지굽힘근
장무지굴근
Flexor hallucis longus muscle
안쪽관절융기 내측과
Medial malleolus
뒤정강동맥의 촉지부위
후경골동맥의 촉지부위
Site for palpation of posterior tibial artery
발꿈치뼈 종골
Calcaneus
긴종아리근의 힘줄
장비골근의 건
Tendon of fibularis longus muscle
발꿈치힘줄 종골건
Calcaneal tendon
가쪽관절융기 외측과
Lateral malleolus
긴발가락굽힘근의 힘줄
장지굴근의 건
Tendon of fibularis brevis muscle
제5발허리뼈
제5중족골저
Base of fifth metatarsal bone

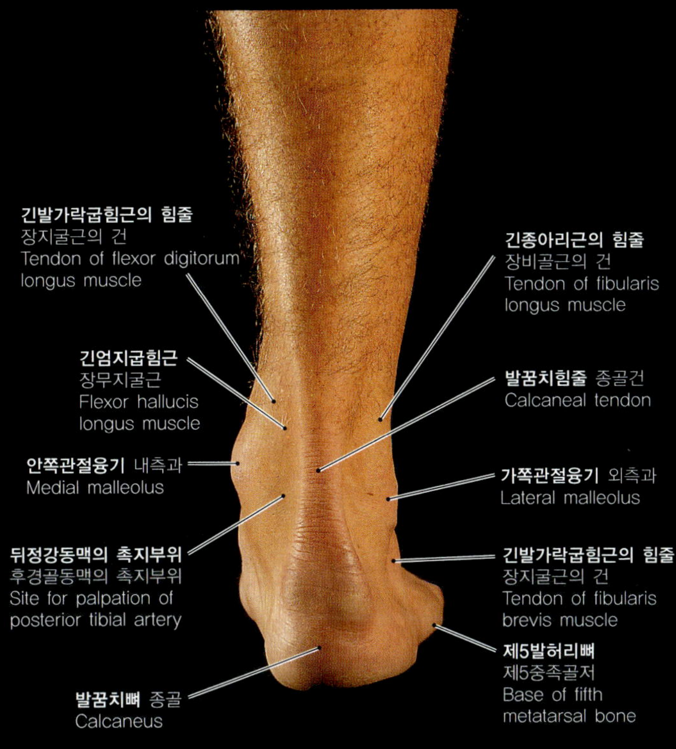

그림 87a 발목과 발, 후면

정강뼈 경골 Tibia
목말뼈 거골 Talus
안쪽복사 내과
Medial malleolus
세모인대
삼각인대
Deltoid ligament
목말발꿈치인대 거종인대
Talocalcaneal ligament
발꿈치발배관절 종주관절
Calcaneocuboid joint
종아리뼈 비골 Fibula
발목관절 거퇴관절
Talocrural (ankle) joint
가쪽관절융기 외측과
Lateral malleolus
발꿈치뼈 종골
Calcaneus
입방뼈 입방골
Cuboid

그림 87b 오른쪽발을 경유하는 전두단면, 후면

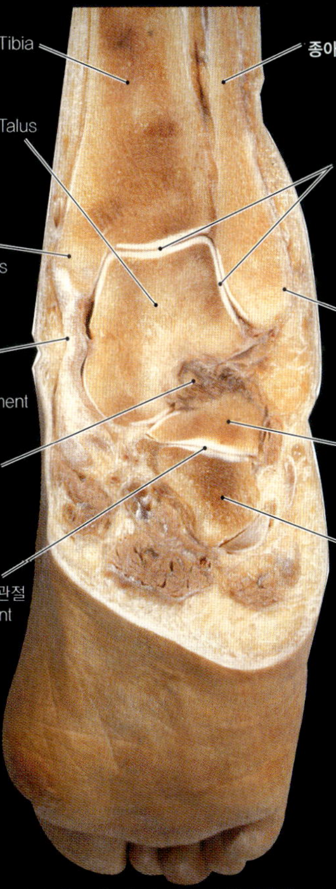

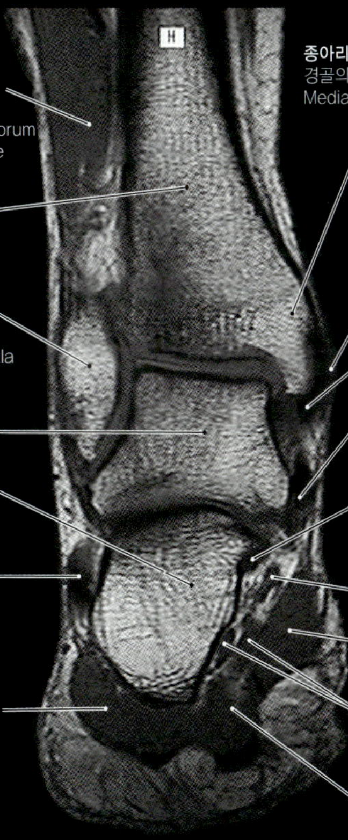

긴발가락굽힘근
장지굴근
Extensor digitorum longus muscle
정강뼈 경골
Tibia
종아리뼈의 바깥관절융기
비골의 외측과
Lateral malleolus of fibula
목말뼈 거골
Talus
발꿈치뼈 종골
Calcaneus
긴종아리근의 힘줄
장비골근의 건
Tendon of fibularis longus muscle
새끼발가락벌림근
소지외전근
Abductor digiti minimi muscle
종아리뼈의 안쪽관절융기
경골의 내측과
Medial malleolus of tibia
뒤정강뼈근의 힘줄
후경골근의 건
Tendon of tibialis posterior muscle
세모인대 삼각인대
Deltoid ligament
긴발가락굽힘근의 힘줄
장지굴근의 건
Tendon of flexor digitorum longus muscle
긴엄지굽힘근의 힘줄
장무지굴근의 건
Tendon of flexor hallucis longus muscle
발바닥동맥 족저동맥
Plantar artery
엄지모음근 무지내전근
Abductor hallucis muscle
발바닥네모근 족저방형근
Quadratus plantae muscle
짧은발가락굽힘근
단지굴근
Flexor digitorum brevis muscle

그림 87c 오른쪽발목의 MRI영상, 전면

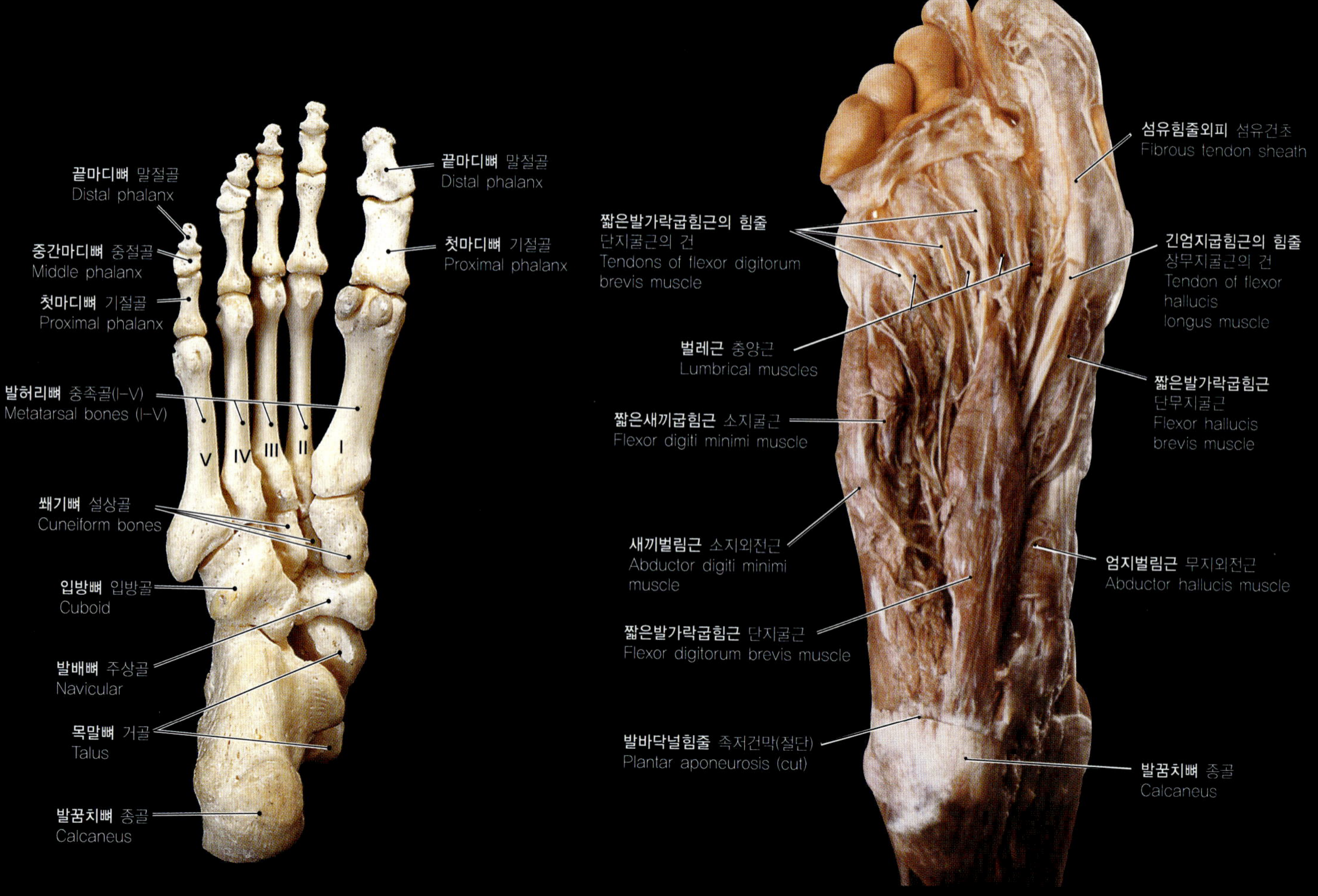

그림 88 오른쪽발뼈(우측족근골), 하면(족저면)

그림 89 오른쪽발의 표층절단, 하면(족저면)

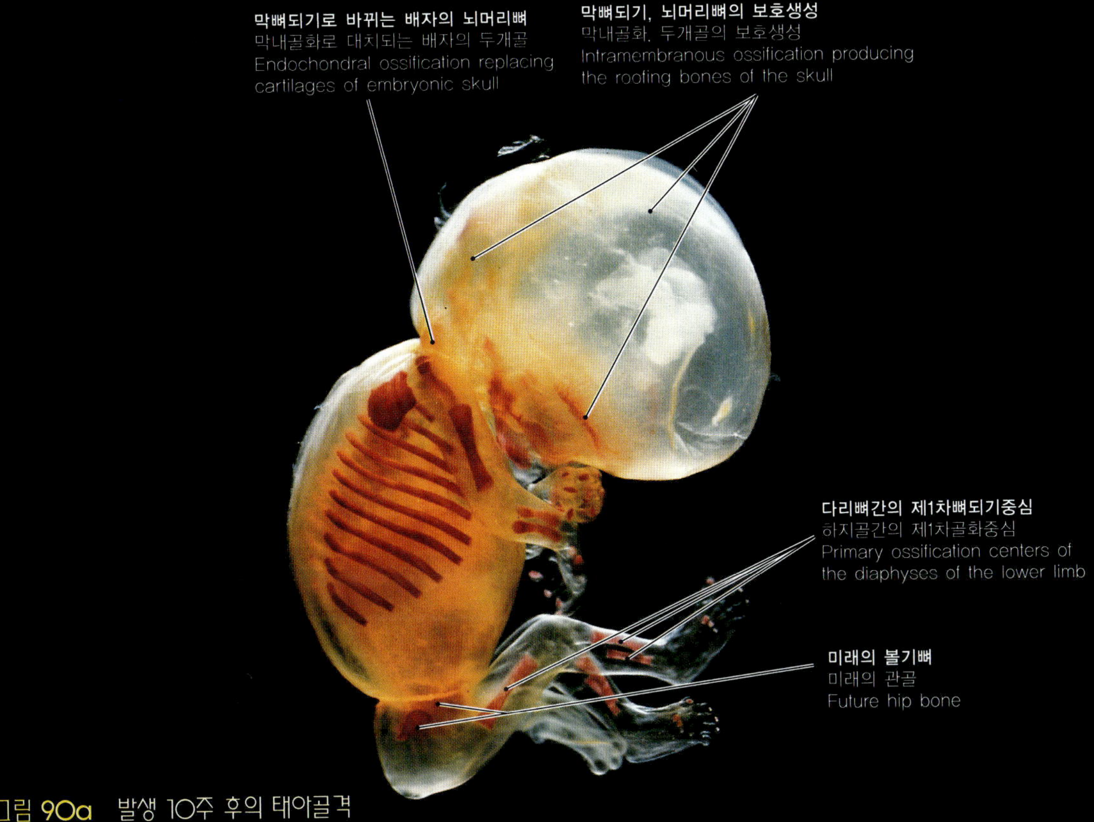

그림 90a 발생 10주 후의 태아골격

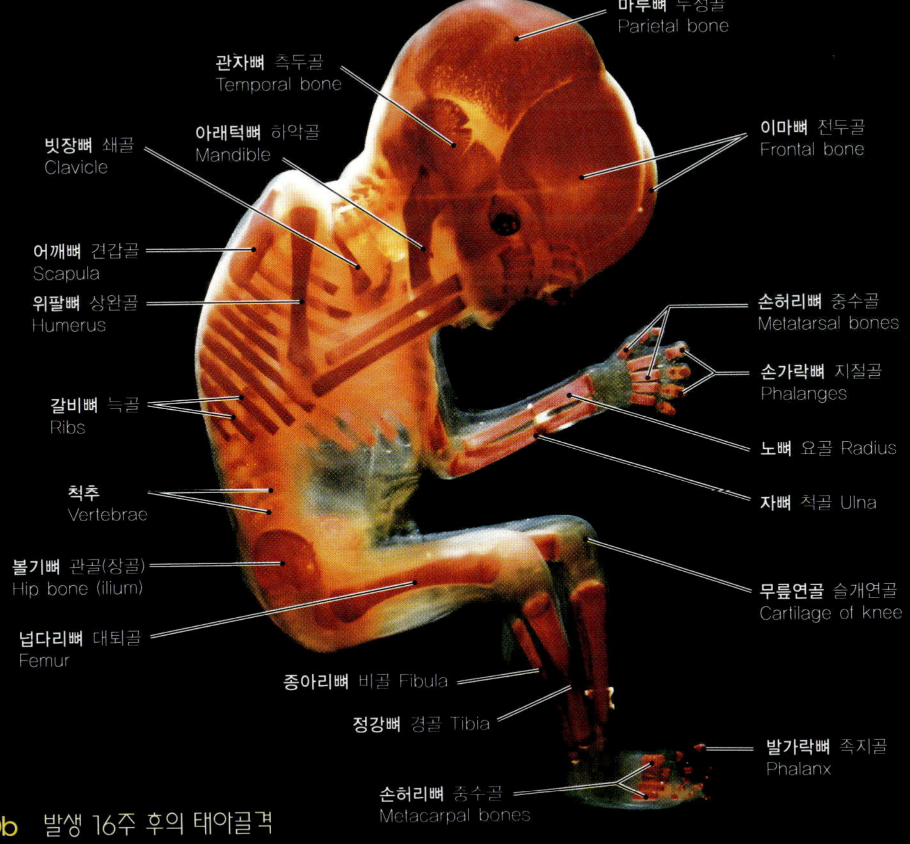

그림 90b 발생 16주 후의 태아골격

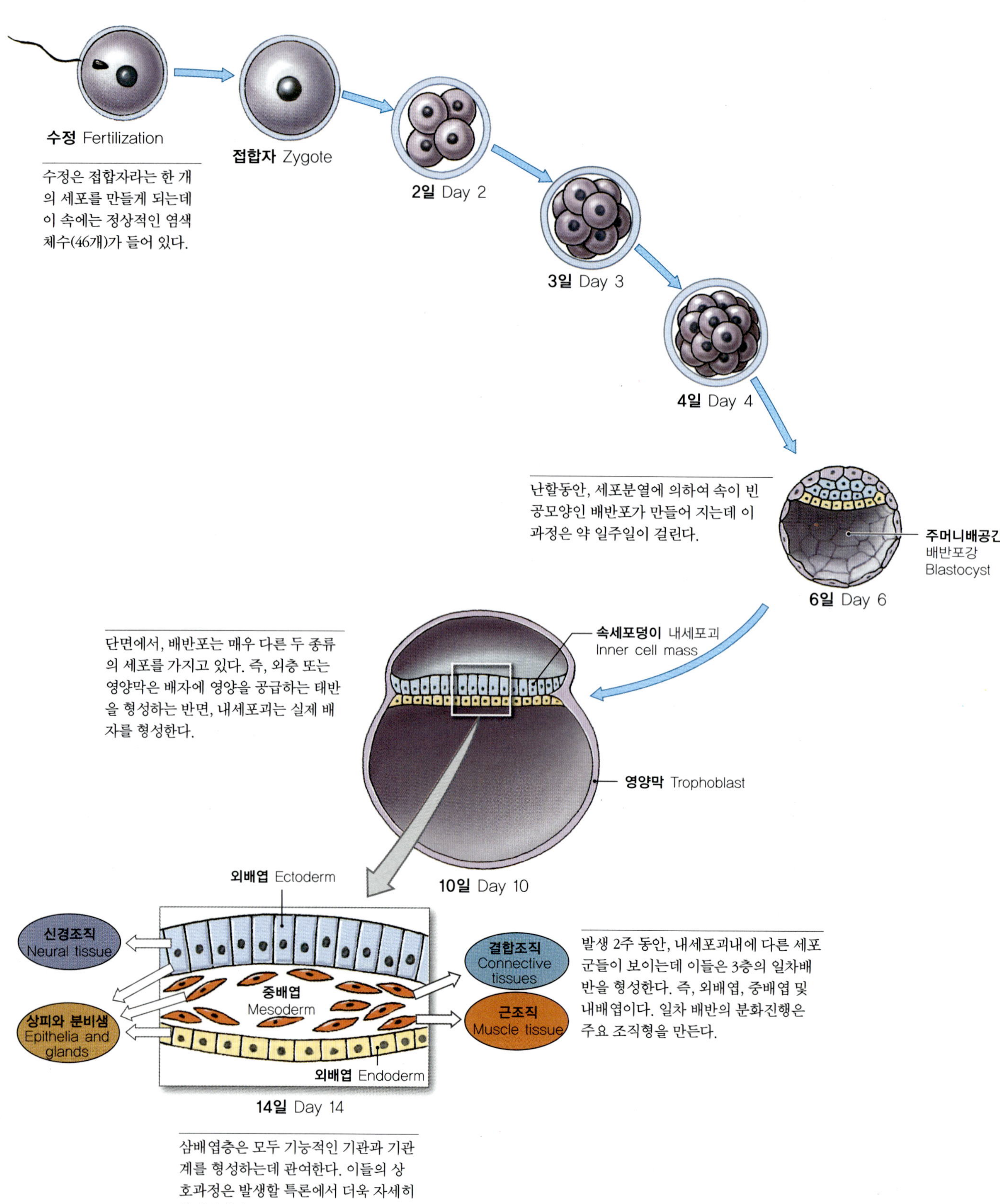
수정 Fertilization
수정은 접합자라는 한 개의 세포를 만들게 되는데 이 속에는 정상적인 염색체수(46개)가 들어 있다.
접합자 Zygote
2일 Day 2
3일 Day 3
4일 Day 4
난할동안, 세포분열에 의하여 속이 빈 공모양인 배반포가 만들어 지는데 이 과정은 약 일주일이 걸린다.
주머니배공간
배반포강
Blastocyst
6일 Day 6
단면에서, 배반포는 매우 다른 두 종류의 세포를 가지고 있다. 즉, 외층 또는 영양막은 배자에 영양을 공급하는 태반을 형성하는 반면, 내세포괴는 실제 배자를 형성한다.
속세포덩이 내세포괴
Inner cell mass
영양막 Trophoblast
10일 Day 10
외배엽 Ectoderm
신경조직
Neural tissue
중배엽
Mesoderm
상피와 분비샘
Epithelia and glands
결합조직
Connective tissues
근조직
Muscle tissue
외배엽 Endoderm
14일 Day 14
발생 2주 동안, 내세포괴내에 다른 세포군들이 보이는데 이들은 3층의 일차배반을 형성한다. 즉, 외배엽, 중배엽 및 내배엽이다. 일차 배반의 분화진행은 주요 조직형을 만든다.
삼배엽층은 모두 기능적인 기관과 기관계를 형성하는데 관여한다. 이들의 상호과정은 발생할 특론에서 더욱 자세히 설명하겠다.

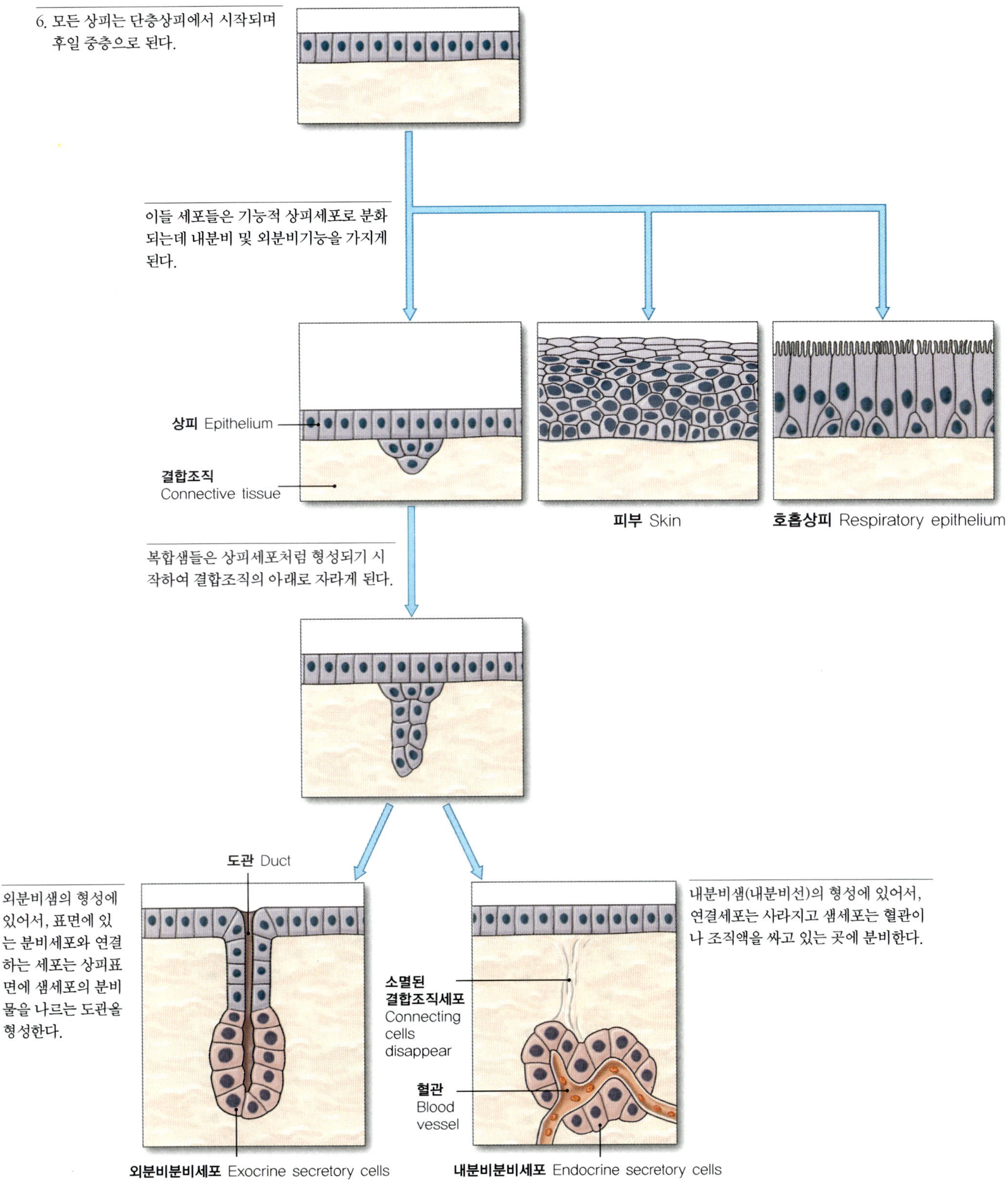
6. 모든 상피는 단층상피에서 시작되며 후일 중층으로 된다.
이들 세포들은 기능적 상피세포로 분화되는데 내분비 및 외분비기능을 가지게 된다.
상피 Epithelium
결합조직 Connective tissue
피부 Skin
호흡상피 Respiratory epithelium
복합샘들은 상피세포처럼 형성되기 시작하여 결합조직의 아래로 자라게 된다.
도관 Duct
외분비샘의 형성에 있어서, 표면에 있는 분비세포와 연결하는 세포는 상피표면에 샘세포의 분비물을 나르는 도관을 형성한다.
내분비샘(내분비선)의 형성에 있어서, 연결세포는 사라지고 샘세포는 혈관이나 조직액을 싸고 있는 곳에 분비한다.
소멸된 결합조직세포 Connecting cells disappear
혈관 Blood vessel
외분비분비세포 Exocrine secretory cells
내분비분비세포 Endocrine secretory cells

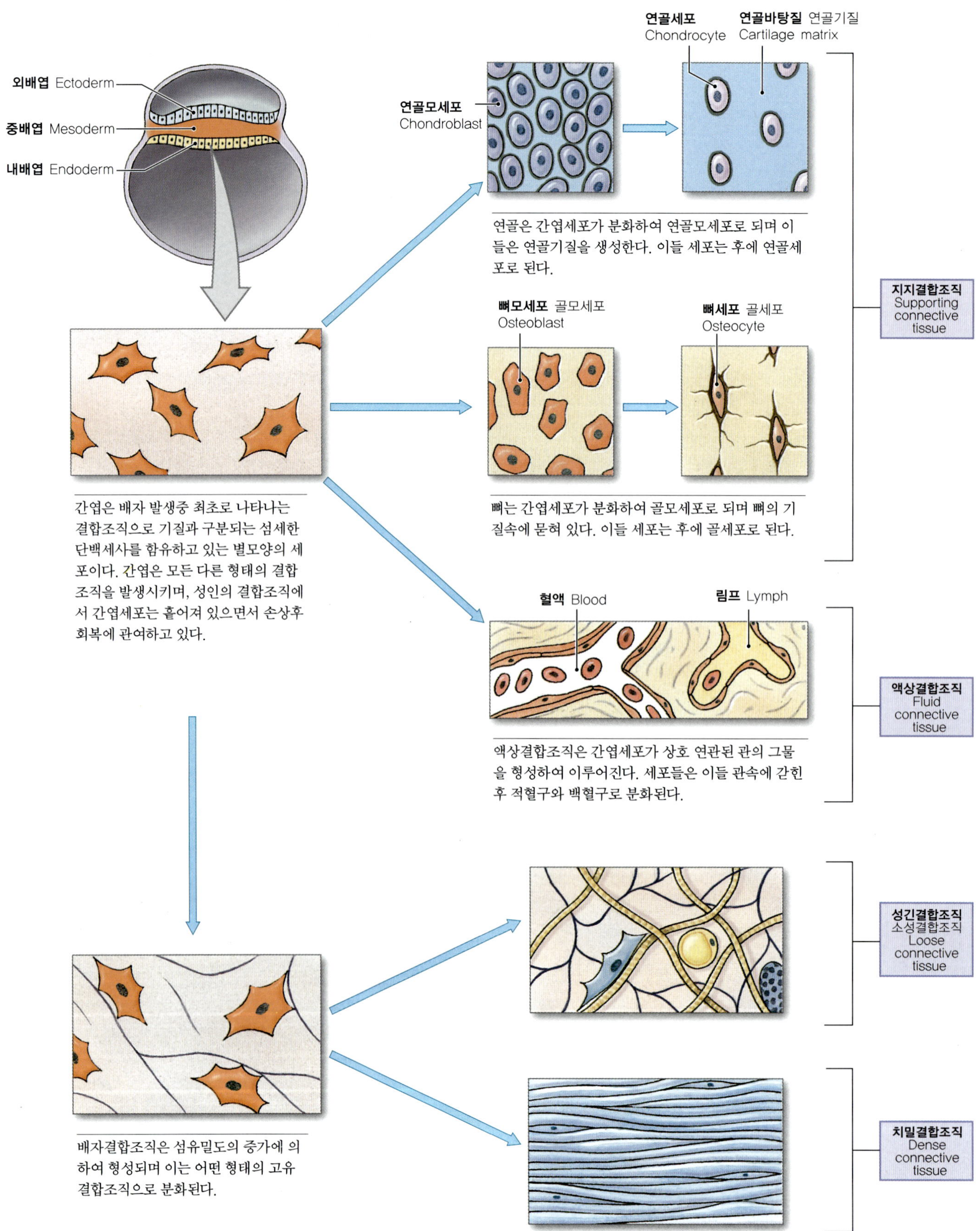
외배엽 Ectoderm
중배엽 Mesoderm
내배엽 Endoderm
간엽은 배자 발생중 최초로 나타나는 결합조직으로 기질과 구분되는 섬세한 단백세사를 함유하고 있는 별모양의 세포이다. 간엽은 모든 다른 형태의 결합조직을 발생시키며, 성인의 결합조직에서 간엽세포는 흩어져 있으면서 손상후 회복에 관여하고 있다.
연골세포 Chondrocyte
연골바탕질 연골기질 Cartilage matrix
연골모세포 Chondroblast
연골은 간엽세포가 분화하여 연골모세포로 되며 이들은 연골기질을 생성한다. 이들 세포는 후에 연골세포로 된다.
뼈모세포 골모세포 Osteoblast
뼈세포 골세포 Osteocyte
뼈는 간엽세포가 분화하여 골모세포로 되며 뼈의 기질속에 묻혀 있다. 이들 세포는 후에 골세포로 된다.
지지결합조직 Supporting connective tissue
혈액 Blood
림프 Lymph
액상결합조직은 간엽세포가 상호 연관된 관의 그물을 형성하여 이루어진다. 세포들은 이들 관속에 갇힌 후 적혈구와 백혈구로 분화된다.
액상결합조직 Fluid connective tissue
배자결합조직은 섬유밀도의 증가에 의하여 형성되며 이는 어떤 형태의 고유결합조직으로 분화된다.
성긴결합조직 소성결합조직 Loose connective tissue
치밀결합조직 Dense connective tissue

3 결합조직의 기원

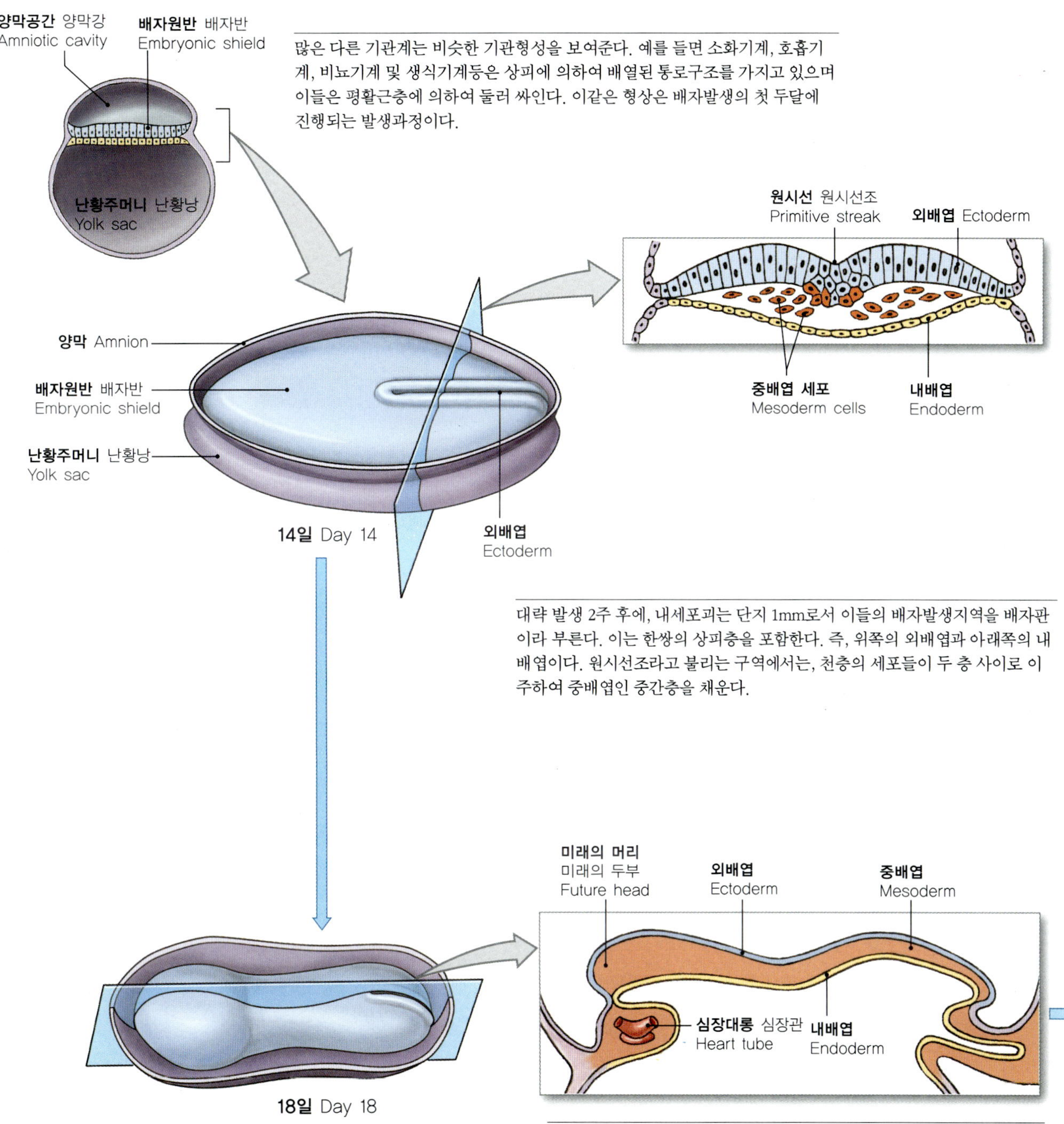

많은 다른 기관계는 비슷한 기관형성을 보여준다. 예를 들면 소화기계, 호흡기계, 비뇨기계 및 생식기계등은 상피에 의하여 배열된 통로구조를 가지고 있으며 이들은 평활근층에 의하여 둘러 싸인다. 이같은 형상은 배자발생의 첫 두달에 진행되는 발생과정이다.

대략 발생 2주 후에, 내세포괴는 단지 1mm로서 이들의 배자발생지역을 배자판이라 부른다. 이는 한쌍의 상피층을 포함한다. 즉, 위쪽의 외배엽과 아래쪽의 내배엽이다. 원시선조라고 불리는 구역에서는, 천층의 세포들이 두 층 사이로 이주하여 중배엽인 중간층을 채운다.

발생 18일경, 배자는 배자판의 표면이 들어 올려지기 시작한다. 심장과 많은 혈관들은 이미 형성되어 있으며 많은 다른 기관계도 더 앞서 이루어져 있다. 여기서 주목할 것은, 계속적인 발생 요약 중에서 기관계발생에 대한 고찰은 이 시기에서 시작된다.

제1차 생식층의 유도체 DERIVATIVES OF PRIMARY GERM LAYERS	
외배엽 형성:	표피, 모낭, 손톱 및 피부표면과 연관된 분비샘(땀샘, 젖샘 및 피지샘)을 포함한 총피계의 표피유도체 입, 타액샘, 비도 및 항문을 덮는 상피 뇌와 척수를 포함하는 신경계 내분비계의 일부(뇌하수체 및 부신의 일부) 두개골, 인두궁 및 치아의 일부
중배엽 형성:	총피계의 진피 체강(흉강, 심강, 복강)을 덮는 상피 근육계, 골격계, 심혈관계 및 림프계 신장 및 요로의 일부 생식샘 및 대부분의 생식관 모든 기관계를 지지하는 결합조직 내분비계의 일부(부신일부 및 생식관의 내분비조직)
내배엽 형성:	대부분의 소화기계: 상피(입과 항문 제외), 외분비샘(타액 제외), 간 및 췌장 대부분의 호흡기계: 상피(비도 제외) 및 점액샘 비뇨기계와 생식기계의 일부(도관 및 생식자를 생산하는 줄기세포) 내분비계의 일부(가슴샘, 갑상샘, 부갑상샘 및 췌장)

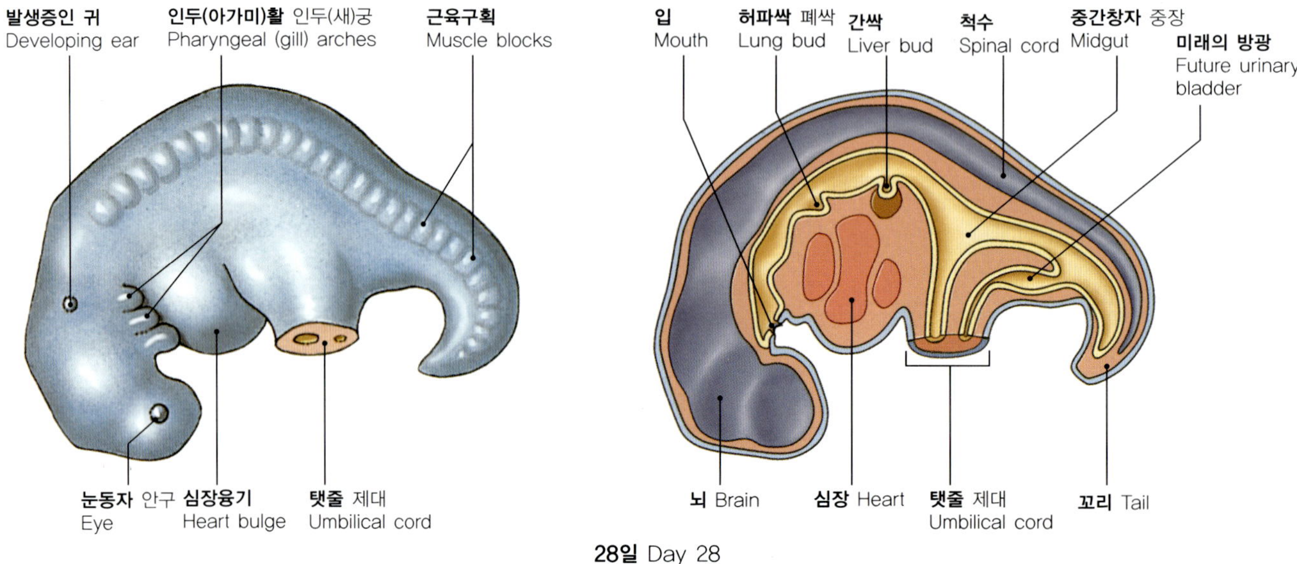

28일 Day 28

한 달후, 주요 기관계의 발생이 시작된다. 기관형성에 있어서 각 원시배반의 역할은 표에서와 같이 요약할 수 있다. 더욱 자세한 것은 후의 발생학 요약에서 설명하겠다.

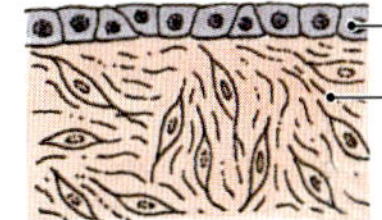

1달 1 Month

2달 초에, 표면외배엽은 배열된 간엽을 헐겁게 덮고 있는 단순상피이다.

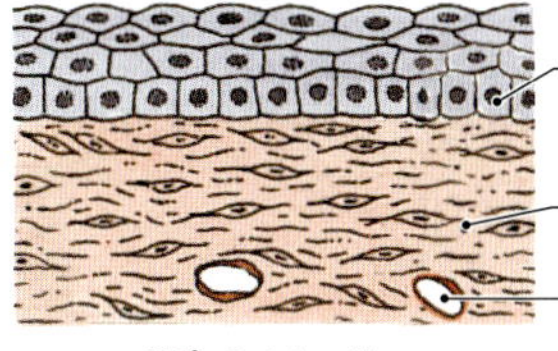

3달 3 Months

다음 주의 경과 후, 상피는 기저세포 또는 종자세포의 반복분열에 의하여 중층상피로 된다. 그 바로 아래 위치하고 있는 간엽은 부위에 영양을 공급하는 혈관을 포함한 배자결합조직으로 분화된다.

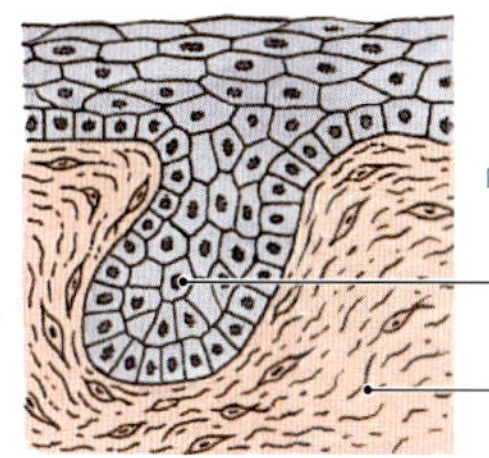

4달 4 Months

3–4달 동안, 광범위하게 분열을 하고 있는 표피의 소구역은 진피속으로 자라 들어가는 세포삭을 형성하는데 이를 상피주라 한다. 간엽세포는 세포주를 둘러싸며 진피속을 더욱 깊게 침투한다. 모낭, 피지샘 및 땀샘은 이 세포주로 부터 발생된다.

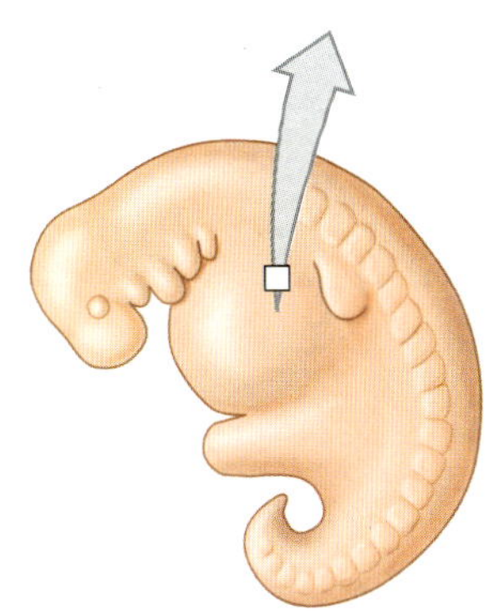

피부 Skin

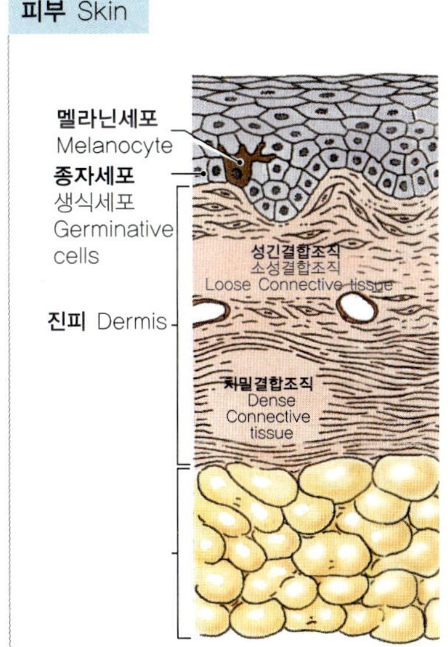

4달 4 Months

기저세포의 분열이 계속됨에 따라, 상피층은 더욱 두꺼워 지며 기저판은 불규칙한 주름을 형성한다. 멜라닌세포라고 불리는 색소세포는 그 지역으로 이주하여 종자세포 사이에 끼워 위치한다. 상피는 현 성인의 상피와 비슷하다.

배자결합조직은 진피로 분화된다. 섬유모세포와 다른 결합조직세포들은 간엽세포나 또는 그 지역으로 이주해온 세포로부터 형성되며 섬유밀도는 더욱 증가한다. 소성결합조직은 가장자리로 확장해 나가는 반면, 더욱 깊고 적은 혈관지역은 치밀하고 불규칙적인 콜라겐섬유에 의해 특징지워진다. 진피아래, 배자결합조직은 피하층인 소성결합조직층으로 분화된다.

손발톱 Nails

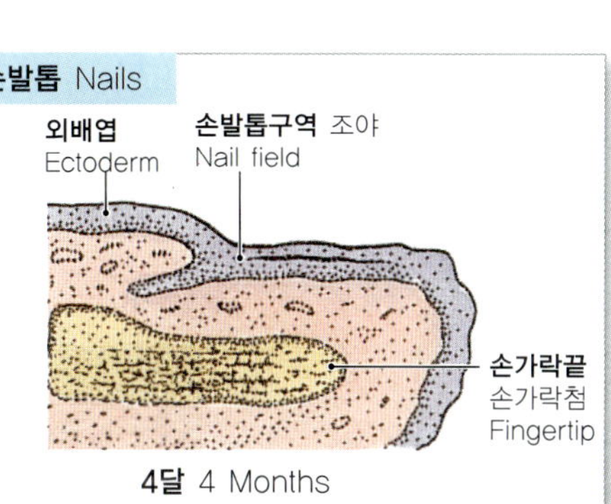

4달 4 Months

손발톱은 손가락이나 발가락 끝 가까이 있는 표피의 비후에 의하여 시작된다. 이들 비후는 진피속으로 자리를 잡아가고 일반 표피와는 경계를 이루면서 더욱 분명하게 구분되어 진다. 초기부터 조의 생산은 조야의 모든 종자세포가 관여한다.

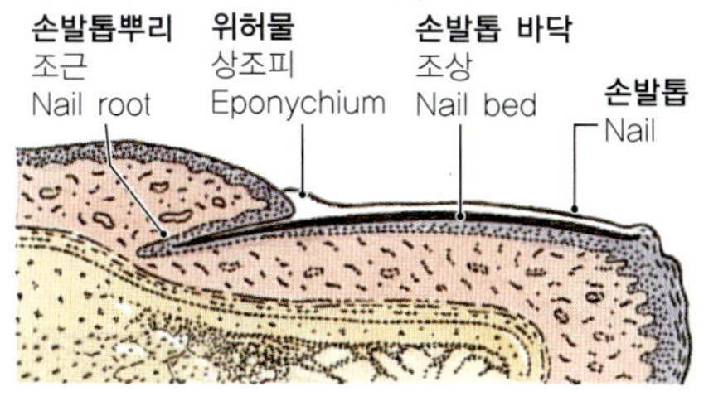

출생 Birth

출생에 즈음하여, 손발톱의 생산은 조근에 의하여 제한된다.

모낭 Hair follicles

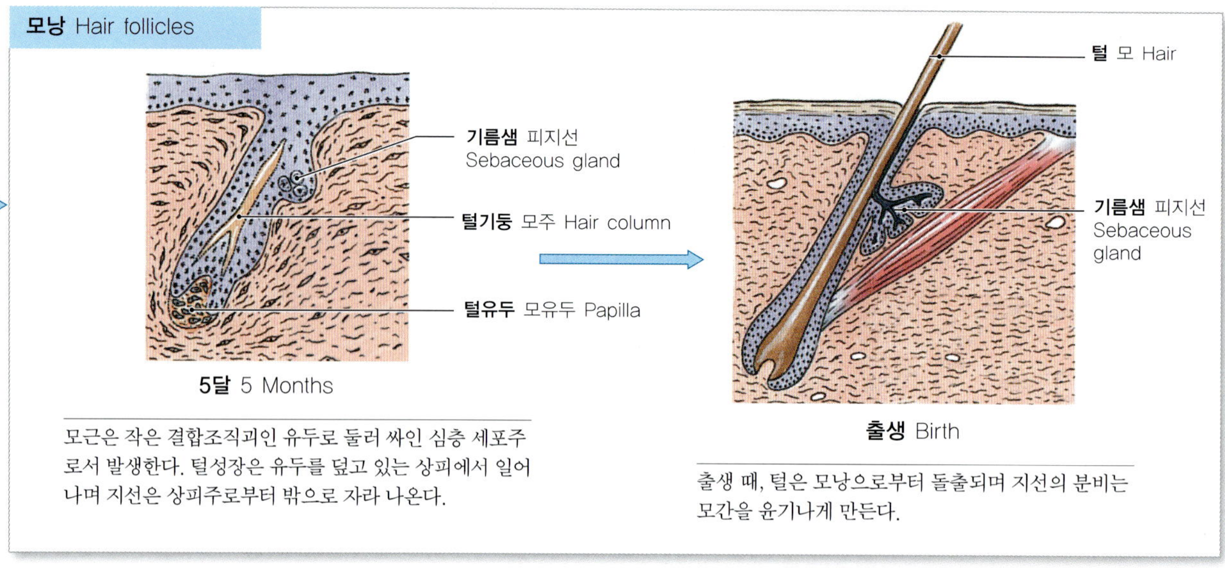

5달 5 Months

모근은 작은 결합조직괴인 유두로 둘러 싸인 심층 세포주로서 발생한다. 털성장은 유두를 덮고 있는 상피에서 일어나며 지선은 상피주로부터 밖으로 자라 나온다.

출생 Birth

출생 때, 털은 모낭으로부터 돌출되며 지선의 분비는 모간을 윤기나게 만든다.

외분비샘 외분비선 Exocrine glands

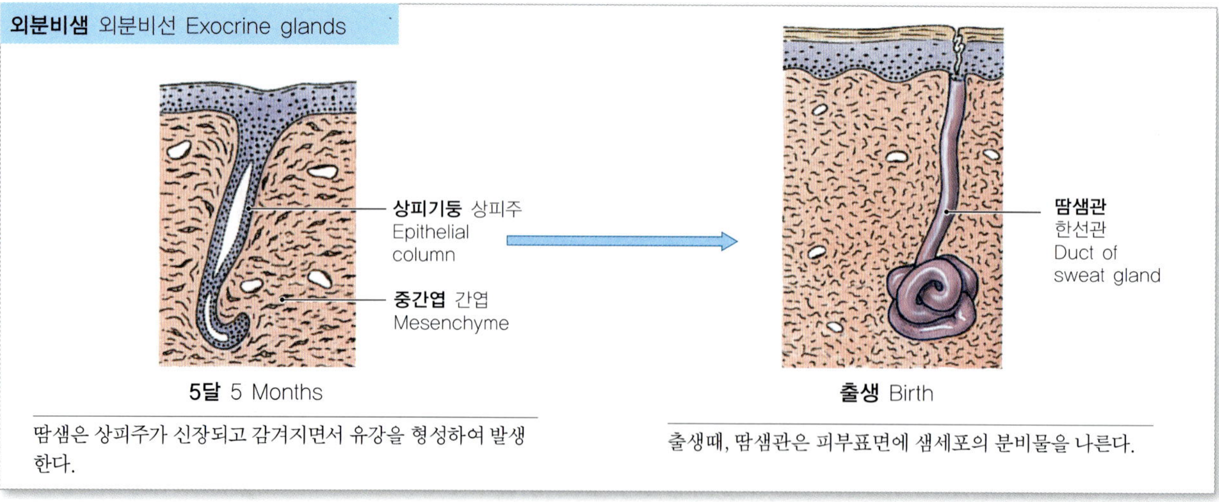

5달 5 Months

땀샘은 상피주가 신장되고 감겨지면서 유강을 형성하여 발생한다.

출생 Birth

출생때, 땀샘관은 피부표면에 샘세포의 분비물을 나른다.

젖샘 유선 Mammary glands

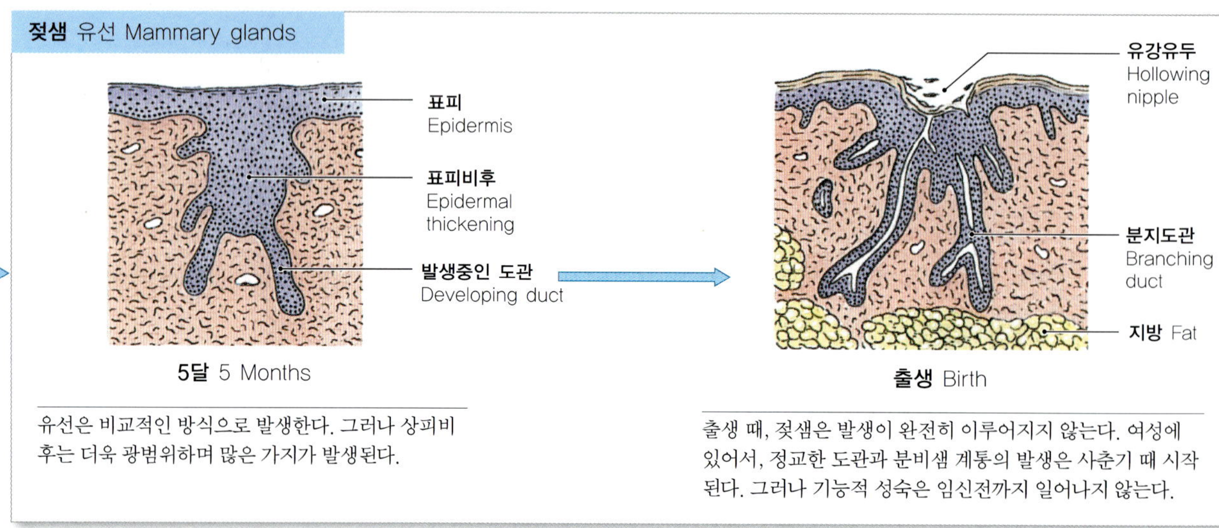

5달 5 Months

유선은 비교적인 방식으로 발생한다. 그러나 상피비후는 더욱 광범위하며 많은 가지가 발생된다.

출생 Birth

출생 때, 젖샘은 발생이 완전히 이루어지지 않는다. 여성에 있어서, 정교한 도관과 분비샘 계통의 발생은 사춘기 때 시작된다. 그러나 기능적 성숙은 임신전까지 일어나지 않는다.

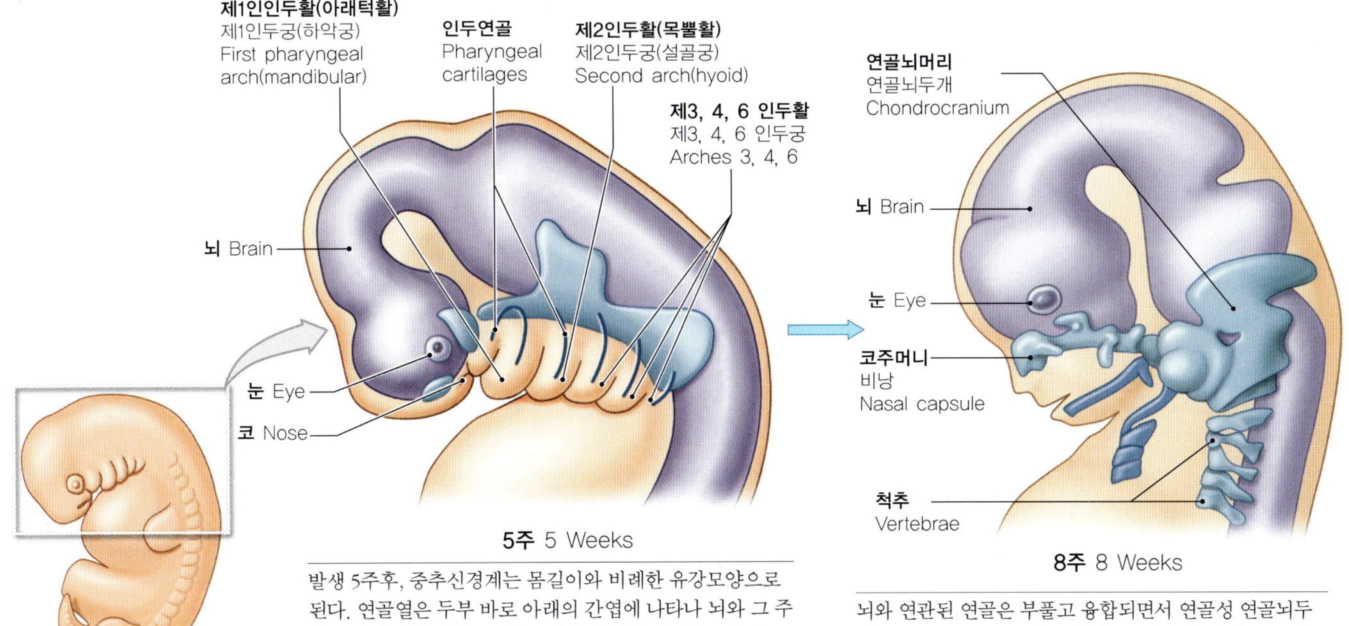

5주 5 Weeks

발생 5주후, 중추신경계는 몸길이와 비례한 유강모양으로 된다. 연골열은 두부 바로 아래의 간엽에 나타나 뇌와 그 주위로 확장되어 가서 코나 눈, 귀를 형성한다. 이들 연골은 밝은 청색을 띄고 있다. 부가적인 5쌍의 연골은 인두벽을 형성한다. 이들 연골은 검푸르게 보이며 인두궁 또는 새궁 안에 위치하고 있다(새궁은 아가미를 의미한다–어류에 있어 미궁은 아가미를 지지하는 골격으로 발생된다). 제1궁 또는 하악궁은 가장 크다.

8주 8 Weeks

뇌와 연관된 연골은 부풀고 융합되면서 연골성 연골뇌두개(chondrocranium; 연골성, 연골+뇌두개, 두개골)를 형성하며, 이는 뇌와 감각기관을 생성케 한다. 8주째, 이들의 벽과 마루는 불완전하며 천정은 없다.

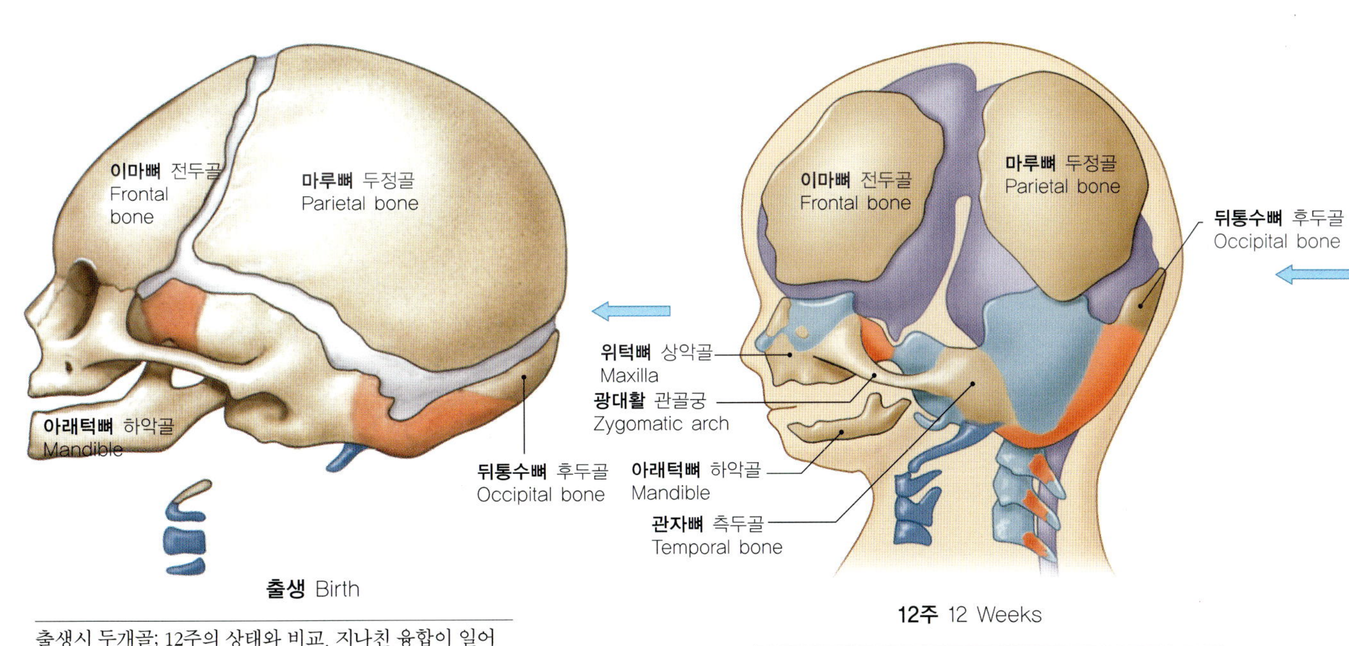

출생 Birth

출생시 두개골; 12주의 상태와 비교. 지나친 융합이 일어났으나 뇌두개의 천정은 불완전하게 남아 있다(더욱 자세한 것은 그림 7-17, p.230 참고).

12주 12 Weeks

12주후, 골화가 뇌두개와 얼굴에서 잘 진행된다. 그림판 90b, p.114와 비교.

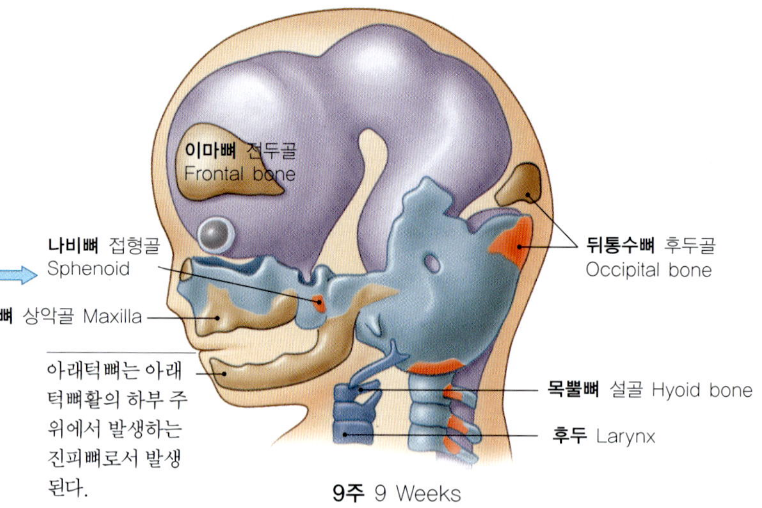

9주 9 Weeks

9주 동안, 수많은 연골내골화중심은 연골뇌두개내에서 일어난다. 이들 중심은 빨간색으로 표시되어 있다. 점차적으로, 뇌두개골지붕의 이마뼈와 마루뼈는 막성내골화로 진피상면에서 시작된다. 이들 중심은 (밝은 다갈색) 부풀고 팽대되어 광범위한 융합이 이루어진다.

하악궁의 배측부분은 연골뇌두개와 융합된다. 융합된 연골은 골화되지 않는 대신 골모세포가 진피뼈에서 그들을 싸기 시작한다. 이 절편의 양쪽은 뼈와 융합하여 비강의 입구를 발생시키며 두 개의 위턱뼈를 형성한다. 입천정에서의 골화중심은 더욱 확대되어 구개돌기를 형성하고 후에 위턱뼈와 융합한다.

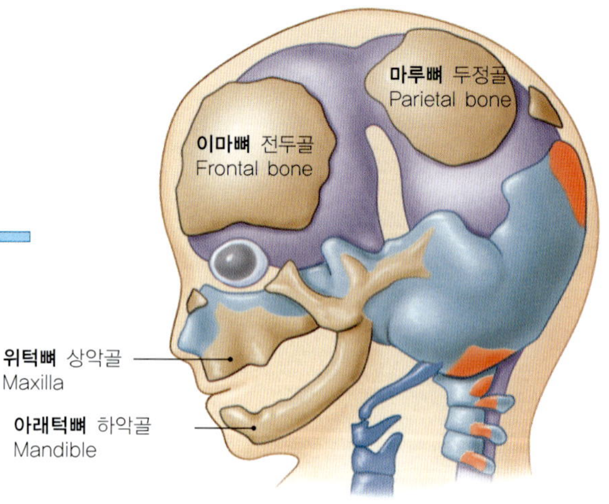

10주 10 Weeks

제2궁 또는 설궁은 측두골의 근접에서 형성된다. 측두골과 함께 설골의 상첨단의 융합은 경상돌기를 형성한다. 설골궁의 복측은 설골로 골화된다. 제3궁은 설골과 융합하며, 제4궁과 제6궁은 후두연골을 형성한다.

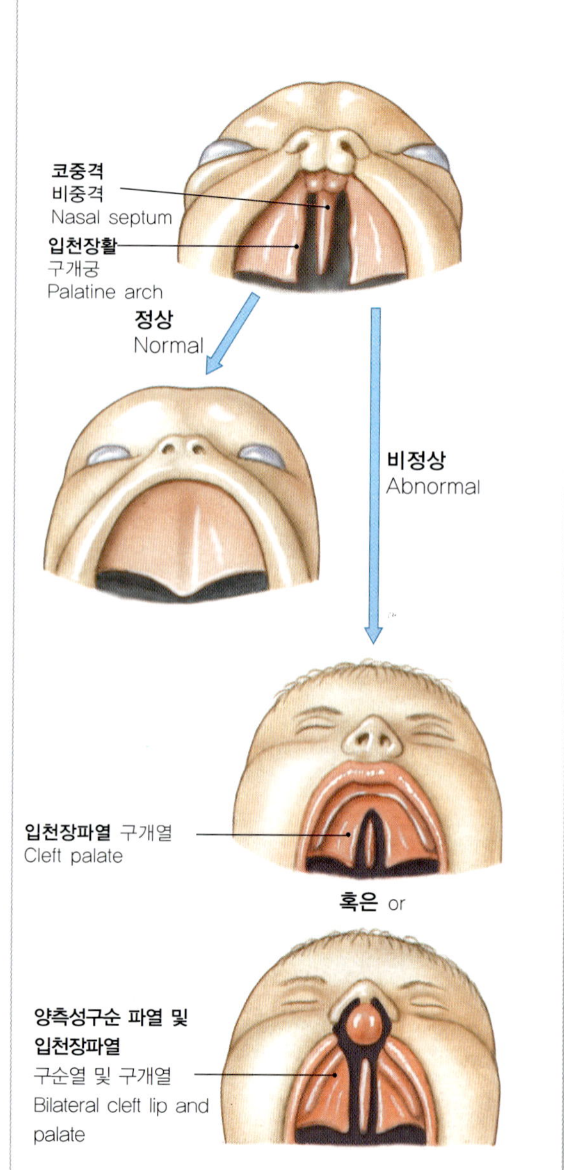

만약 피부덮개가 정상적으로 융합되지 않으면, 구순열이 된다. 구순열은 대략 1/1,000명비율로 나타난다. 안와나 구개쪽으로의 균열을 구개열이라 하며 이는 구순열과 같이 동반된다. 위의 양상태는 외과적 수술에 의하여 교정할 수 있다.

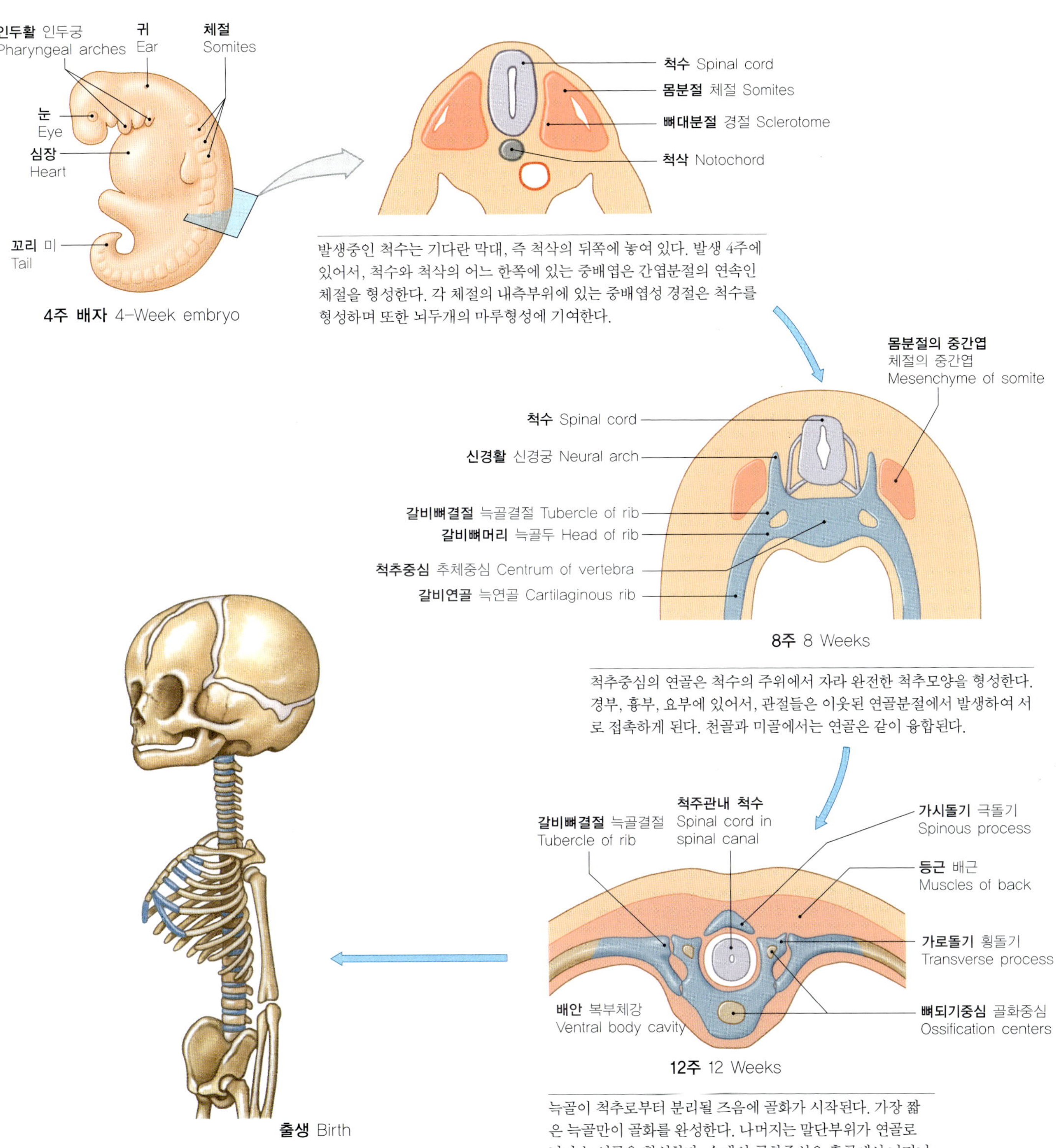

발생중인 척수는 기다란 막대, 즉 척삭의 뒤쪽에 놓여 있다. 발생 4주에 있어서, 척수와 척삭의 어느 한쪽에 있는 중배엽은 간엽분절의 연속인 체절을 형성한다. 각 체절의 내측부위에 있는 중배엽성 경절은 척수를 형성하며 또한 뇌두개의 마루형성에 기여한다.

척추중심의 연골은 척수의 주위에서 자라 완전한 척추모양을 형성한다. 경부, 흉부, 요부에 있어서, 관절들은 이웃된 연골분절에서 발생하여 서로 접촉하게 된다. 천골과 미골에서는 연골은 같이 융합된다.

늑골이 척추로부터 분리될 즈음에 골화가 시작된다. 가장 짧은 늑골만이 골화를 완성한다. 나머지는 말단부위가 연골로 남아 늑연골을 형성한다. 수개의 골화중심은 흉골에서 나타나나 융합은 점차적으로 수를 줄인다.

출생시, 척추와 늑골은 골화되나 많은 연골부분이 남아있다. 예를 들면, 늑골의 전부분은 연골로 남아있다. 부가적 성장은 수년동안 일어나는데 척추의 경우 신경궁저는 3-6세까지 팽대되며, 척수돌기와 척추체는 18-25세까지 자란다.

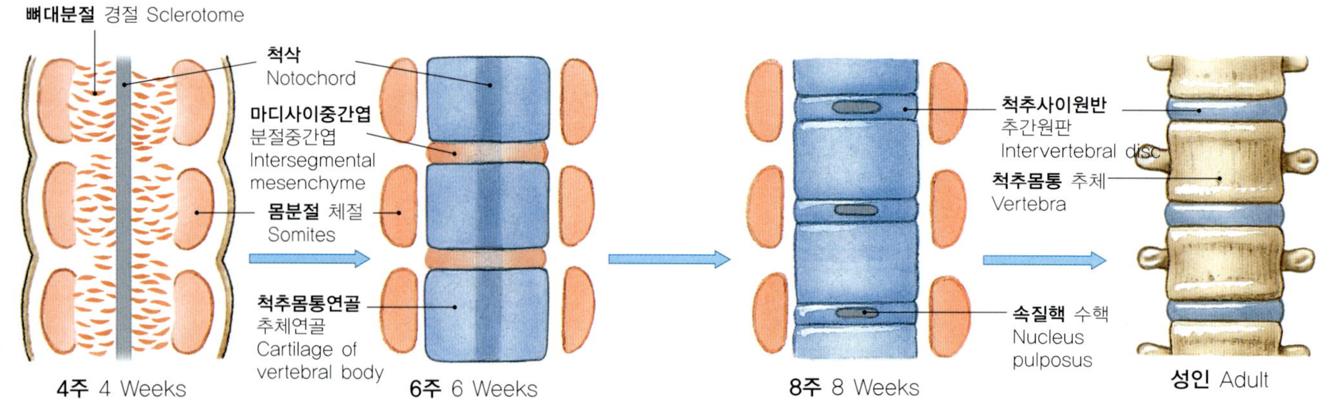

경절절편의 세포들은 체절로부터 이주하여 척삭주위에 세포집락을 형성한다.

이주세포들은 연골모세포로 분화하여 척삭을 둘러 싸는 일련의 연골분절을 형성한다. 이 연골들은 척추중심을 발생시키는데 각각 간엽조각으로 구분되어 진다.

결과적으로 척추중심의 확장은 척삭을 제거시키나 척삭은 이웃된 척추 사이에 잔존하여 추간원판의 수핵을 형성한다. 후에, 주위의 간엽세포들은 연골모세포로 분화되어 섬유환의 섬유성 연골을 형성한다.

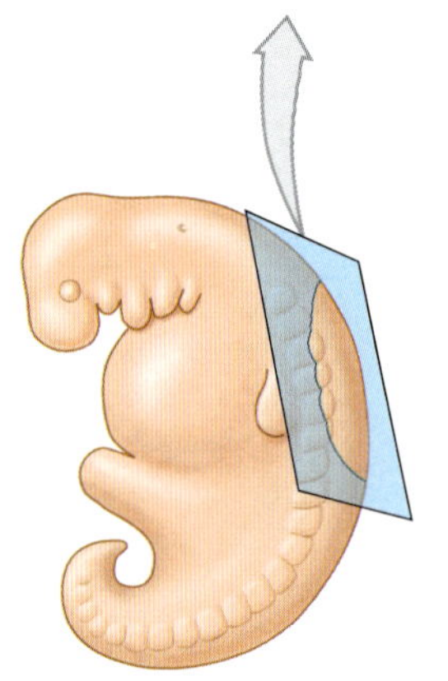

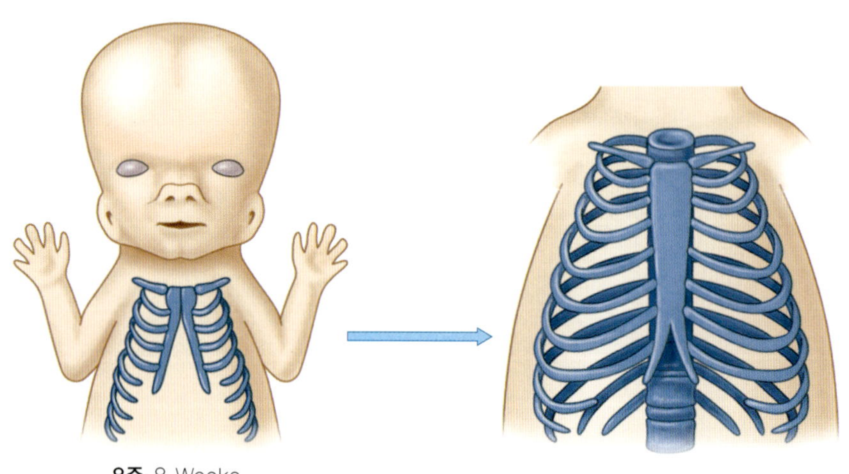

늑연골은 발생중인 척추의 횡돌기로부터 신장된다. 처음에는 이들은 연속적이나 8주쯤 늑골은 척추에서 분리된다. 늑골은 각 척추에서 형성되나 경부, 요부, 천부 및 미부에서는 약간만 남아 있다가 후에 자라는 척추와 융합된다. 흉추의 늑골은 계속하여 크게 팽창된 다음 체벽의 굴곡에 합류한다. 그들이 복부 정중에 도달할 때, 흉골의 늑연골과 융합한다.

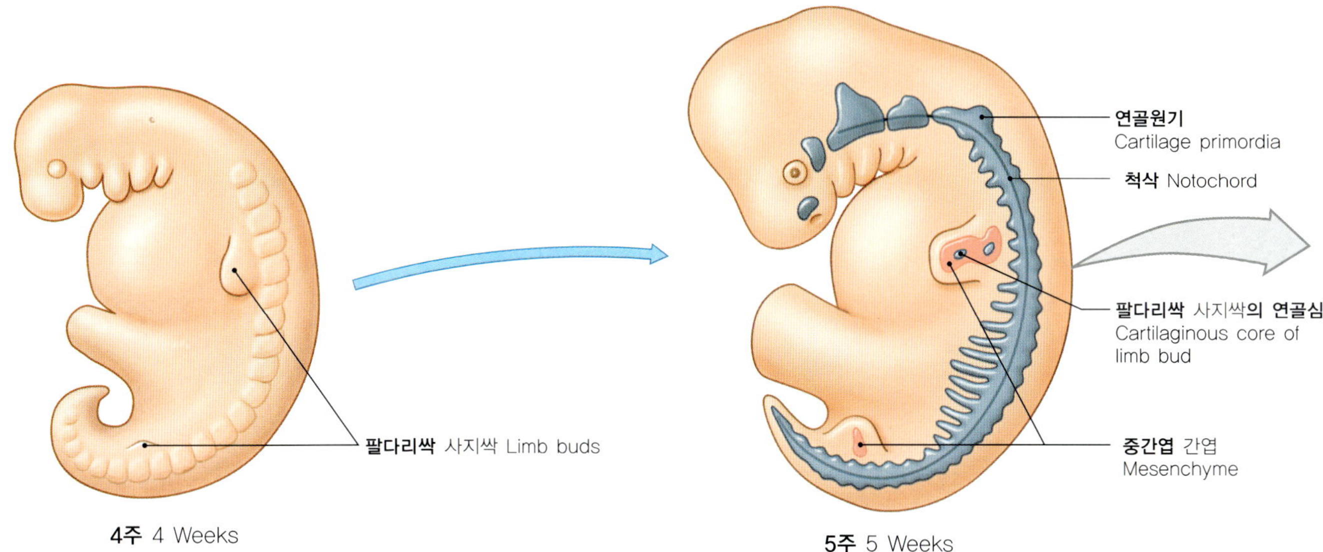

발생 4주에 있어서, 결절은 배자의 옆측을 따라 나타나 흉부 바로 뒤에서 부터 항문 바로 앞까지 신장된다. 이들 결절은 옆측외배엽의 바로 아래 모여 중배엽세포를 형성한다. 중배엽은 점차적으로 각 결절의 끝에 축적된 후 두 쌍의 상지싹을 형성한다.

발생 5주후, 상지싹은 연골심을 가지게 되며, 견갑연골은 체간의 간엽에서 발생된다.

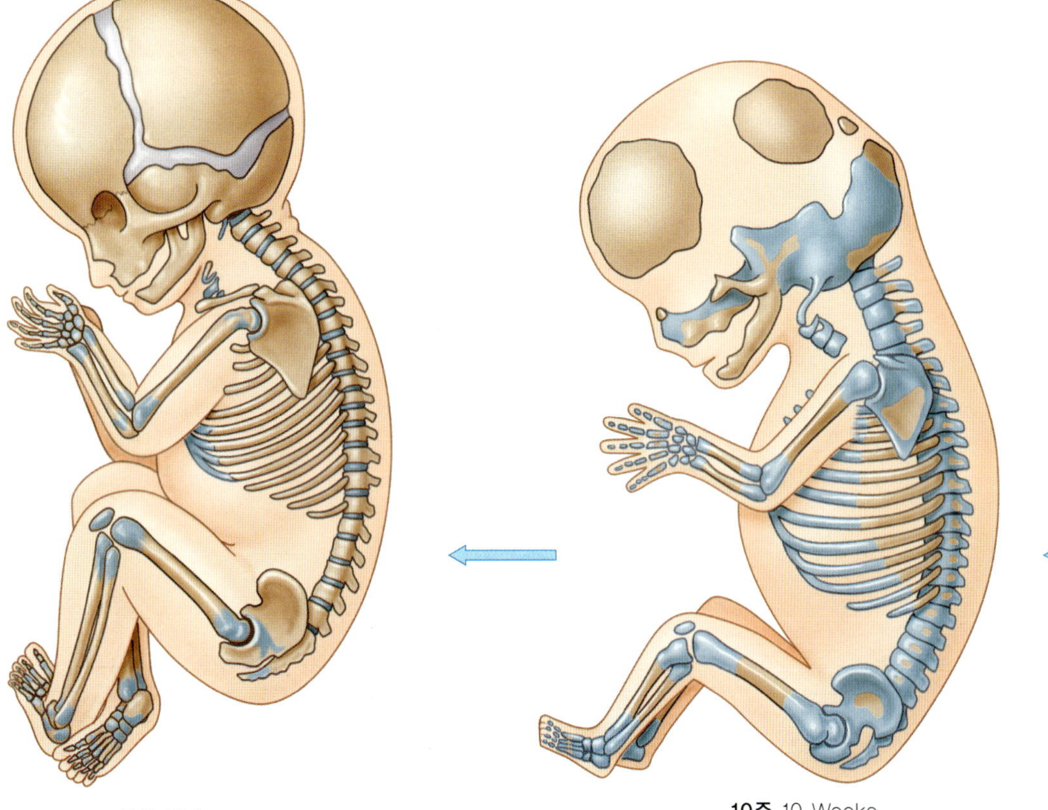

신생아의 골격. 상완두, 손목, 손바닥과 손가락의 뼈사이, 그리고 엉덩이에서 광범위한 연골부위(청색)를 유의하시오. 두 개의 전 발생학요약을 참고로 하여 중축성 골격의 출현에 유의하시오.

대략 발생 10주후 배자 골격의 골화. 사지골의 체간은 빠르게 골화가 진행되나 수근골과 족근골의 골단뼈는 연골로 남아 있다.

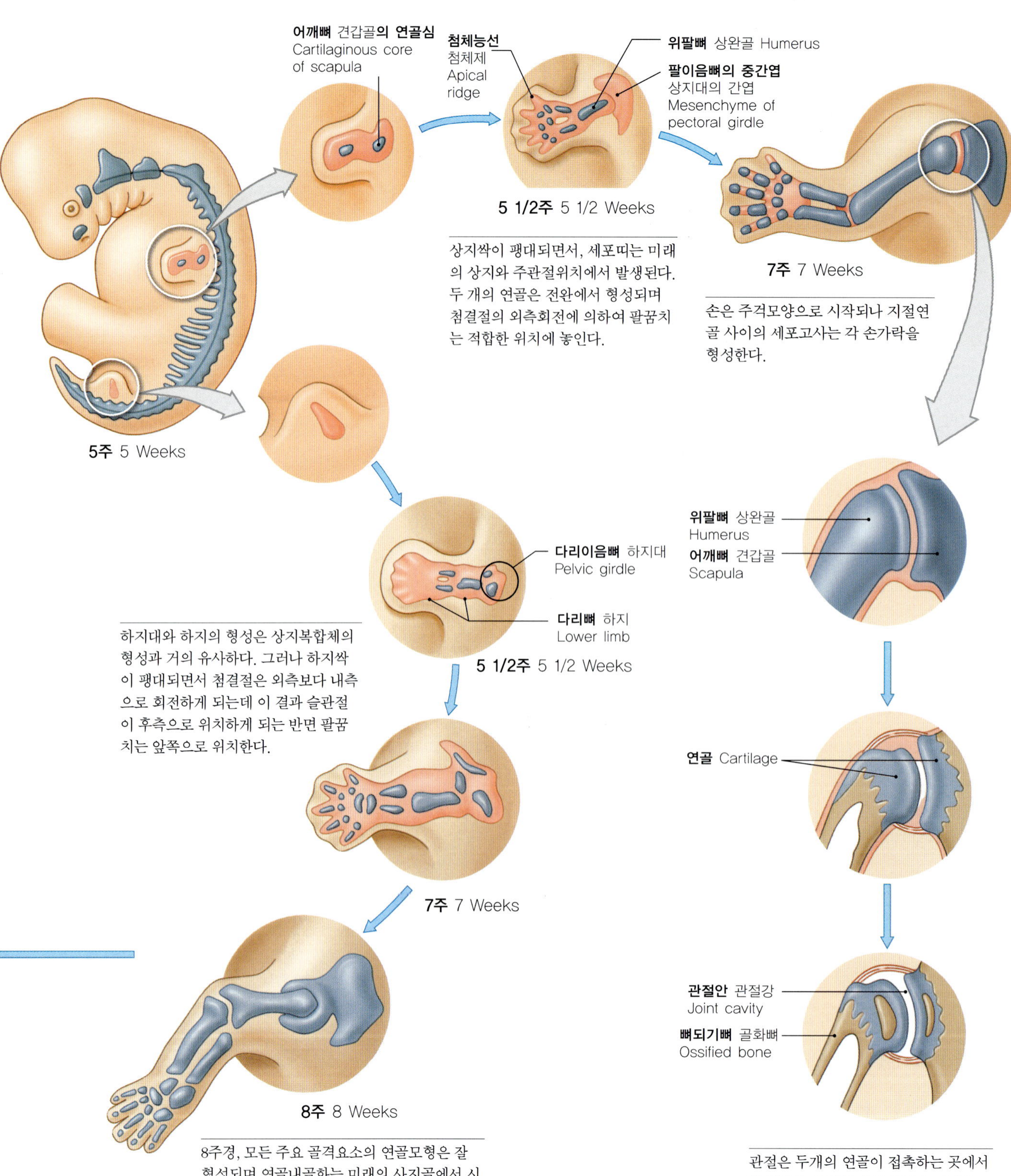

상지싹이 팽대되면서, 세포띠는 미래의 상지와 주관절위치에서 발생된다. 두 개의 연골은 전완에서 형성되며 첨결절의 외측회전에 의하여 팔꿈치는 적합한 위치에 놓인다.

손은 주걱모양으로 시작되나 지절연골 사이의 세포고사는 각 손가락을 형성한다.

하지대와 하지의 형성은 상지복합체의 형성과 거의 유사하다. 그러나 하지싹이 팽대되면서 첨결절은 외측보다 내측으로 회전하게 되는데 이 결과 슬관절이 후측으로 위치하게 되는 반면 팔꿈치는 앞쪽으로 위치한다.

8주경, 모든 주요 골격요소의 연골모형은 잘 형성되며 연골내골화는 미래의 사지골에서 시작된다. 관골의 골화는 3개의 분리된 중심에서 시작되어 점차 확대된다.

관절은 두개의 연골이 접촉하는 곳에서 형성된다. 관절강내의 표면은 연골로 남아있는 반면, 나머지 뼈는 골화가 진행된다.

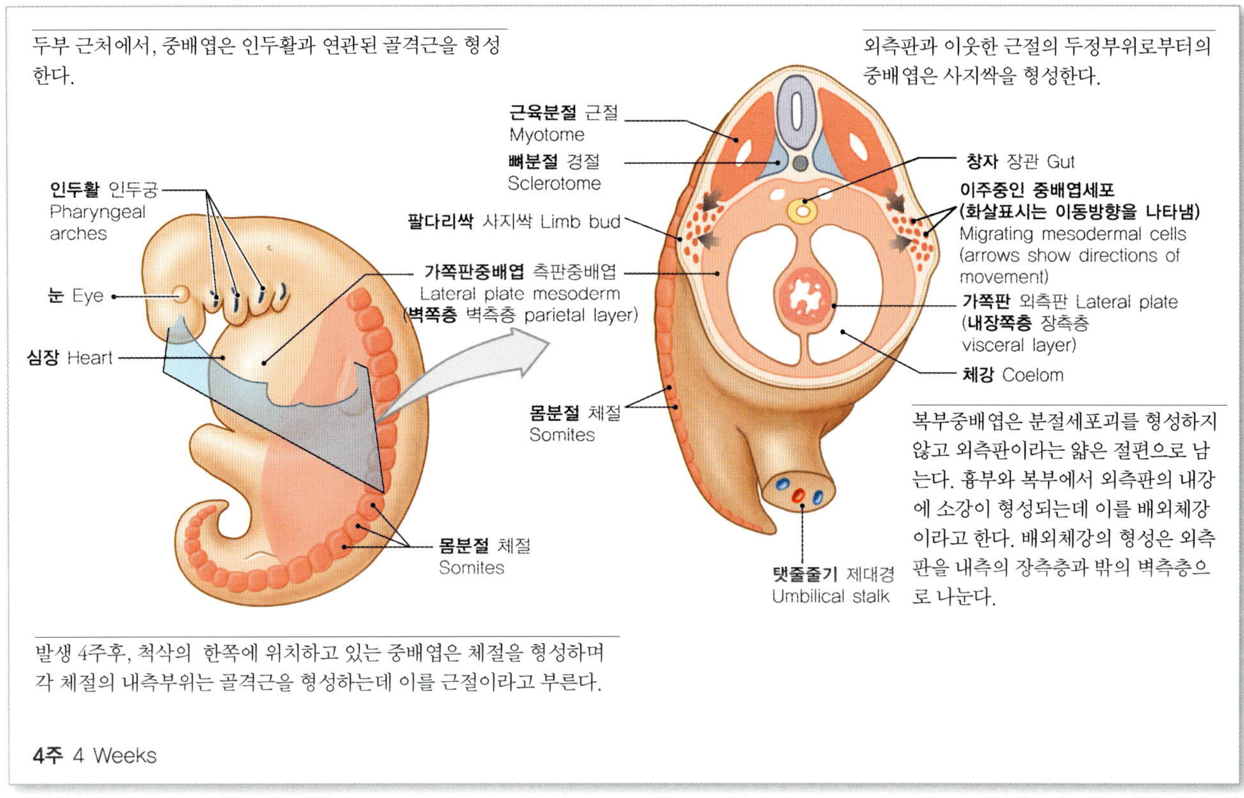

두부 근처에서, 중배엽은 인두활과 연관된 골격근을 형성한다.

외측판과 이웃한 근절의 두정부위로부터의 중배엽은 사지싹을 형성한다.

복부중배엽은 분절세포괴를 형성하지 않고 외측판이라는 얇은 절편으로 남는다. 흉부와 복부에서 외측판의 내강에 소강이 형성되는데 이를 배외체강이라고 한다. 배외체강의 형성은 외측판을 내측의 장측층과 밖의 벽측층으로 나눈다.

발생 4주후, 척삭의 한쪽에 위치하고 있는 중배엽은 체절을 형성하며 각 체절의 내측부위는 골격근을 형성하는데 이를 근절이라고 부른다.

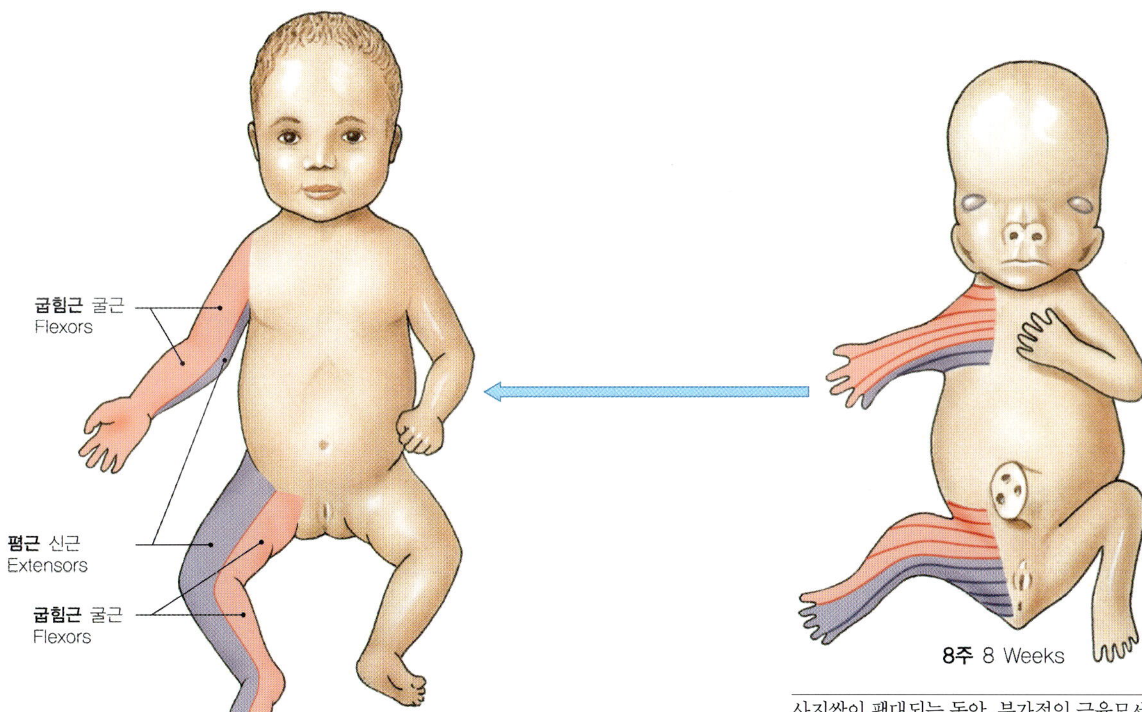

사지싹이 팽대되는 동안, 부가적인 근육모세포가 거의 근절절편으로부터 사지로 침투한다. 선은 사지에 근육모세포를 제공하는 근절사이의 경계를 가리킨다.

상지와 하지싹의 회전은 체축과 연관하여 이들 세포괴의 위치를 변화시킨다.

눈의 근
안근
Eye
muscles
체간에 위치하고 있는 상축중배엽은 체벽주위에서 자라나 늑골을 동반하는 복장뼈쪽으로 향한다. 이는 턱에서 하지대로 뻗는 중배엽층을 형성한다.
위팔싹
상지싹
Arm bud
펌근 신근 Extensors
굽힘근
굴근 Flexors
심장 Heart
복장뼈
흉골 Sternum
축위근육 상축근
Epaxial muscles
축아래근육 하축근
Hypaxial muscles
허파 폐 Lung
갈비뼈 늑골 Rib
각 사지싹은 두꺼운 첨결절과 함께 편평한 원위첨을 가지고 있다. 연골이 사지싹에 나타나면서 외측판과 근절을 둘러 싸고 있는 중배엽세포는 근모세포로 분화된다.
천골 근처에 위치하고 있는 하축중배엽은 미부쪽으로 이주하여 골반마루의 근육을 형성한다.
근절근육은 배측부(상축근)와 복측부(하축근)의 두개의 군에서 형성되는데 발생중인 척주주위에서 체계화된다.
6주 6 Weeks

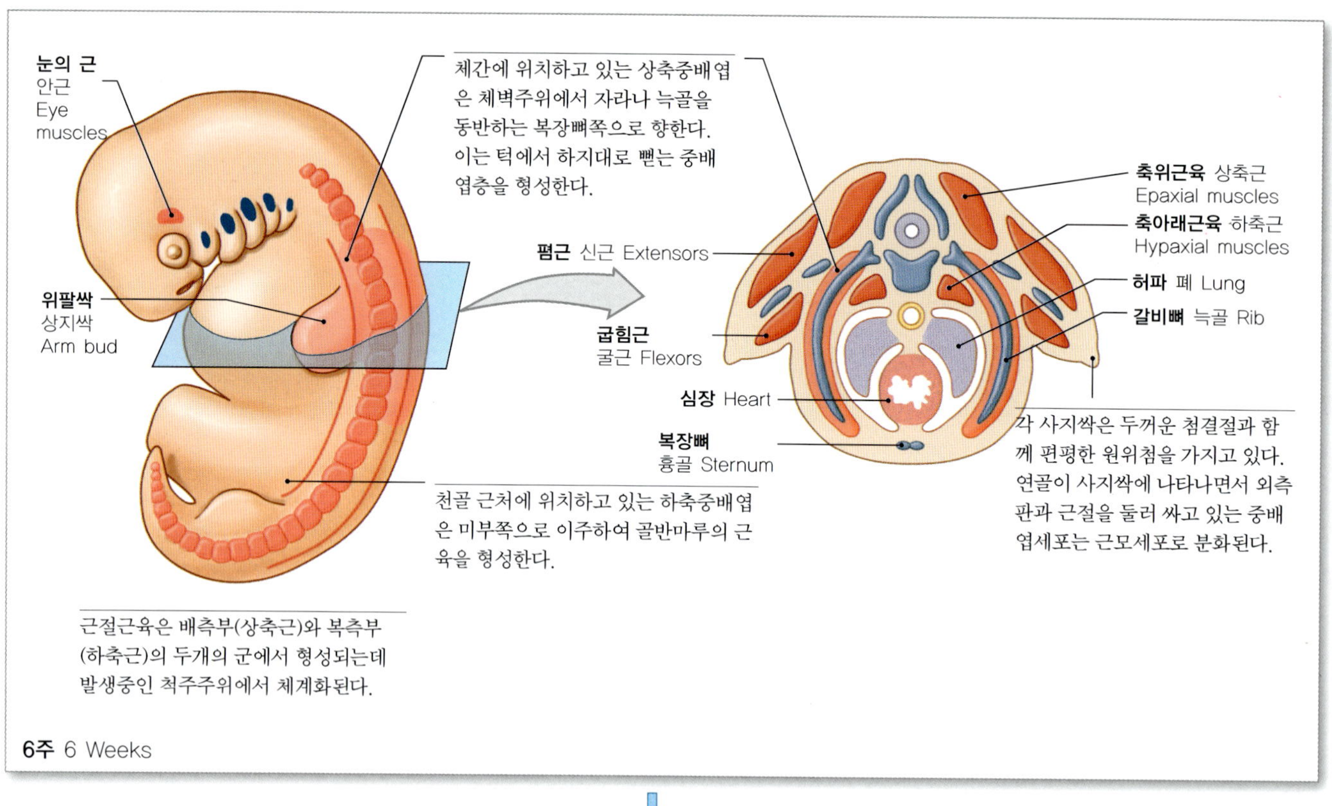

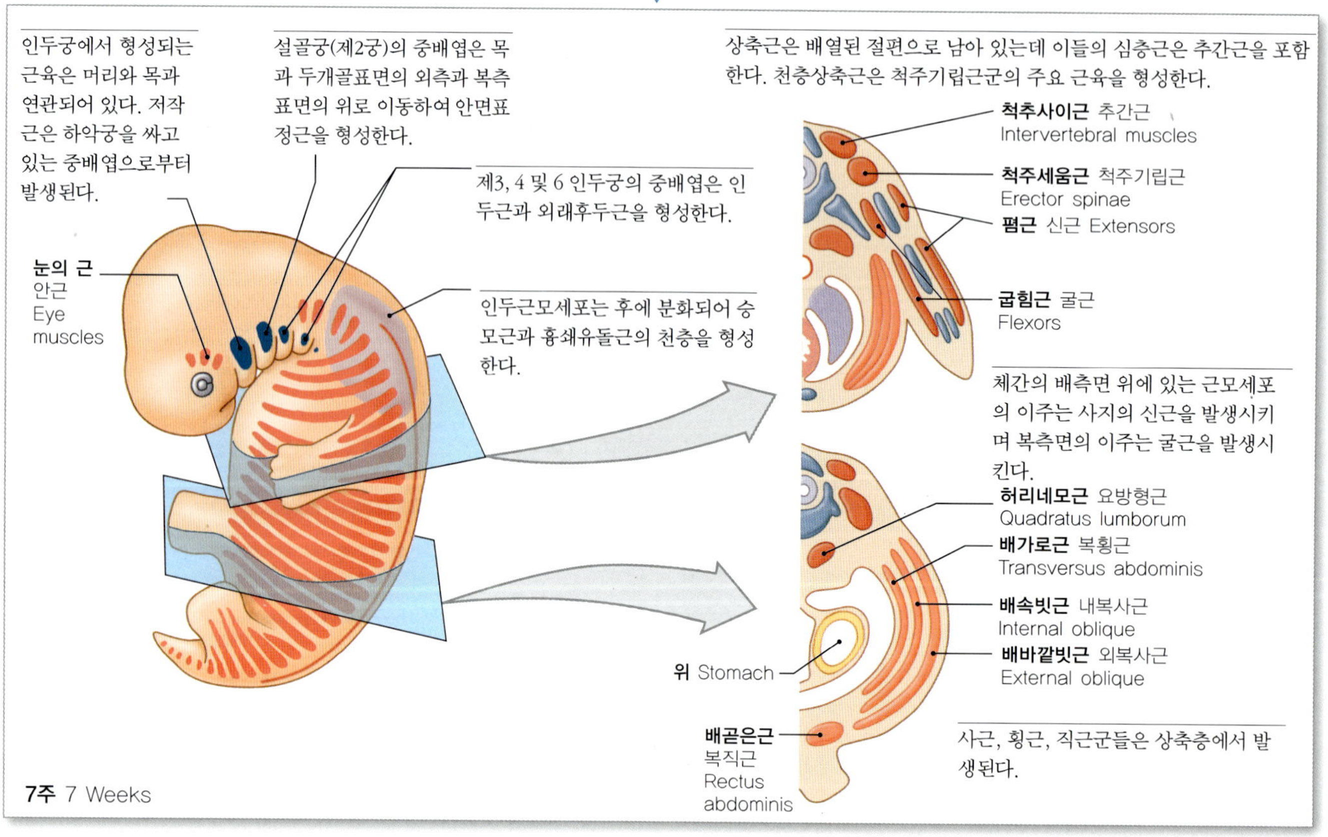

인두궁에서 형성되는 근육은 머리와 목과 연관되어 있다. 저작근은 하악궁을 싸고 있는 중배엽으로부터 발생된다.
설골궁(제2궁)의 중배엽은 목과 두개골표면의 외측과 복측 표면의 위로 이동하여 안면표정근을 형성한다.
제3, 4 및 6 인두궁의 중배엽은 인두근과 외래후두근을 형성한다.
상축근은 배열된 절편으로 남아 있는데 이들의 심층근은 추간근을 포함한다. 천층상축근은 척주기립근군의 주요 근육을 형성한다.
눈의 근
안근
Eye
muscles
인두근모세포는 후에 분화되어 승모근과 흉쇄유돌근의 천층을 형성한다.
척추사이근 추간근
Intervertebral muscles
척주세움근 척주기립근
Erector spinae
펌근 신근 Extensors
굽힘근 굴근
Flexors
체간의 배측면 위에 있는 근모세포의 이주는 사지의 신근을 발생시키며 복측면의 이주는 굴근을 발생시킨다.
허리네모근 요방형근
Quadratus lumborum
배가로근 복횡근
Transversus abdominis
배속빗근 내복사근
Internal oblique
배바깥빗근 외복사근
External oblique
위 Stomach
배곧은근
복직근
Rectus
abdominis
사근, 횡근, 직근군들은 상축층에서 발생된다.
7주 7 Weeks

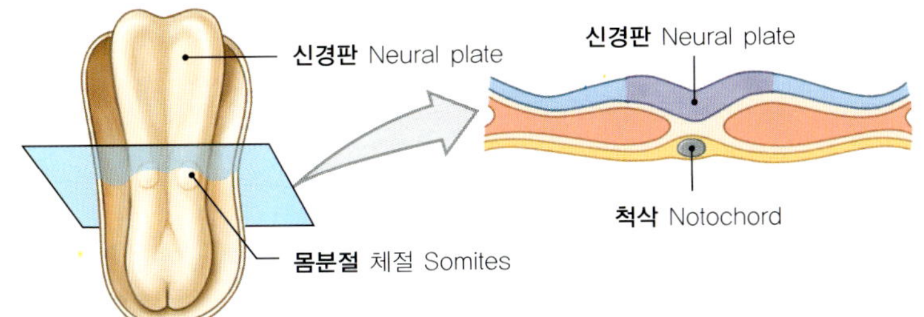

발생 2주후, 체절은 척삭의 한쪽에 나타난다. 정중비후 근처의 외배엽은 거상된 신경판을 형성하며 이는 장차 발생중인 배자의 머리근처에서 가장 커진다.

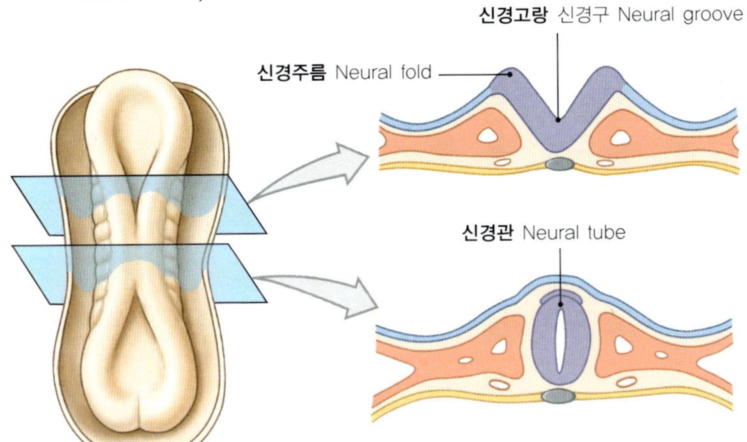

신경주름은 신경관의 축을 따라 발생되어 신경구를 형성한다. 가장자리인 신경주름은 점차 함께 이동한다. 3주말쯤, 처음으로 그들은 신경판의 축을 따라 중간에서 다른 하나와 접촉한다.

신경주름이 만나는 곳에서 서로 융합하여 천층 외배엽과 연관을 잃고 실린더모양의 신경관을 형성한다. 신경관의 형성과정을 신경배형성이라고 하는데 이는 일주일 이내에 완성된다. 중축성골격의 형성과 발생중인 신경관 주위의 근육화형성은 p.124-125와 p.128-129에서 서술하였다.

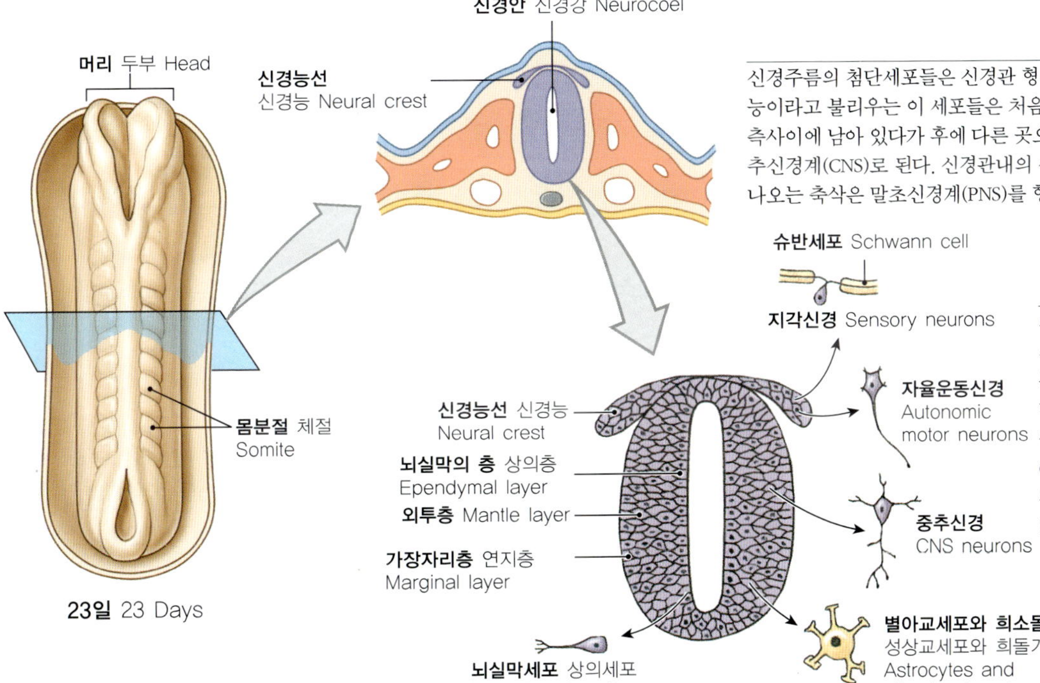

신경주름의 첨단세포들은 신경관 형성에 참여하지 않는다. 신경능이라고 불리우는 이 세포들은 처음에는 신경관과 외배엽의 배측사이에 남아 있다가 후에 다른 곳으로 이주해 간다. 신경관은 중추신경계(CNS)로 된다. 신경관내의 신경원과 신경능세포로부터 나오는 축삭은 말초신경계(PNS)를 형성한다.

외투층에 처음으로 나타나는 세포는 이주하여 신경원으로 분화되는 반면, 마지막으로 도달한 세포는 성상교세포와 희돌기교세포로 분화된다. 더욱 CNS와 PNS의 발생은 이 장의 후에 나오는 발생학요약에서 기술하였다.

신경관은 계속적인 상피층의 반복분열에 의하여 더욱 두꺼워진다. 발생 5주 중간쯤, 분명한 3개의 층이 나타난다. 상의층은 내강 또는 신경강을 덮는다. 상의세포는 유사분열을 계속 반복하고 생성된 딸세포는 외투를 둘러 싸게 된다. 발생중인 신경원으로부터 신장된 축삭은 천연지층을 형성한다.

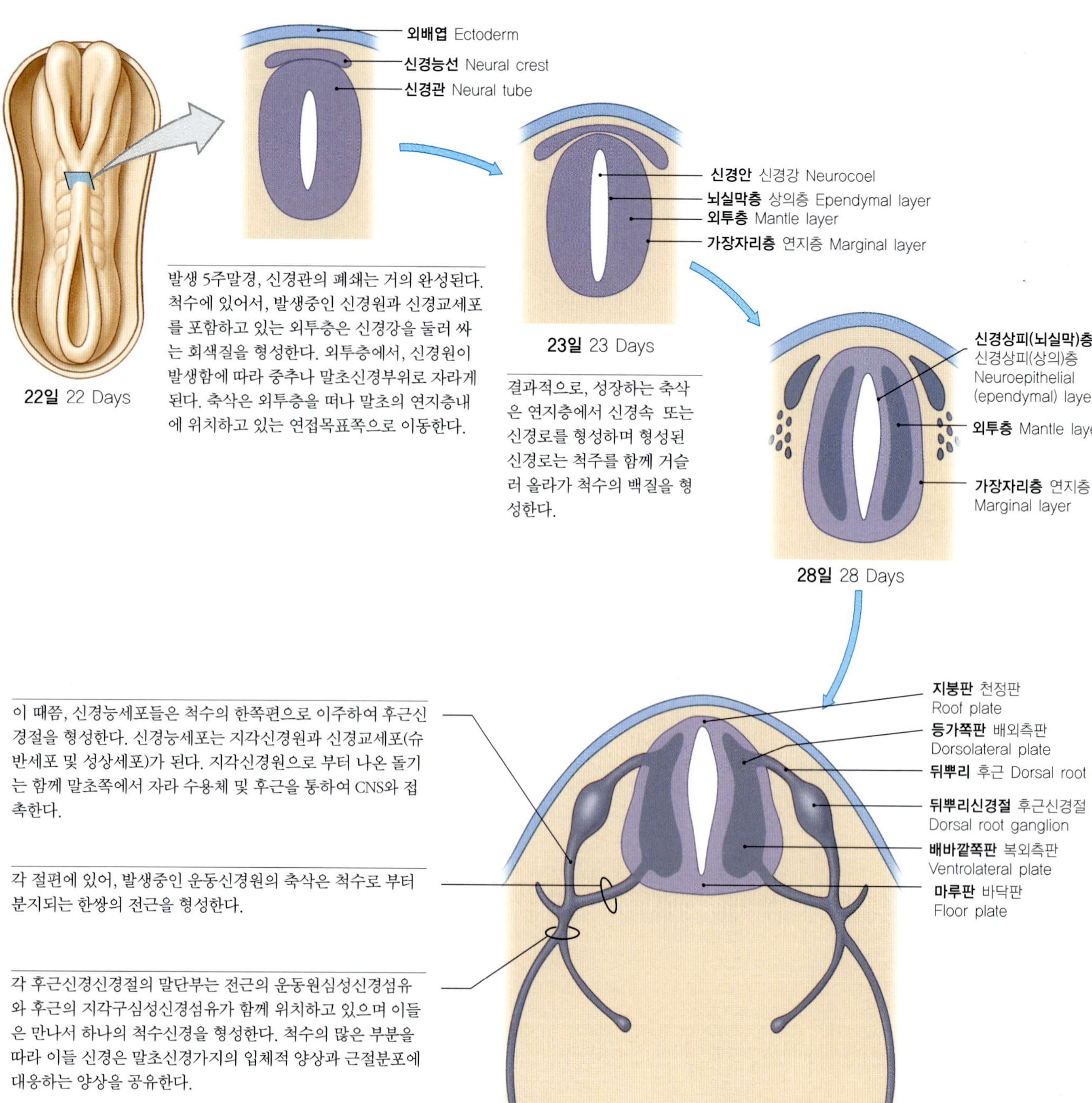

발생 5주말경, 신경관의 폐쇄는 거의 완성된다. 척수에 있어서, 발생중인 신경원과 신경교세포를 포함하고 있는 외투층은 신경강을 둘러 싸는 회색질을 형성한다. 외투층에서, 신경원이 발생함에 따라 중추나 말초신경부위로 자라게 된다. 축삭은 외투층을 떠나 말초의 연지층내에 위치하고 있는 연접목표쪽으로 이동한다.

결과적으로, 성장하는 축삭은 연지층에서 신경속 또는 신경로를 형성하며 형성된 신경로는 척주를 함께 거슬러 올라가 척수의 백질을 형성한다.

이 때쯤, 신경능세포들은 척수의 한쪽편으로 이주하여 후근신경절을 형성한다. 신경능세포는 지각신경원과 신경교세포(슈반세포 및 성상세포)가 된다. 지각신경원으로 부터 나온 돌기는 함께 말초쪽에서 자라 수용체 및 후근을 통하여 CNS와 접촉한다.

각 절편에 있어, 발생중인 운동신경원의 축삭은 척수로 부터 분지되는 한쌍의 전근을 형성한다.

각 후근신경신경절의 말단부는 전근의 운동원심성신경섬유와 후근의 지각구심성신경섬유가 함께 위치하고 있으며 이들은 만나서 하나의 척수신경을 형성한다. 척수의 많은 부분을 따라 이들 신경은 말초신경가지의 입체적 양상과 근절분포에 대응하는 양상을 공유한다.

외투가 팽대됨에 따라, 신경강은 외측으로 압박되어 상대적으로 작아진다. 상대적으로 얇은 천정판과 마루판은 사실상 두꺼워지지 않는다. 그러나 배외측판과 복외측판은 빠르게 팽대된다. 배외측판내에서 발생하는 신경원은 지각정보를 받고 전하는 반면, 복외측부위의 신경원은 운동신경원으로 분화한다.

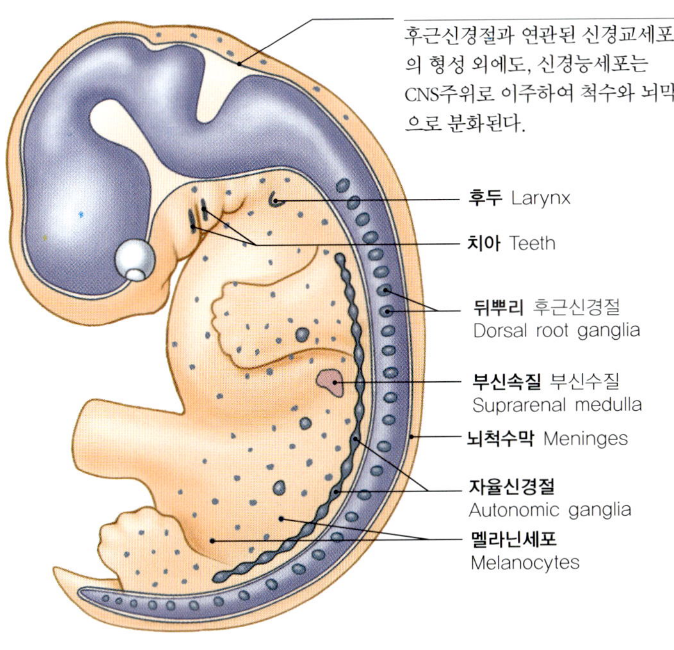

7주 7 Weeks
(**신경능선세포분포** Distribution of neural crest cells)

신경능세포는 결집하여 척주와 말초기관의 근처에 자율신경절을 형성한다. 신경능세포의 이주는 치아형성, 후두연골, 피부의 멜라닌세포, 두개골, 눈주위의 결합조직, 눈의 내재근, 슈반세포, 성상세포 및 부신수질의 형성에 기여한다.

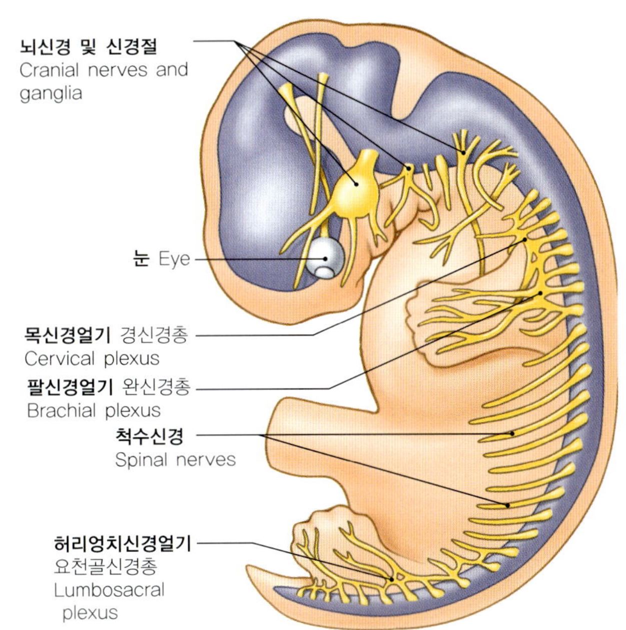

7주 7 Weeks
(**말초신경분포** Peripheral nerve distribution)

여러 척수신경은 각 발생중인 사지를 지배한다. 배자근육세포가 근절에서 이주할 때, 신경은 그들내의 우측을 따라 자란다. 만약 성인에 있어 큰 근육은 여러 근절분획에서 유래된 것이라면 결합조직구획은 가끔 원래의 경계를 만들며 신경지배는 항상 한개 이상의 신경이 관여한다.

비정상 발생 Developmental abnormalities

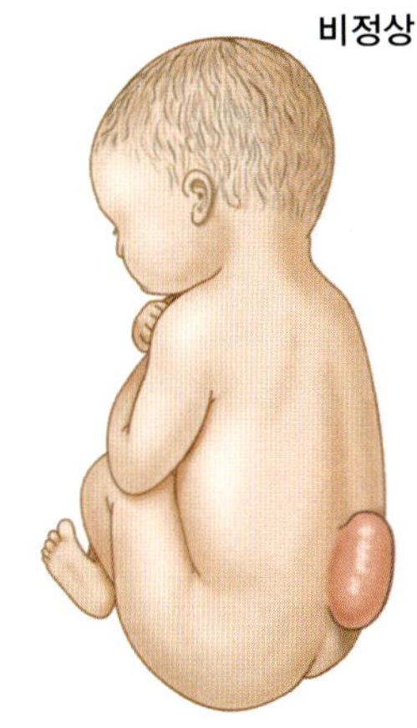

척추뼈갈림증 척추이분 Spina bifida

척추이분(spina bifida)은 발생중인 척추관의 융합이 실패된 경우 그 부위에 비정상적인 신경관의 형성에 기인한다. 신경궁은 불완전하며, 척수막은 등쪽 피부아래에서 밖으로 팽창되어 나온다. 비정상적인 연속은 심각한 결점을 유발한다. 결점이 미약한 경우 질환상태는 잘 나타나지 않는 반면, 심한 경우는 척주의 길이에 많은 영향을 미친다.

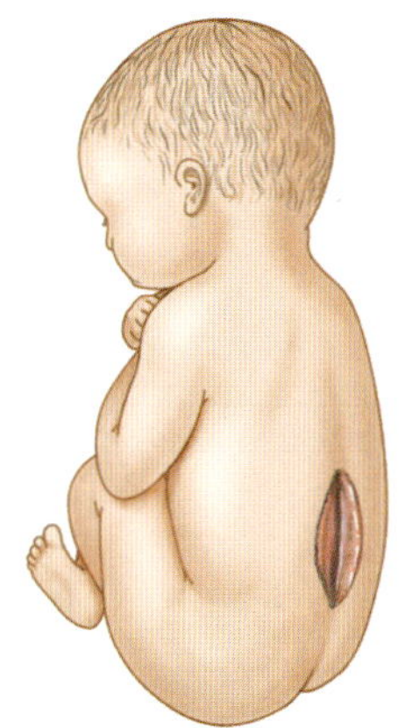

신경관결함 신경관결손 A neural tube defect

신경관결손은 척수형성의 이차석인 발생오류의 상태이다. 유강관이 형성되는 대신 척수의 일부분이 넓은 편평판으로 발생되는데 이는 가끔 척추이분과 관련이 있다. 신경관결손은 대개 1/1,000의 빈도로 나타나며 이러한 결함은 출생전 검진으로 80-85%의 적중률로서 알아낼 수 있다.

진행전, 두개골의 형성, 척주발생 및 척수의 발생에 대하여 앞서 발생학요약에서 간단히 요약 설명하였다.

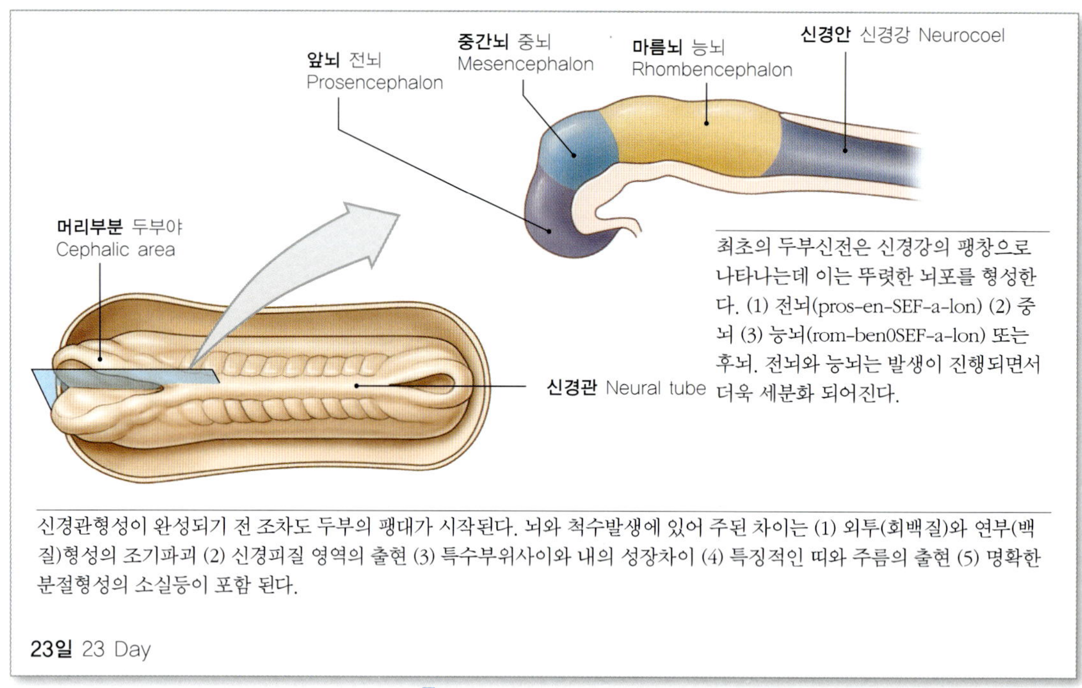

최초의 두부신전은 신경강의 팽창으로 나타나는데 이는 뚜렷한 뇌포를 형성한다. (1) 전뇌(pros-en-SEF-a-lon) (2) 중뇌 (3) 능뇌(rom-ben0SEF-a-lon) 또는 후뇌. 전뇌와 능뇌는 발생이 진행되면서 더욱 세분화 되어진다.

신경관형성이 완성되기 전 조차도 두부의 팽대가 시작된다. 뇌와 척수발생에 있어 주된 차이는 (1) 외투(회백질)와 연부(백질)형성의 조기파괴 (2) 신경피질 영역의 출현 (3) 특수부위사이와 내의 성장차이 (4) 특징적인 띠와 주름의 출현 (5) 명확한 분절형성의 소실등이 포함 된다.

23일 23 Day

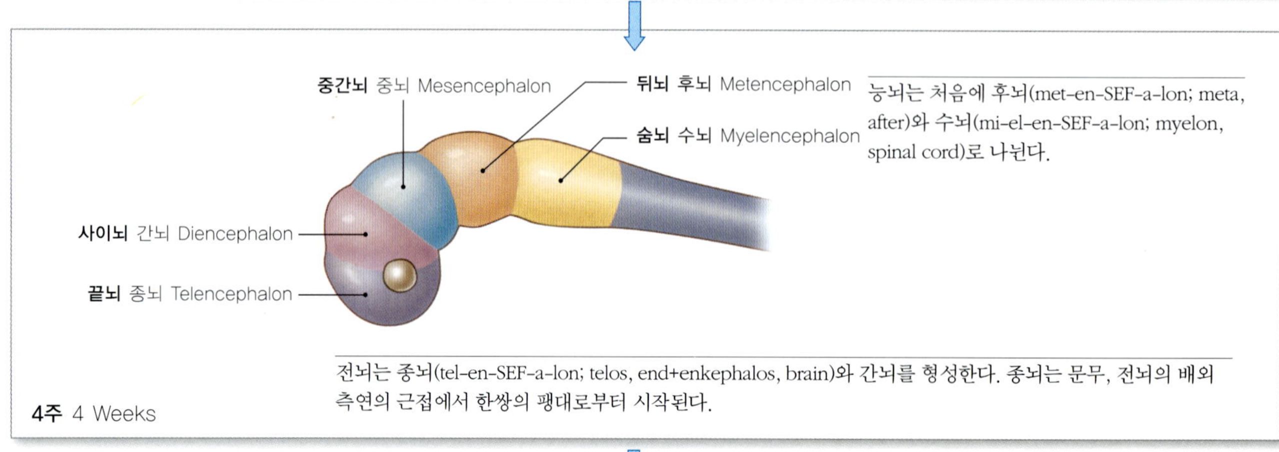

능뇌는 처음에 후뇌(met-en-SEF-a-lon; meta, after)와 수뇌(mi-el-en-SEF-a-lon; myelon, spinal cord)로 나뉜다.

전뇌는 종뇌(tel-en-SEF-a-lon; telos, end+enkephalos, brain)와 간뇌를 형성한다. 종뇌는 문무, 전뇌의 배외측연의 근접에서 한쌍의 팽대로부터 시작된다.

4주 4 Weeks

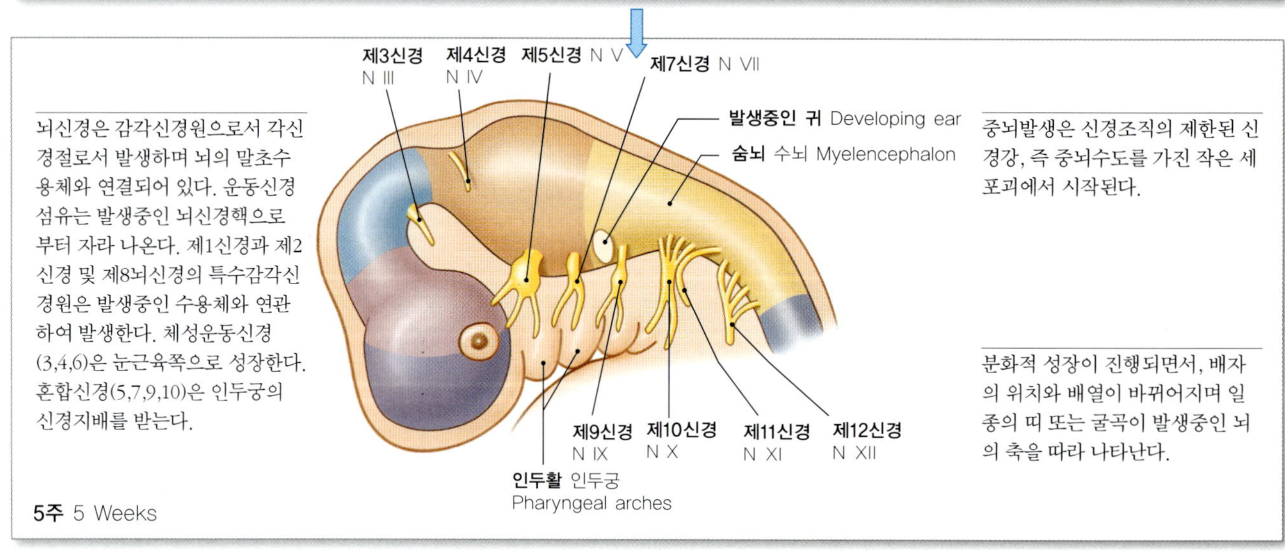

뇌신경은 감각신경원으로서 각신경절로서 발생하며 뇌의 말초수용체와 연결되어 있다. 운동신경섬유는 발생중인 뇌신경핵으로부터 자라 나온다. 제1신경과 제2신경 및 제8뇌신경의 특수감각신경원은 발생중인 수용체와 연관하여 발생한다. 체성운동신경(3,4,6)은 눈근육쪽으로 성장한다. 혼합신경(5,7,9,10)은 인두궁의 신경지배를 받는다.

중뇌발생은 신경조직의 제한된 신경강, 즉 중뇌수도를 가진 작은 세포괴에서 시작된다.

분화적 성장이 진행되면서, 배자의 위치와 배열이 바뀌어지며 일종의 띠 또는 굴곡이 발생중인 뇌의 축을 따라 나타난다.

5주 5 Weeks

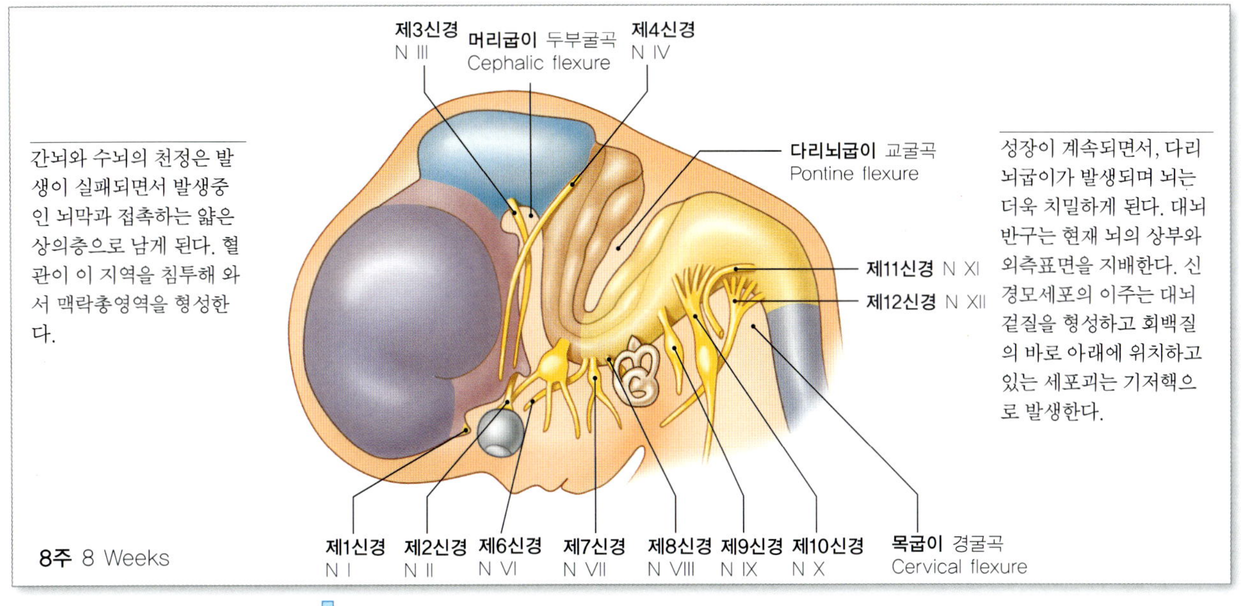

간뇌와 수뇌의 천정은 발생이 실패되면서 발생중인 뇌막과 접촉하는 얇은 상의층으로 남게 된다. 혈관이 이 지역을 침투해 와서 맥락총영역을 형성한다.

제3신경 N III
머리굽이 두부굴곡 Cephalic flexure
제4신경 N IV
다리뇌굽이 교굴곡 Pontine flexure
제11신경 N XI
제12신경 N XII
제1신경 N I
제2신경 N II
제6신경 N VI
제7신경 N VII
제8신경 N VIII
제9신경 N IX
제10신경 N X
목굽이 경굴곡 Cervical flexure

성장이 계속되면서, 다리뇌굽이가 발생되며 뇌는 더욱 치밀하게 된다. 대뇌반구는 현재 뇌의 상부와 외측표면을 지배한다. 신경모세포의 이주는 대뇌겉질을 형성하고 회백질의 바로 아래에 위치하고 있는 세포괴는 기저핵으로 발생한다.

8주 8 Weeks

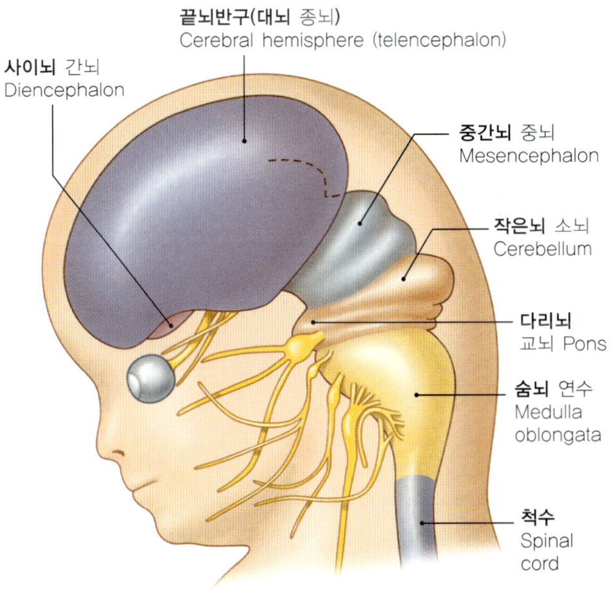

끝뇌반구(대뇌 종뇌**)** Cerebral hemisphere (telencephalon)
사이뇌 간뇌 Diencephalon
중간뇌 중뇌 Mesencephalon
작은뇌 소뇌 Cerebellum
다리뇌 교뇌 Pons
숨뇌 연수 Medulla oblongata
척수 Spinal cord

11주후, 팽창된 대뇌반구는 간뇌위를 덮으면서 성장한다. 후뇌에서 피질형성과 팽창은 소뇌를 형성하며 이는 핵과 다리뇌의 전도로를 덮는다.

11주 11 Weeks

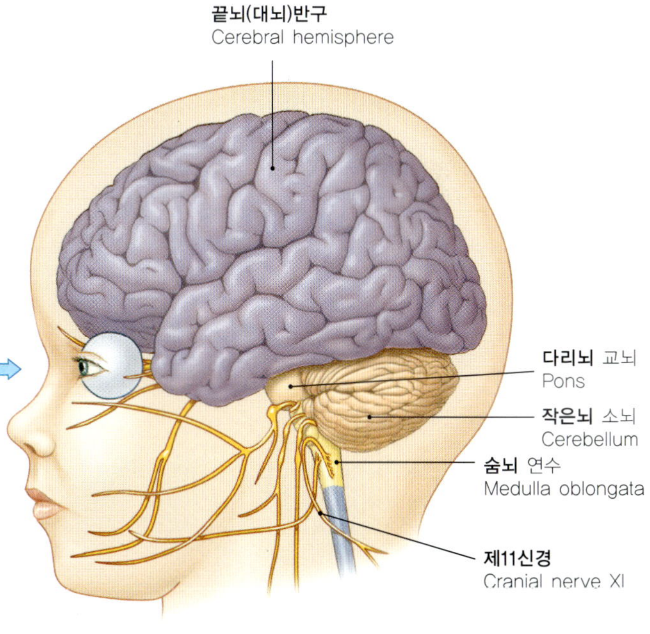

끝뇌(대뇌)반구 Cerebral hemisphere
다리뇌 교뇌 Pons
작은뇌 소뇌 Cerebellum
숨뇌 연수 Medulla oblongata
제11신경 Cranial nerve XI

아이 Child

모든 특수감각기관은 상피와 배자의 발생중인 신경계 사이의 상호작용에 의하여 발생된다.

시각 Vision

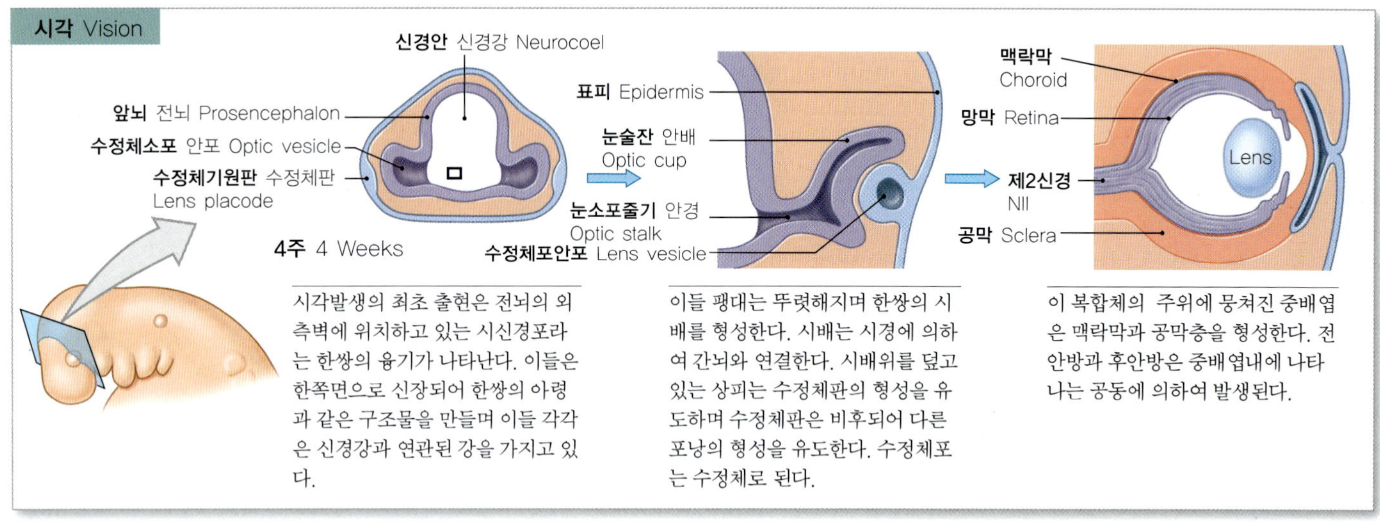

시각발생의 최초 출현은 전뇌의 외측벽에 위치하고 있는 시신경포라는 한쌍의 융기가 나타난다. 이들은 한쪽면으로 신장되어 한쌍의 아령과 같은 구조물을 만들며 이들 각각은 신경강과 연관된 강을 가지고 있다.

이들 팽대는 뚜렷해지며 한쌍의 시배를 형성한다. 시배는 시경에 의하여 간뇌와 연결한다. 시배위를 덮고 있는 상피는 수정체판의 형성을 유도하며 수정체판은 비후되어 다른 포낭의 형성을 유도한다. 수정체포는 수정체로 된다.

이 복합체의 주위에 뭉쳐진 중배엽은 맥락막과 공막층을 형성한다. 전안방과 후안방은 중배엽내에 나타나는 공동에 의하여 발생된다.

후각 Olfaction

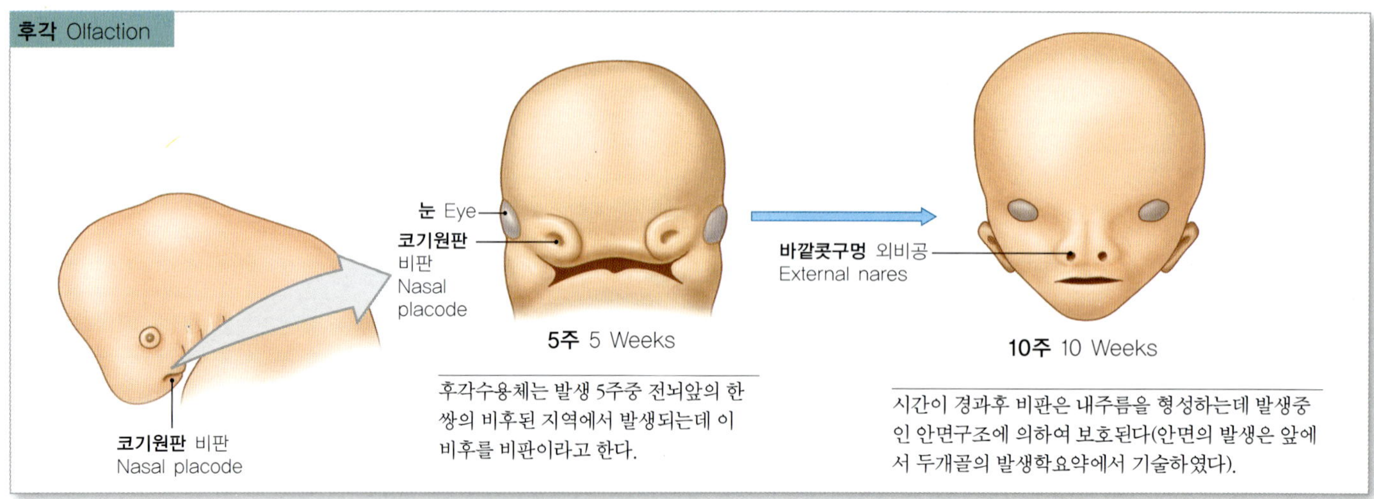

후각수용체는 발생 5주중 전뇌앞의 한쌍의 비후된 지역에서 발생되는데 이 비후를 비판이라고 한다.

시간이 경과후 비판은 내주름을 형성하는데 발생중인 안면구조에 의하여 보호된다(안면의 발생은 앞에서 두개골의 발생학요약에서 기술하였다).

미각 Gustation

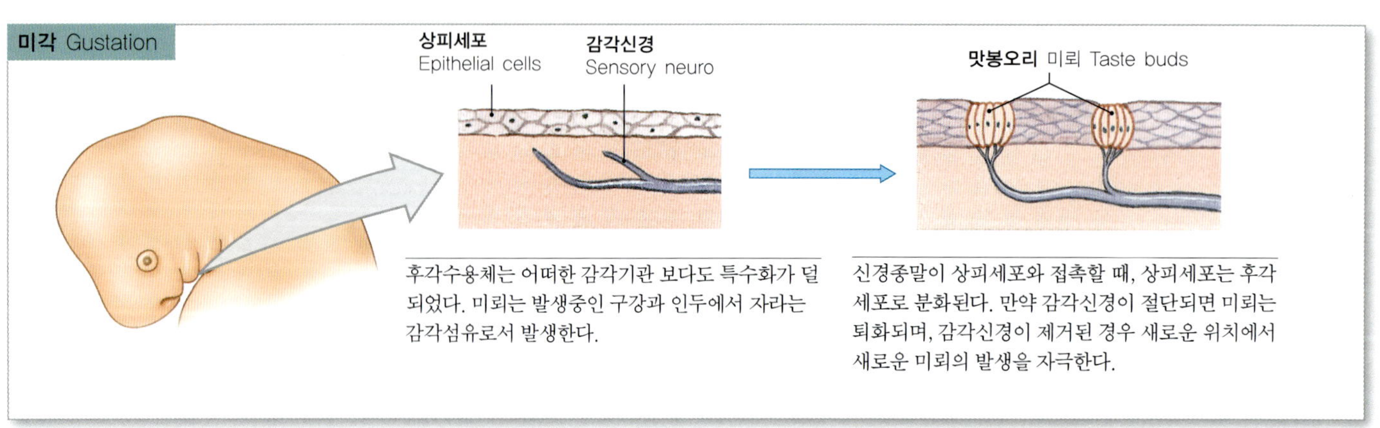

후각수용체는 어떠한 감각기관 보다도 특수화가 덜 되었다. 미뢰는 발생중인 구강과 인두에서 자라는 감각섬유로서 발생한다.

신경종말이 상피세포와 접촉할 때, 상피세포는 후각세포로 분화된다. 만약 감각신경이 절단되면 미뢰는 퇴화되며, 감각신경이 제거된 경우 새로운 위치에서 새로운 미뢰의 발생을 자극한다.

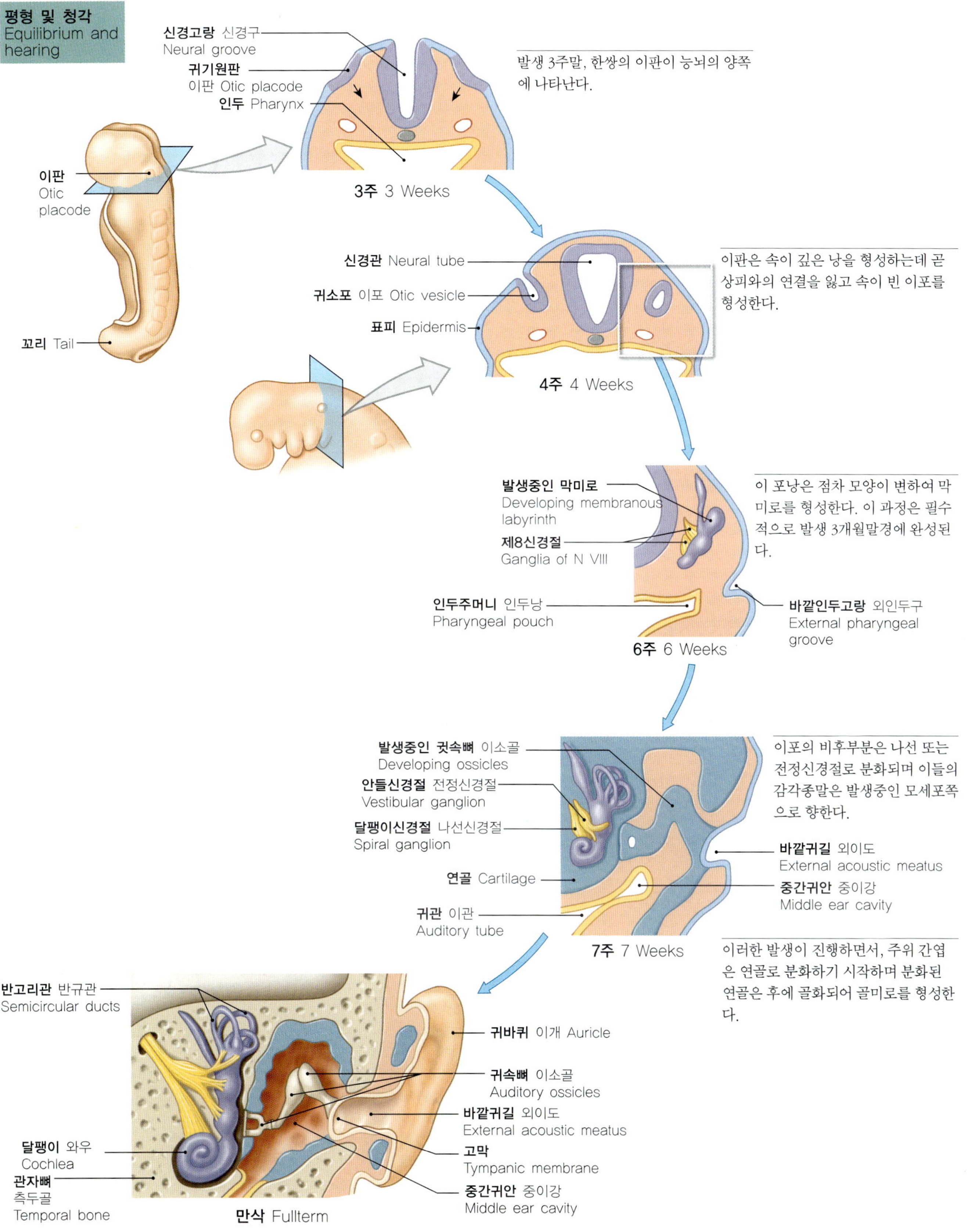
평형 및 청각
Equilibrium and hearing
신경고랑 신경구
Neural groove
귀기원판
이판 Otic placode
인두 Pharynx
이판
Otic placode
꼬리 Tail
3주 3 Weeks
발생 3주말, 한쌍의 이판이 능뇌의 양쪽에 나타난다.
신경관 Neural tube
귀소포 이포 Otic vesicle
표피 Epidermis
4주 4 Weeks
이판은 속이 깊은 낭을 형성하는데 곧 상피와의 연결을 잃고 속이 빈 이포를 형성한다.
발생중인 막미로
Developing membranous labyrinth
제8신경절
Ganglia of N VIII
인두주머니 인두낭
Pharyngeal pouch
바깥인두고랑 외인두구
External pharyngeal groove
6주 6 Weeks
이 포낭은 점차 모양이 변하여 막미로를 형성한다. 이 과정은 필수적으로 발생 3개월말경에 완성된다.
발생중인 귓속뼈 이소골
Developing ossicles
안들신경절 전정신경절
Vestibular ganglion
달팽이신경절 나선신경절
Spiral ganglion
연골 Cartilage
귀관 이관
Auditory tube
바깥귀길 외이도
External acoustic meatus
중간귀안 중이강
Middle ear cavity
7주 7 Weeks
이포의 비후부분은 나선 또는 전정신경절로 분화되며 이들의 감각종말은 발생중인 모세포쪽으로 향한다.
이러한 발생이 진행하면서, 주위 간엽은 연골로 분화하기 시작하며 분화된 연골은 후에 골화되어 골미로를 형성한다.
반고리관 반규관
Semicircular ducts
달팽이 와우
Cochlea
관자뼈
측두골
Temporal bone
귀바퀴 이개 Auricle
귀속뼈 이소골
Auditory ossicles
바깥귀길 외이도
External acoustic meatus
고막
Tympanic membrane
중간귀안 중이강
Middle ear cavity
만삭 Fullterm

제 4장에서 언급했듯이, 내분비든 외분비든, 모든 분비샘은 상피로부터 기원된다. 내분비기관은 (1) 배자의 밖을 덮는 외막 (2) 소화기관의 상피 (3) 배외체강의 상피로부터 발생된다.

인두활 인두궁 Pharyngeal arches

인두틈새 인두열 Pharyngeal clefts

5주 Week 5

배자의 인두지역은 내분비계의 발생에 특별히 중요한 역할을 한다. 발생 4-5주후, 인두활은 잘 형성된다. 사람배자는 제5나 제6인두활에서 발생하며 외부적으로는 아직 보이지 않는다(제5인두활은 나타나지 않거나 또는 거의 즉시 형성되어 퇴화된다). 5쌍의 주된 인두활(1-4, 6)은 인두열, 즉 깊은 외배엽구에 의하여 분리되어 있다.

부갑상샘 및 가슴샘 Parathyroid glands and thymus

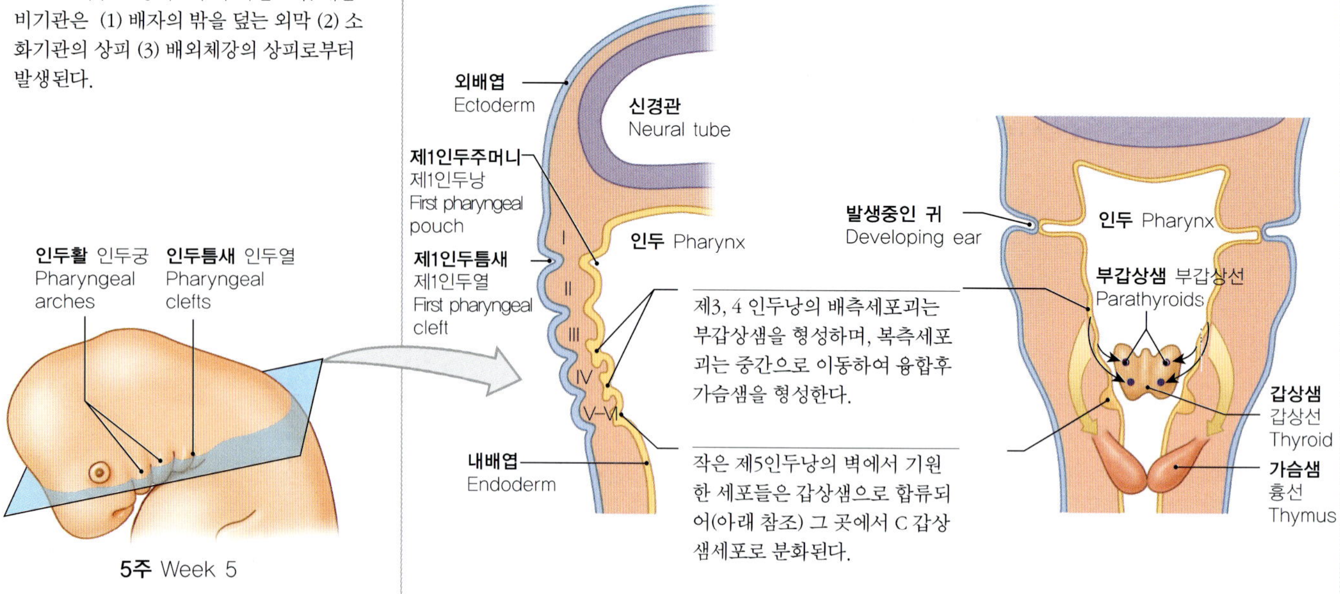

외배엽 Ectoderm

신경관 Neural tube

제1인두주머니 제1인두낭 First pharyngeal pouch

제1인두틈새 제1인두열 First pharyngeal cleft

I II III IV V–VI

인두 Pharynx

내배엽 Endoderm

발생중인 귀 Developing ear

인두 Pharynx

부갑상샘 부갑상선 Parathyroids

갑상샘 갑상선 Thyroid

가슴샘 흉선 Thymus

제3, 4 인두낭의 배측세포괴는 부갑상샘을 형성하며, 복측세포괴는 중간으로 이동하여 융합후 가슴샘을 형성한다.

작은 제5인두낭의 벽에서 기원한 세포들은 갑상샘으로 합류되어(아래 참조) 그 곳에서 C 갑상샘세포로 분화된다.

단면에서와 같이, 5쌍의 인두낭은 인두열을 향하여 외측으로 신장된다. 제1인두낭은 제1궁(하악궁)의 미측에 놓여 있다. 제5와 제6 인두낭은 매우 작으며 상호 연관되어 있다. 제3, 4, 5 인두낭을 덮는 내배엽은 배측과 복측의 세포괴를 형성한 후 내배엽상피 아래로 이주한다.

갑상샘 Thyroid gland

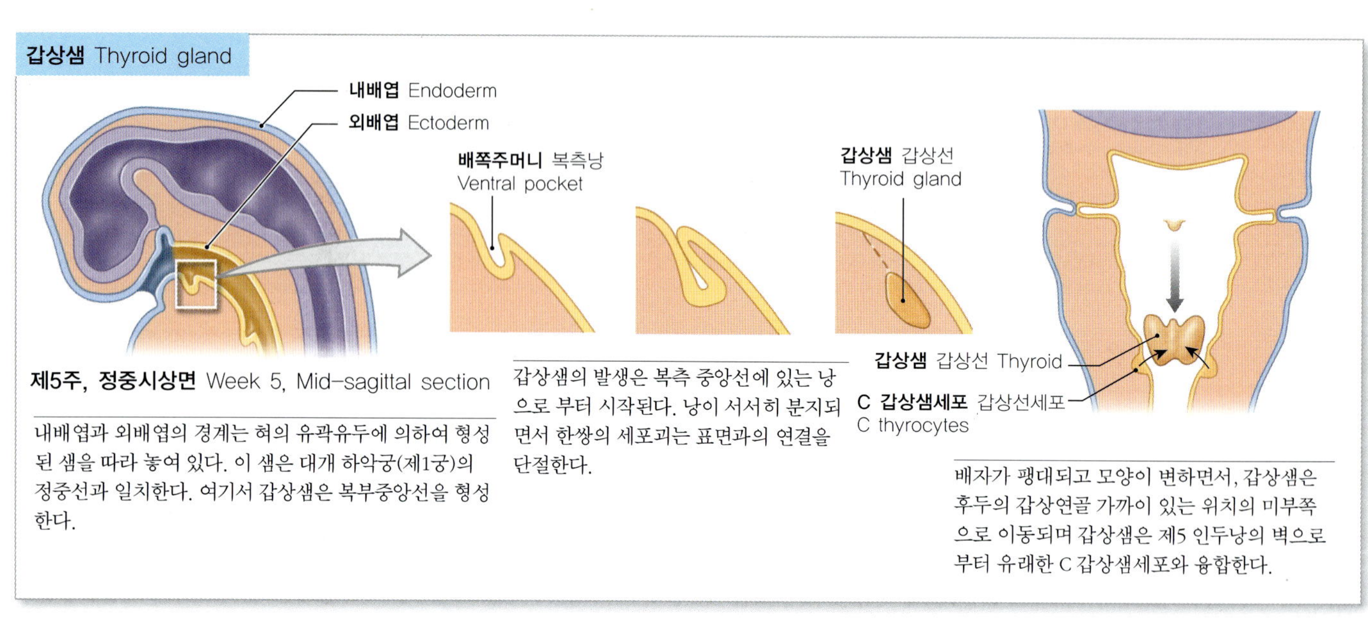

제5주, 정중시상면 Week 5, Mid-sagittal section

내배엽과 외배엽의 경계는 혀의 유곽유두에 의하여 형성된 샘을 따라 놓여 있다. 이 샘은 대개 하악궁(제1궁)의 정중선과 일치한다. 여기서 갑상샘은 복부중앙선을 형성한다.

갑상샘의 발생은 복측 중앙선에 있는 낭으로 부터 시작된다. 낭이 서서히 분지되면서 한쌍의 세포괴는 표면과의 연결을 단절한다.

배자가 팽대되고 모양이 변하면서, 갑상샘은 후두의 갑상연골 가까이 있는 위치의 미부쪽으로 이동되며 갑상샘은 제5 인두낭의 벽으로부터 유래한 C 갑상샘세포와 융합한다.

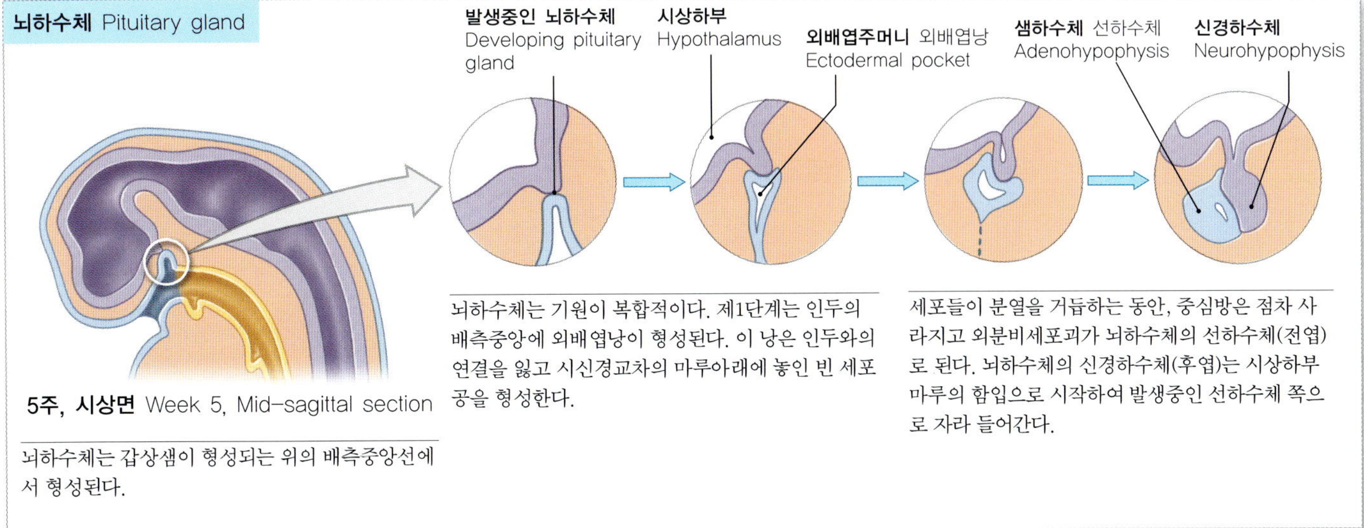

뇌하수체는 기원이 복합적이다. 제1단계는 인두의 배측중앙에 외배엽낭이 형성된다. 이 낭은 인두와의 연결을 잃고 시신경교차의 마루아래에 놓인 빈 세포공을 형성한다.

세포들이 분열을 거듭하는 동안, 중심방은 점차 사라지고 외분비세포괴가 뇌하수체의 선하수체(전엽)로 된다. 뇌하수체의 신경하수체(후엽)는 시상하부 마루의 함입으로 시작하여 발생중인 선하수체 쪽으로 자라 들어간다.

뇌하수체는 갑상샘이 형성되는 위의 배측중앙선에서 형성된다.

부신 Suprarenal glands

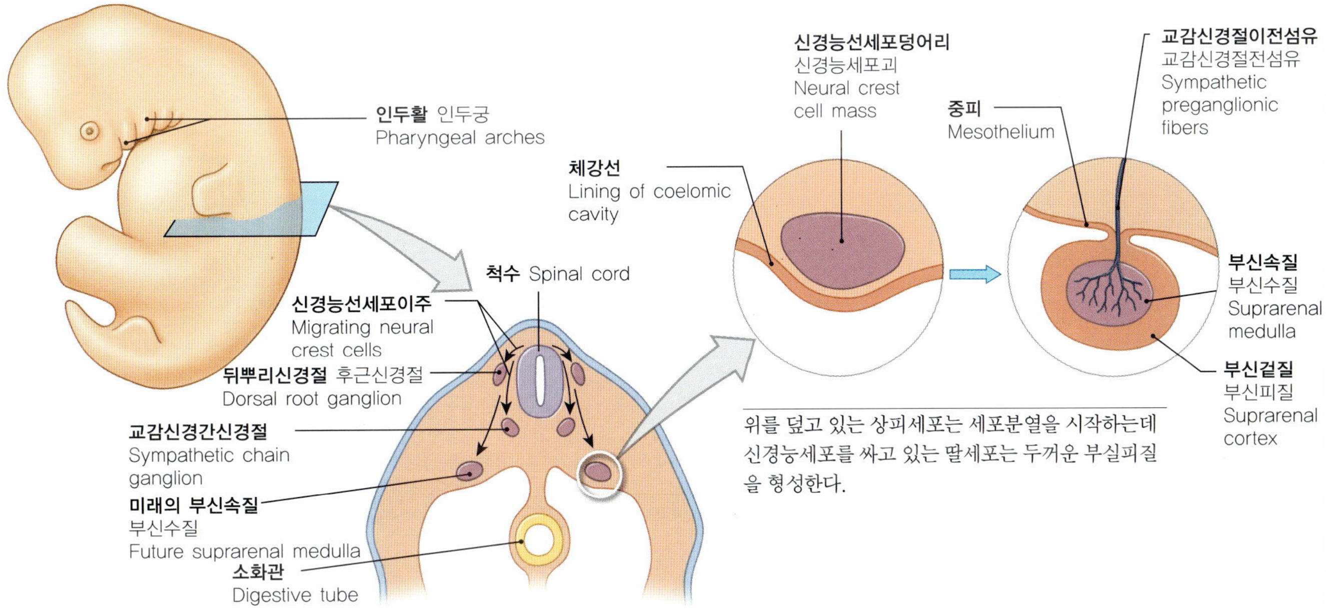

인두활 인두궁
Pharyngeal arches
체강선
Lining of coelomic cavity
척수 Spinal cord
신경능선세포이주
Migrating neural crest cells
뒤뿌리신경절 후근신경절
Dorsal root ganglion
교감신경간신경절
Sympathetic chain ganglion
미래의 부신속질
부신수질
Future suprarenal medulla
소화관
Digestive tube
신경능선세포덩어리
신경능세포괴
Neural crest cell mass
중피
Mesothelium
교감신경절이전섬유
교감신경절전섬유
Sympathetic preganglionic fibers
부신속질
부신수질
Suprarenal medulla
부신겉질
부신피질
Suprarenal cortex

위를 덮고 있는 상피세포는 세포분열을 시작하는데 신경능세포를 싸고 있는 딸세포는 두꺼운 부신피질을 형성한다.

각 부신은 또한 복합적인 기원을 가지고 있다. 신경관의 형성 직후 신경능세포는 CNS로부터 멀리 이동한다. 이 이주는 후근신경절과 자율신경절의 형성을 유도한다. 배외체강의 양 가쪽은 신경능세포들이 응집되어 세포괴를 형성한 후 부신수질로 된다.

5주 Week 5

다른 내분비기관의 발생에 대한 부가적인 상세한 설명을 위하여 림프계, 소화기계, 비뇨기계 및 호흡기계에 대하여 뒤의 발생학요약에서 언급하였다.

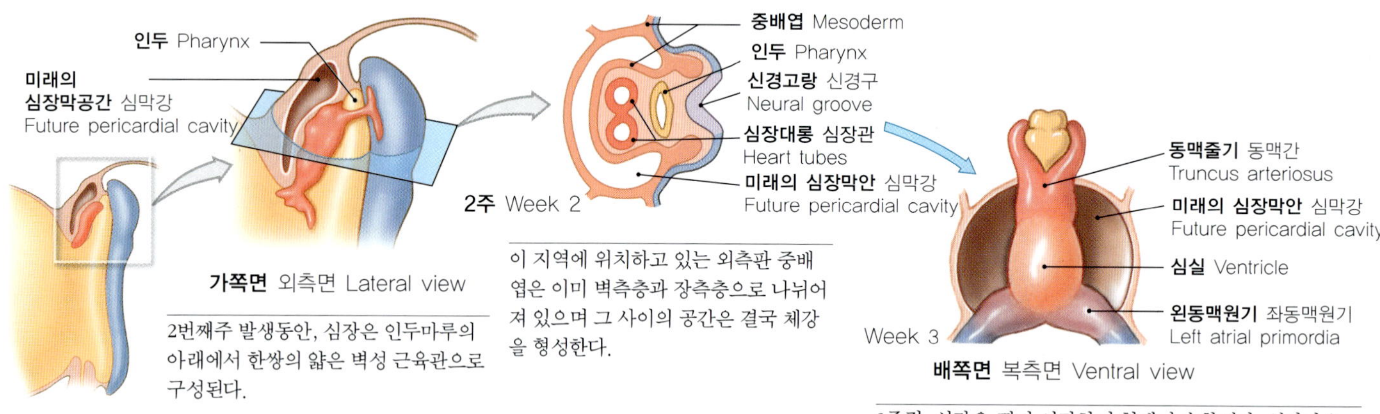

가쪽면 외측면 Lateral view

2번째주 발생동안, 심장은 인두마루의 아래에서 한쌍의 얇은 벽성 근육관으로 구성된다.

이 지역에 위치하고 있는 외측판 중배엽은 이미 벽측층과 장측층으로 나뉘어져 있으며 그 사이의 공간은 결국 체강을 형성한다.

배쪽면 복측면 Ventral view

3주경, 심장은 뛰기 시작하며 혈액이 순환된다. 심장관은 융합되어 한 개의 심방을 갖는 심장을 형성한다. 심장으로 혈액을 보내는 두개의 큰 정맥과 동맥간이라 불리우는 한 개의 큰 동맥은 일반순환의 혈액을 나른다.

인두 Pharynx
대동맥활 대동맥궁
Aortic arches
동맥줄기 동맥간
Truncus arteriosus
Ventricle
심방 Atrium
정맥굴 정맥동
Sinus venosus

4주 Week 4

배자가 자람에 따라 심장도 팽대된다. 심장은 스스로 뒤로 젖혀져 S자 곡선을 만들고 점차적으로 더욱 융기되어 진다. 심방과 심실부위는 이미 두께가 다르다.

오른심방
우심방
Right atrium
왼심방
좌심방
Left atrium
미래의 심방사이막 심방중격
Future interatrial septum
정맥굴의 입구
정맥동의 개구
Opening of sinus venosus
미래의 심실사이막 심실중격
Future interventricular septum

5주 Week 5

5주내, 심방중격과 심실중격은 심장 아래에서 세분화되기 시작한다.

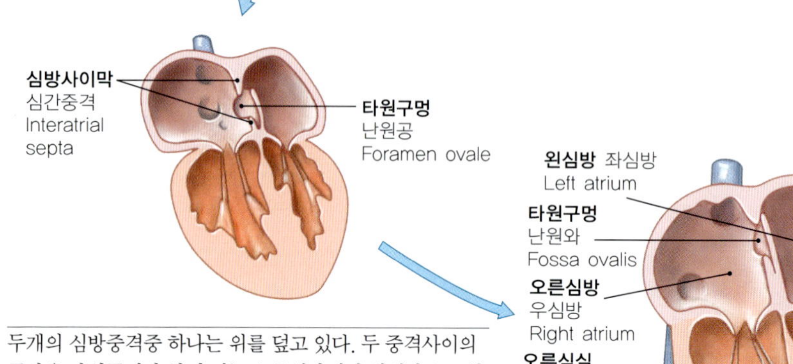

두개의 심방중격중 하나는 위를 덮고 있다. 두 중격사이의 공간을 난원공이라 하며 이는 오른심방에서 왼심방으로 혈액순환을 연결해 준다. 왼심방에서 오른심방으로의 역순환은 한쪽 방향으로만 흐르도록 되어 있는 판에 의해서 방지된다. 출생때 까지, 이 심방의 짧은 혈류순환은 혈액의 흐름을 폐순환으로부터 다른 곳으로 돌려준다.

왼심방 좌심방
Left atrium
타원구멍
난원와
Fossa ovalis
오른심방
우심방
Right atrium
오른심실
우심실
Right ventricle
왼심실
좌심실
Left ventricle

1년 Age 1 Year

출생때, 난원공은 폐쇄되면서 심장의 폐순환과 체순환이 분리되며 난원공 자리에 얇은 압흔인 난원와로 되어 성인에 잔존하고 있다.(출생때 다른 심혈관계의 변화는 교과서 그림 21-33, P.768에 자세히 기술하였다)

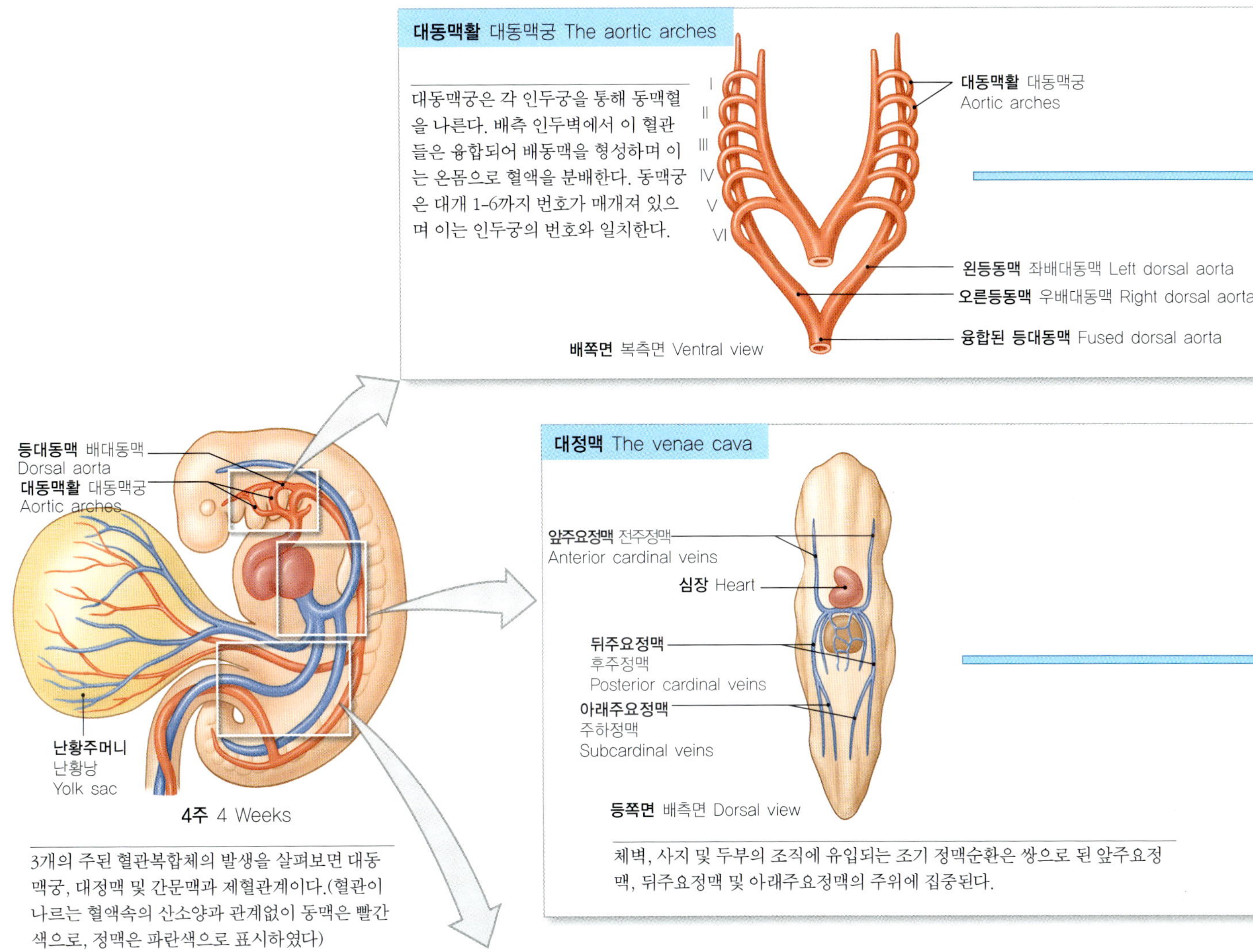

대동맥활 대동맥궁 The aortic arches

대동맥궁은 각 인두궁을 통해 동맥혈을 나른다. 배측 인두벽에서 이 혈관들은 융합되어 배동맥을 형성하며 이는 온몸으로 혈액을 분배한다. 동맥궁은 대개 1-6까지 번호가 매개져 있으며 이는 인두궁의 번호와 일치한다.

대정맥 The venae cava

체벽, 사지 및 두부의 조직에 유입되는 조기 정맥순환은 쌍으로 된 앞주요정맥, 뒤주요정맥 및 아래주요정맥의 주위에 집중된다.

3개의 주된 혈관복합체의 발생을 살펴보면 대동맥궁, 대정맥 및 간문맥과 제혈관계이다.(혈관이 나르는 혈액속의 산소양과 관계없이 동맥은 빨간색으로, 정맥은 파란색으로 표시하였다)

간문맥 문정맥 및 배꼽정맥 제정맥 The hepatic portal and umbilical vessels

심장 Heart
간 Liver
배꼽정맥 제정맥
Umbilical veins
배꼽동맥 제동맥
Umbilical arteries
4주 4 Weeks

간문맥 문정맥
Hepatic portal vein
오른배꼽정맥 우제정맥
Right umbilical vein
심장 Heart
간 Liver
정맥관 Ductus venosus
왼배꼽정맥 좌제정맥 Left umbilical vein
소화관 Digestive tract
12주 12 Weeks

쌍으로 된 배꼽동맥은 혈액을 태반으로 나른다. 4주때, 배꼽정맥 쌍은 혈액을 간의 모세혈관망으로 되돌린다. 소화관을 따라 주행하는 정맥은 광범위하게 상호 연관을 이루고 있다.

12주경, 우측 제정맥은 융합되지 않고 태반으로부터 온 혈액은 한개의 배꼽정맥을 따라 순환한다. 정맥관은 소량의 정맥혈이 간을 지나도록 도와주며 소화관으로 유입된 정맥은 융합되어 간문맥을 형성한다.

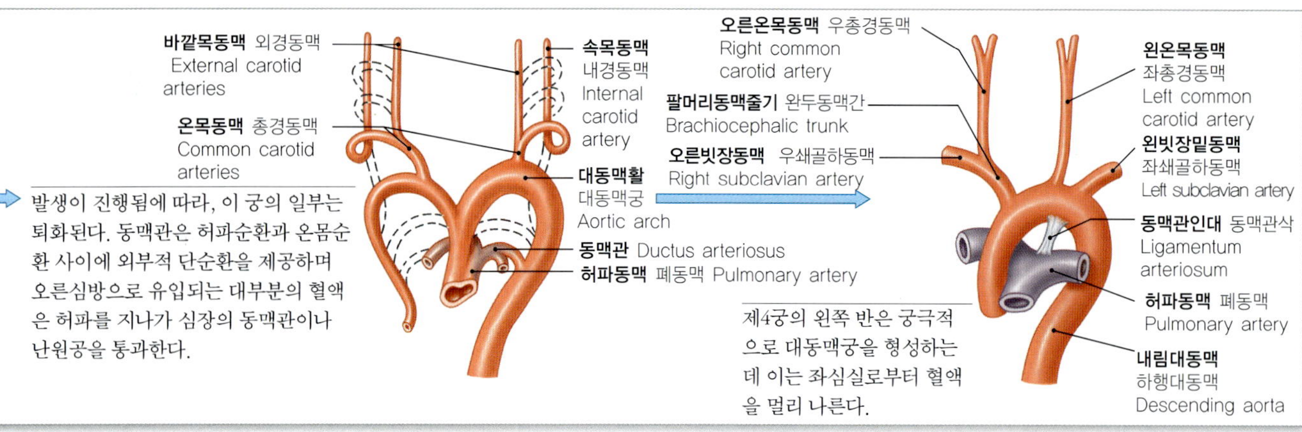

발생이 진행됨에 따라, 이 궁의 일부는 퇴화된다. 동맥관은 허파순환과 온몸순환 사이에 외부적 단순환을 제공하며 오른심방으로 유입되는 대부분의 혈액은 허파를 지나가 심장의 동맥관이나 난원공을 통과한다.

제4궁의 왼쪽 반은 궁극적으로 대동맥궁을 형성하는데 이는 좌심실로부터 혈액을 멀리 나른다.

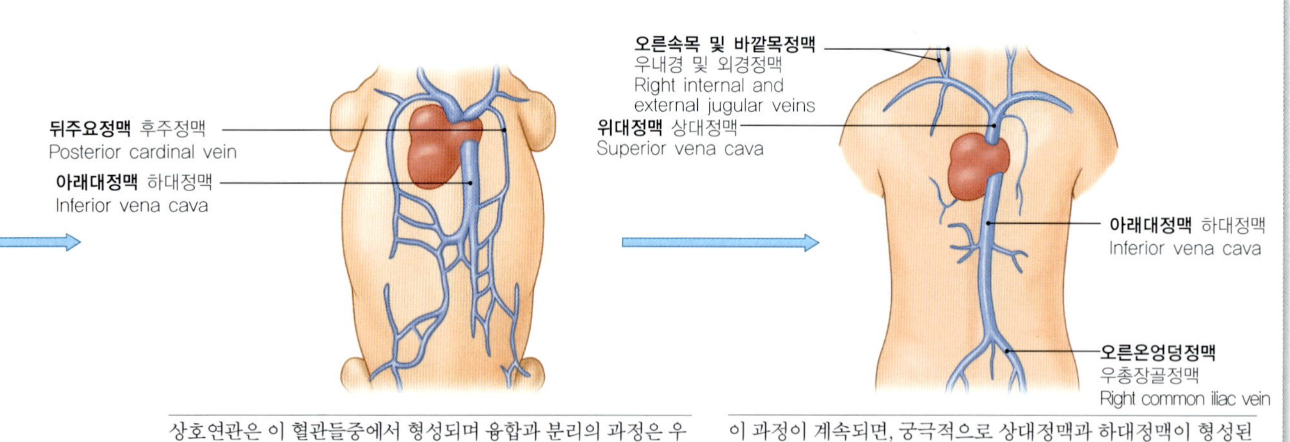

상호연관은 이 혈관들중에서 형성되며 융합과 분리의 과정은 우심방으로 가는 더욱 직접적이고도 큰 직경의 혈관을 형성한다.

이 과정이 계속되면, 궁극적으로 상대정맥과 하대정맥이 형성된다.

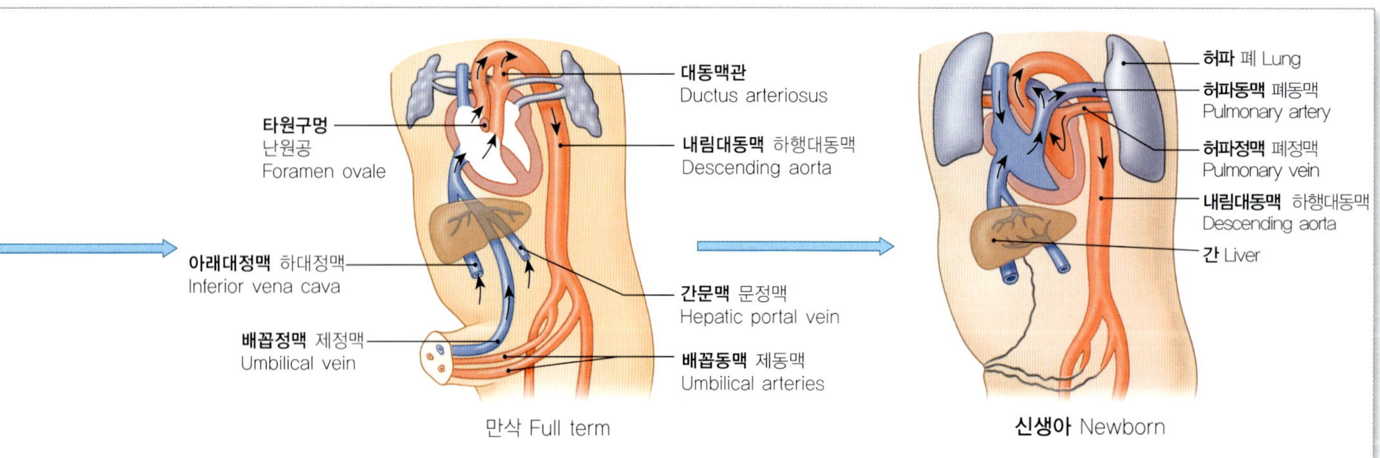

만삭 Full term

신생아 Newborn

출생 직전, 태반으로부터 돌아오는 혈액은 정맥관을 통해 간을 지나 아래대정맥에 이른다. 대정맥에 의하여 운반된 많은 혈액들은 난원공이나 동맥관을 통해서 간을 지나간다.

출생때, 가슴이 팽창되면서 흉강안의 압력이 떨어진다. 허파정맥은 확장되고 허파로 가는 혈류량은 증가한다. 오른심방에서 압력은 떨어지고 더욱 높아지며, 왼심방의 압력은 난원공으로 유도하는 판막을 닫게 한다. 평활근은 동맥관을 수축시킴으로서 동맥관은 결국 동맥관삭인 섬유성 끈으로 변화된다.

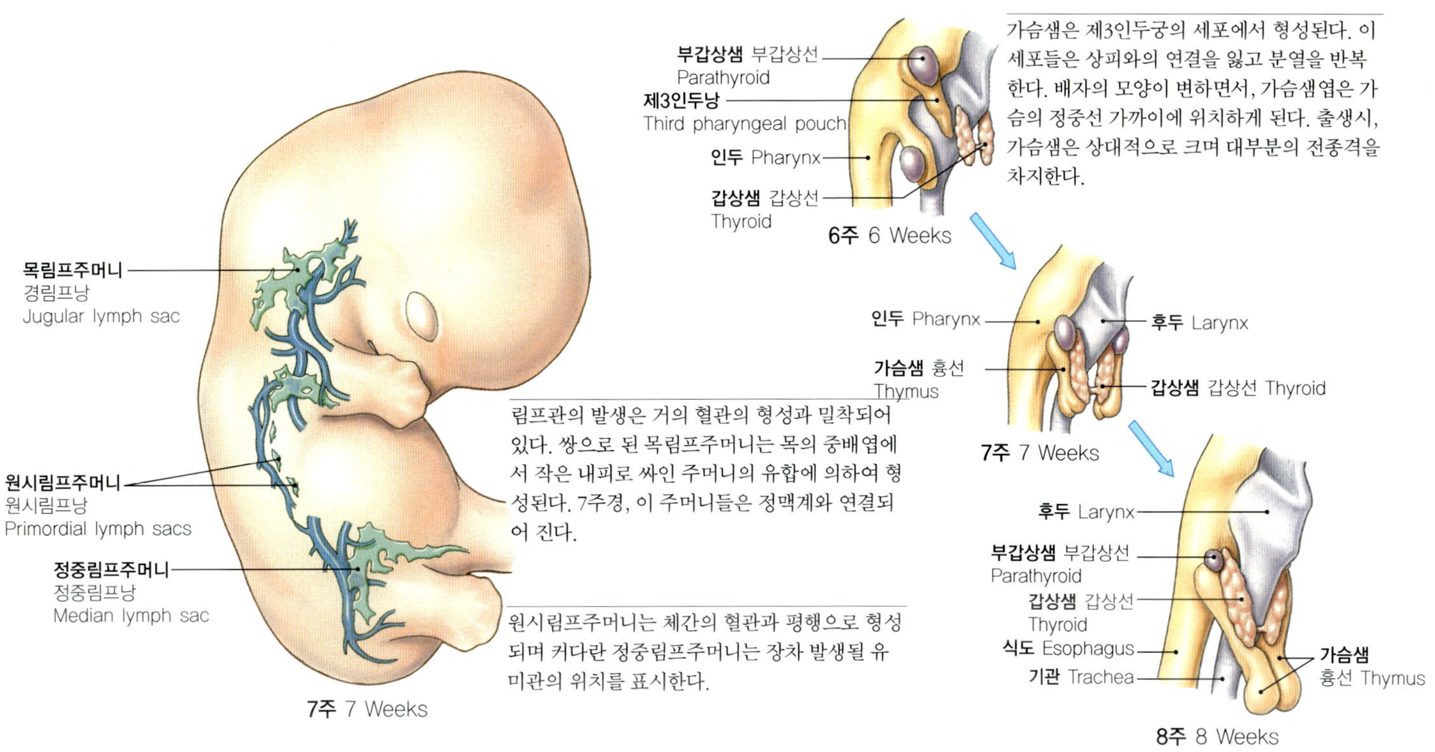

부갑상샘 부갑상선
Parathyroid
제3인두낭
Third pharyngeal pouch
인두 Pharynx
갑상샘 갑상선
Thyroid
6주 6 Weeks
가슴샘은 제3인두궁의 세포에서 형성된다. 이 세포들은 상피와의 연결을 잃고 분열을 반복한다. 배자의 모양이 변하면서, 가슴샘엽은 가슴의 정중선 가까이에 위치하게 된다. 출생시, 가슴샘은 상대적으로 크며 대부분의 전종격을 차지한다.
인두 Pharynx
후두 Larynx
가슴샘 흉선
Thymus
갑상샘 갑상선 Thyroid
7주 7 Weeks
후두 Larynx
부갑상샘 부갑상선
Parathyroid
갑상샘 갑상선
Thyroid
식도 Esophagus
기관 Trachea
가슴샘
흉선 Thymus
8주 8 Weeks
목림프주머니
경림프낭
Jugular lymph sac
원시림프주머니
원시림프낭
Primordial lymph sacs
정중림프주머니
정중림프낭
Median lymph sac
림프관의 발생은 거의 혈관의 형성과 밀착되어 있다. 쌍으로 된 목림프주머니는 목의 중배엽에서 작은 내피로 싸인 주머니의 유합에 의하여 형성된다. 7주경, 이 주머니들은 정맥계와 연결되어 진다.
원시림프주머니는 체간의 혈관과 평행으로 형성되며 커다란 정중림프주머니는 장차 발생될 유미관의 위치를 표시한다.
7주 7 Weeks

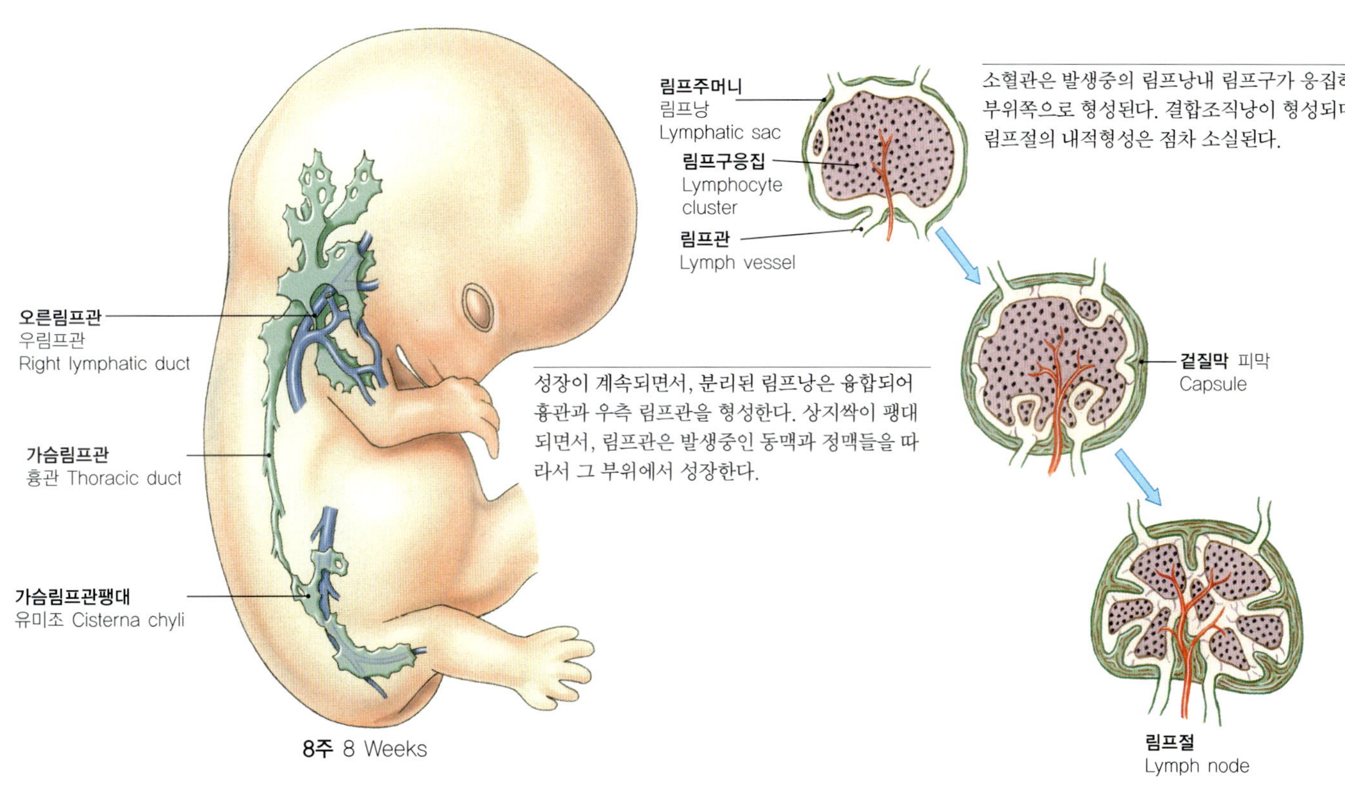

림프주머니
림프낭
Lymphatic sac
림프구응집
Lymphocyte cluster
림프관
Lymph vessel
소혈관은 발생중의 림프낭내 림프구가 응집하는 부위쪽으로 형성된다. 결합조직낭이 형성되며 림프절의 내적형성은 점차 소실된다.
겉질막 피막
Capsule
림프절
Lymph node
오른림프관
우림프관
Right lymphatic duct
가슴림프관
흉관 Thoracic duct
가슴림프관팽대
유미조 Cisterna chyli
성장이 계속되면서, 분리된 림프낭은 융합되어 흉관과 우측 림프관을 형성한다. 상지싹이 팽대되면서, 림프관은 발생중인 동맥과 정맥들을 따라서 그 부위에서 성장한다.
8주 8 Weeks

17 림프계의 발생

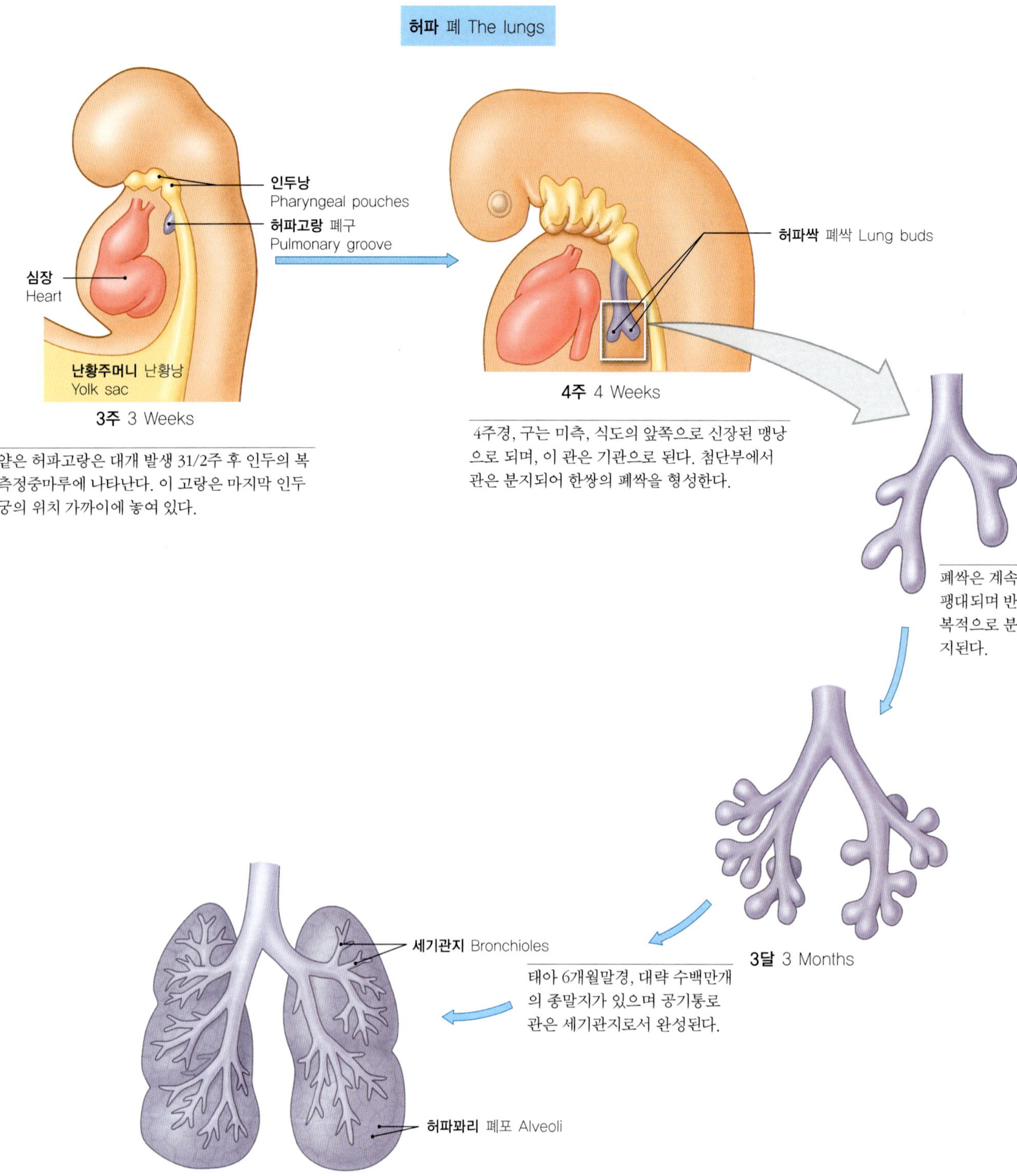

얕은 허파고랑은 대개 발생 31/2주 후 인두의 복측정중마루에 나타난다. 이 고랑은 마지막 인두궁의 위치 가까이에 놓여 있다.

4주경, 구는 미측, 식도의 앞쪽으로 신장된 맹낭으로 되며, 이 관은 기관으로 된다. 첨단부에서 관은 분지되어 한쌍의 폐싹을 형성한다.

폐싹은 계속 팽대되며 반복적으로 분지된다.

태아 6개월말경, 대략 수백만개의 종말지가 있으며 공기통로관은 세기관지로서 완성된다.

다음 3달후, 각각의 세기관지는 수백개의 허파꽈리를 형성한다. 이 과정은 출생후 상당 기간동안 계속된다.

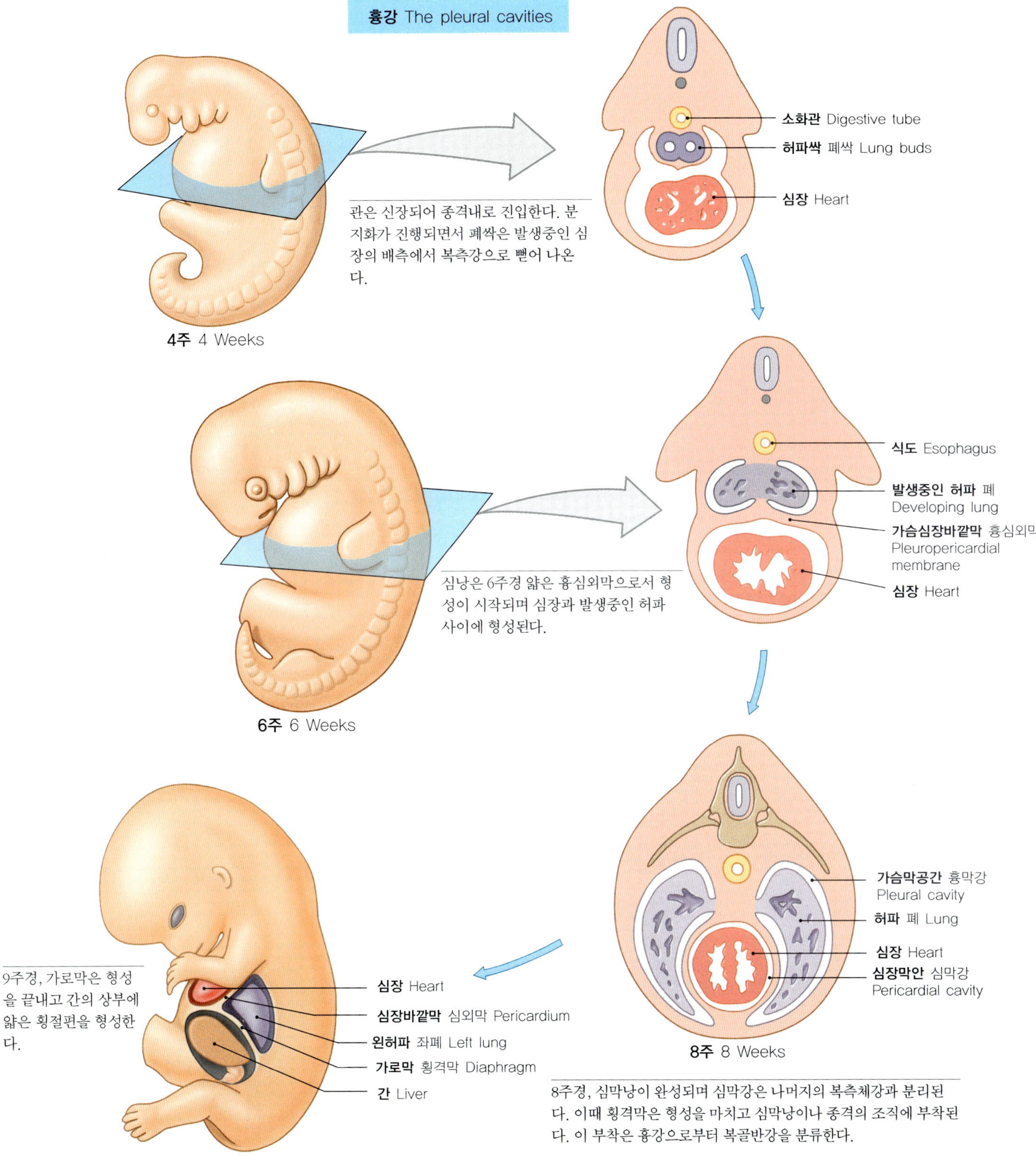

흉강 The pleural cavities
4주 4 Weeks
관은 신장되어 종격내로 진입한다. 분지화가 진행되면서 폐싹은 발생중인 심장의 배측에서 복측강으로 뻗어 나온다.
소화관 Digestive tube
허파싹 폐싹 Lung buds
심장 Heart
6주 6 Weeks
심낭은 6주경 얇은 흉심외막으로서 형성이 시작되며 심장과 발생중인 허파 사이에 형성된다.
식도 Esophagus
발생중인 허파 폐 Developing lung
가슴심장바깥막 흉심외막 Pleuropericardial membrane
심장 Heart
8주 8 Weeks
가슴막공간 흉막강 Pleural cavity
허파 폐 Lung
심장 Heart
심장막안 심막강 Pericardial cavity
8주경, 심막낭이 완성되며 심막강은 나머지의 복측체강과 분리된다. 이때 횡격막은 형성을 마치고 심막낭이나 종격의 조직에 부착된다. 이 부착은 흉강으로부터 복골반강을 분류한다.
9주 9 Weeks
9주경, 가로막은 형성을 끝내고 간의 상부에 얇은 횡절편을 형성한다.
심장 Heart
심장바깥막 심외막 Pericardium
왼허파 좌폐 Left lung
가로막 횡격막 Diaphragm
간 Liver

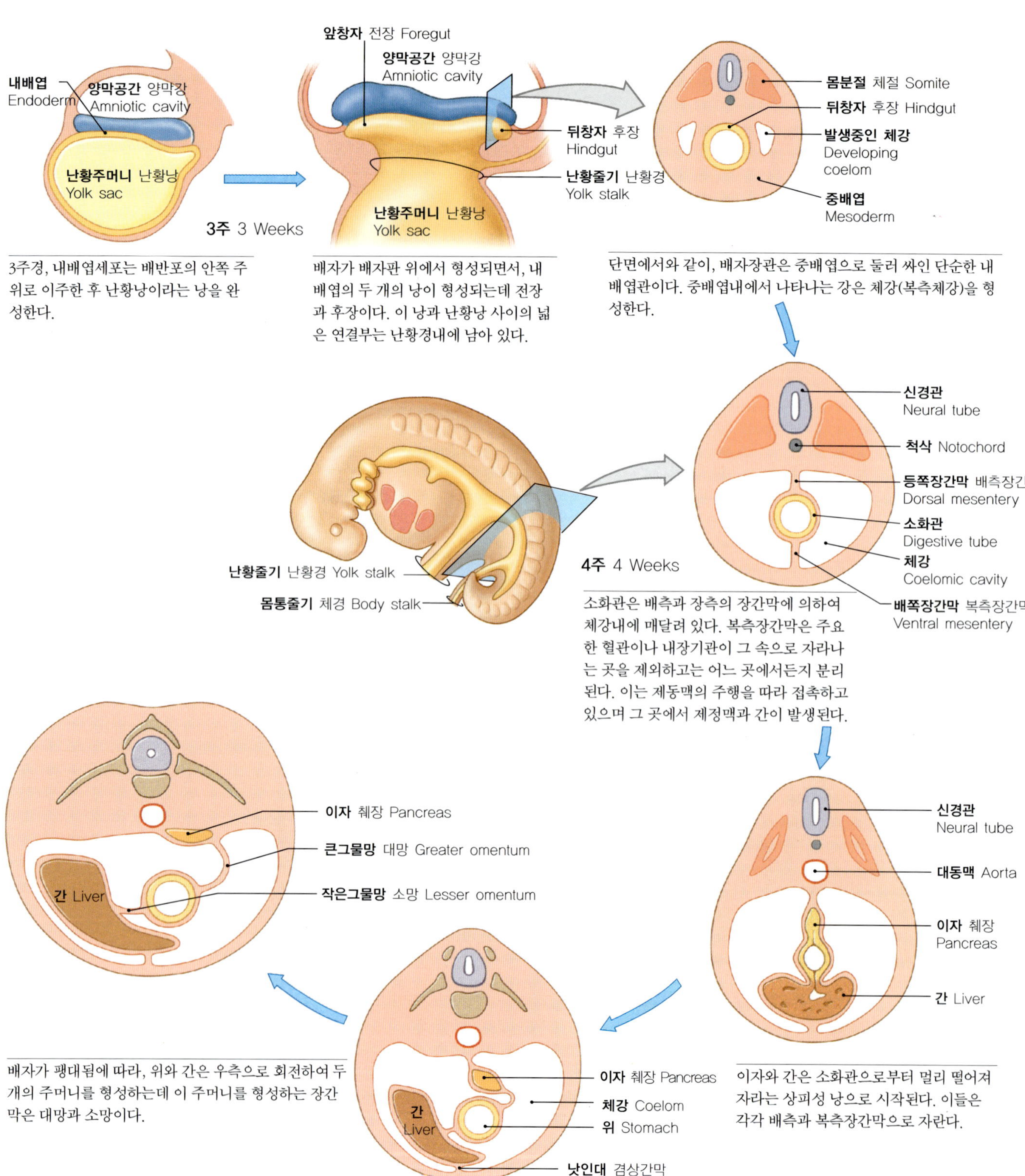

3주경, 내배엽세포는 배반포의 안쪽 주위로 이주한 후 난황낭이라는 낭을 완성한다.

배자가 배자판 위에서 형성되면서, 내배엽의 두 개의 낭이 형성되는데 전장과 후장이다. 이 낭과 난황낭 사이의 넓은 연결부는 난황경내에 남아 있다.

단면에서와 같이, 배자장관은 중배엽으로 둘러 싸인 단순한 내배엽관이다. 중배엽내에서 나타나는 강은 체강(복측체강)을 형성한다.

소화관은 배측과 장측의 장간막에 의하여 체강내에 매달려 있다. 복측장간막은 주요한 혈관이나 내장기관이 그 속으로 자라나는 곳을 제외하고는 어느 곳에서든지 분리된다. 이는 제동맥의 주행을 따라 접촉하고 있으며 그 곳에서 제정맥과 간이 발생된다.

이자와 간은 소화관으로부터 멀리 떨어져 자라는 상피성 낭으로 시작된다. 이들은 각각 배측과 복측장간막으로 자란다.

배자가 팽대됨에 따라, 위와 간은 우측으로 회전하여 두 개의 주머니를 형성하는데 이 주머니를 형성하는 장간막은 대망과 소망이다.

작은창자는 복측장간막의 파열과 함께 신장하기 시작하는데 그들은 탯줄목속으로 밀어 들어가 배자의 몸통밖에서 더욱 신장되며 감기게 된다.

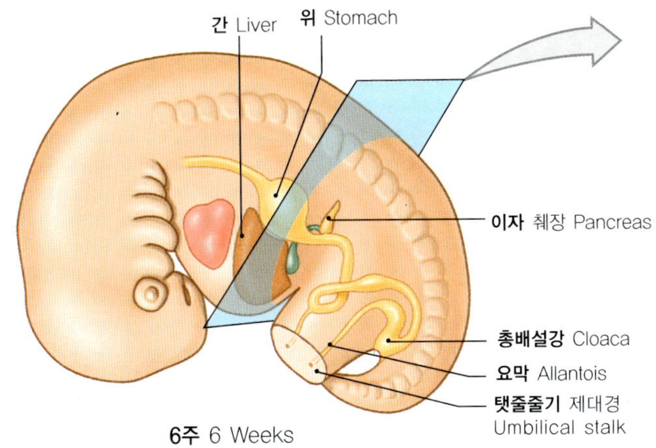

6주 6 Weeks

후장은 꼬리쪽으로 신장하여 총배설강이라는 큰 강을 형성한다. 총배설강의 관상모양의 신장을 요막(a-LAN-to-is; allantois, sausage)이라 하는데 몸통으로부터 멀리 돌출되어 체경속으로 합류한다. 난황경과 체경의 융합은 일명 제대라고 알려진 탯줄목을 형성한다.

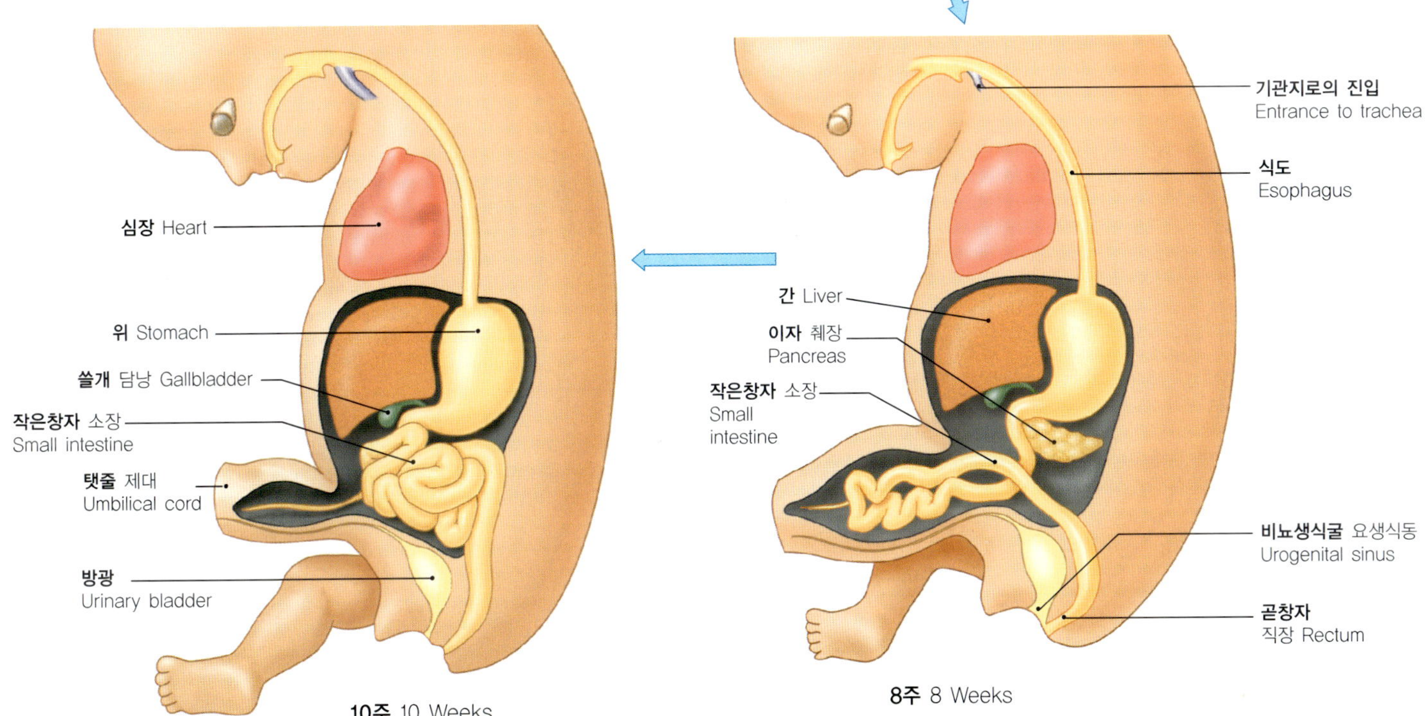

10주 10 Weeks

10주경, 창자는 뒤로 이동하여 체강속으로 들어가 계속 더욱 길게 자란다.

8주 8 Weeks

격벽은 총배설강을 가로 질러 뒤쪽의 곧창자와, 요막과 연결을 맺고 있는 앞쪽의 비뇨생식굴로 나눈다.

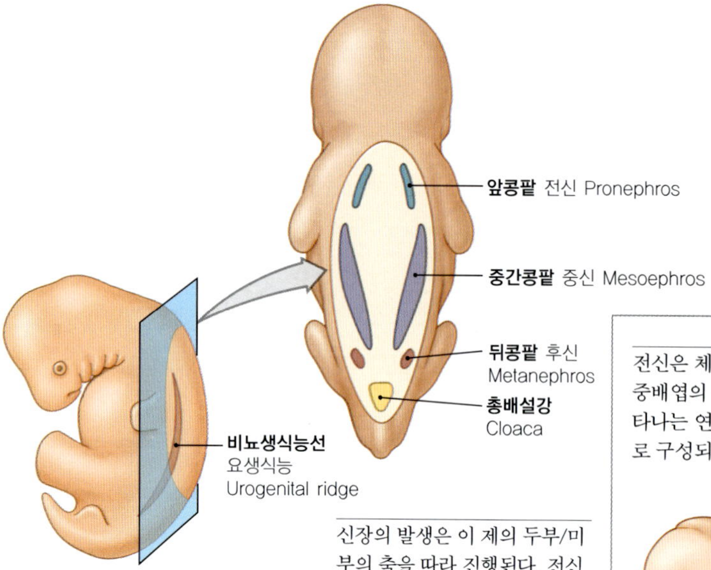

앞콩팥 전신 Pronephros
중간콩팥 중신 Mesoephros
뒤콩팥 후신
Metanephros
총배설강
Cloaca
비뇨생식능선
요생식능
Urogenital ridge

신장은 체강의 후외측벽 아래에서 비후된 부분인 비뇨생식능선의 축을 따라 발생한다.

신장의 발생은 이 제의 두부/미부의 축을 따라 진행된다. 전신의 형성이 시작되면서 중신도 따라 발생되나 후신의 발생으로 끝난다.

전신은 체절과 외측판 사이의 중배엽의 좁은띠인 신절내에 나타나는 연속된 관(대개 7쌍)으로 구성되어 있다.

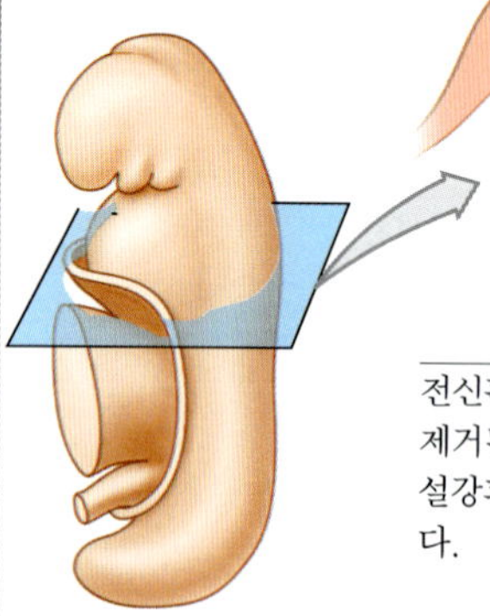

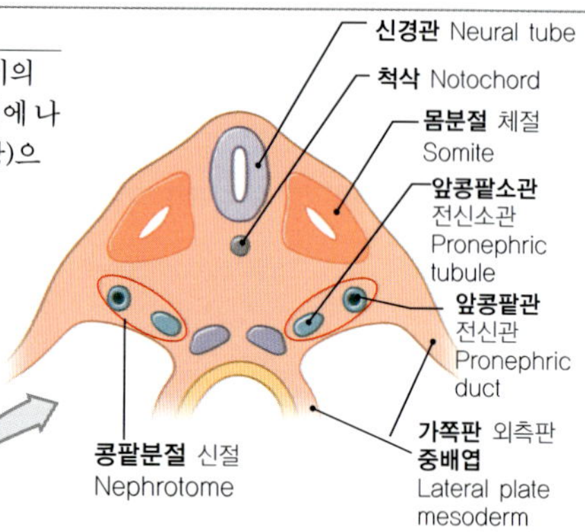

신경관 Neural tube
척삭 Notochord
몸분절 체절
Somite
앞콩팥소관
전신소관
Pronephric
tubule
앞콩팥관
전신관
Pronephric
duct
콩팥분절 신절
Nephrotome
가쪽판 외측판
중배엽
Lateral plate
mesoderm

전신관은 매우 작으며 기능이 없으며 그들은 즉시 제거된다. 단지 전신의 유일한 분포는 그들이 총배설강과 연결될 때까지 성장하는 한쌍의 전신관이다.

3 1/2주 3 1/2 Weeks

앞콩팥 전신 Pronephros
중간콩팥 중신
Mesonephros
뒤콩팥관 후신관
Mesonephric duct
중간콩팥 중신
Metanephros

발생중인 대동맥
Developing aorta
중간콩팥 중신관
Mesonephric duct
중간콩팥소관 중신소관
Mesonephric tubule

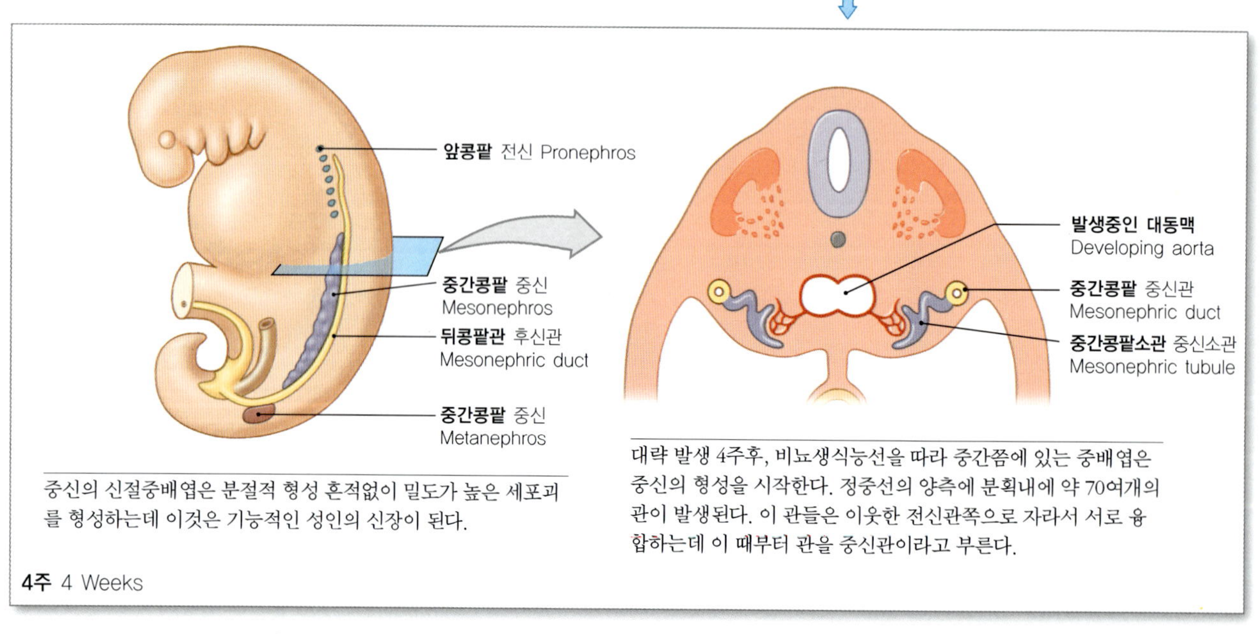

중신의 신절중배엽은 분절적 형성 흔적없이 밀도가 높은 세포괴를 형성하는데 이것은 기능적인 성인의 신장이 된다.

대략 발생 4주후, 비뇨생식능선을 따라 중간쯤에 있는 중배엽은 중신의 형성을 시작한다. 정중선의 양측에 분획내에 약 70여개의 관이 발생된다. 이 관들은 이웃한 전신관쪽으로 자라서 서로 융합하는데 이 때부터 관을 중신관이라고 부른다.

4주 4 Weeks

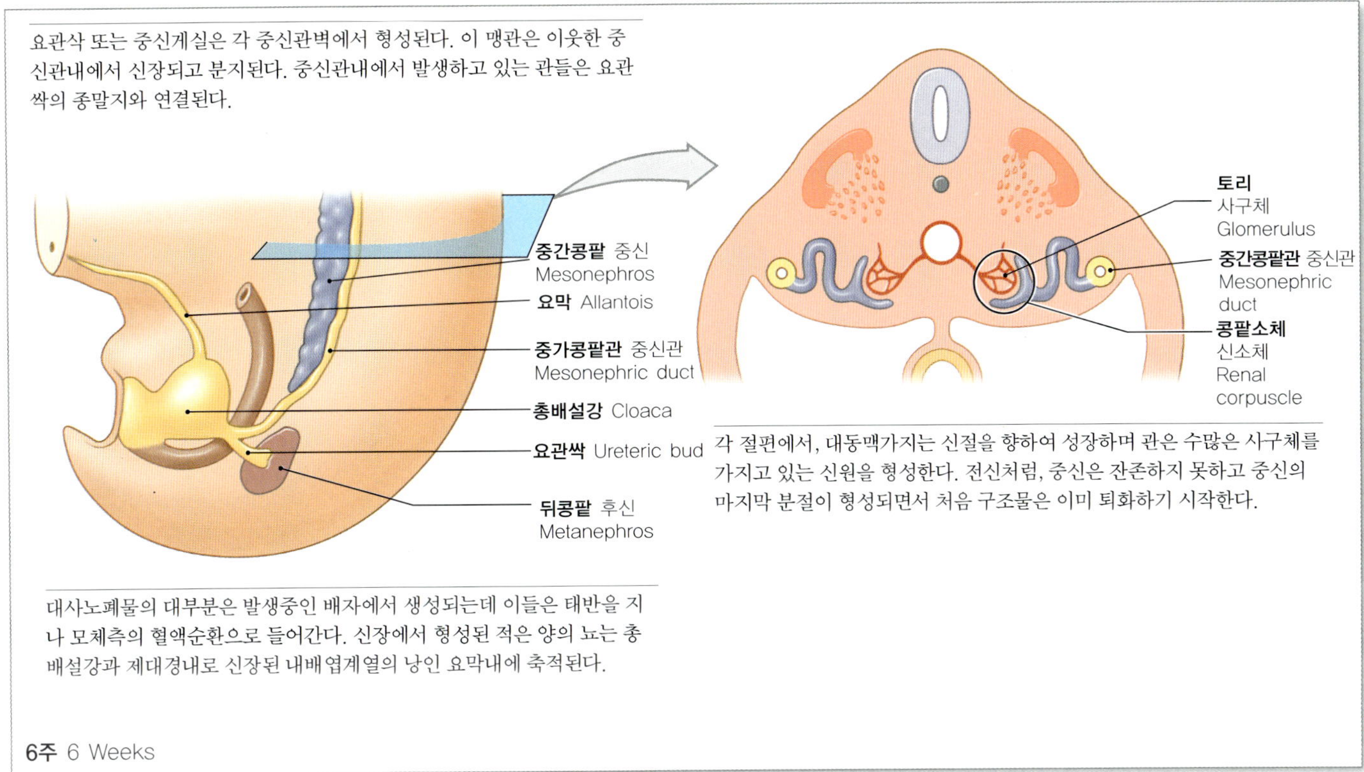

요관싹 또는 중신게실은 각 중신관벽에서 형성된다. 이 맹관은 이웃한 중신관내에서 신장되고 분지된다. 중신관내에서 발생하고 있는 관들은 요관싹의 종말지와 연결된다.

각 절편에서, 대동맥가지는 신절을 향하여 성장하며 관은 수많은 사구체를 가지고 있는 신원을 형성한다. 전신처럼, 중신은 잔존하지 못하고 중신의 마지막 분절이 형성되면서 처음 구조물은 이미 퇴화하기 시작한다.

대사노폐물의 대부분은 발생중인 배자에서 생성되는데 이들은 태반을 지나 모체측의 혈액순환으로 들어간다. 신장에서 형성된 적은 양의 뇨는 총배설강과 제대경내로 신장된 내배엽계열의 낭인 요막내에 축적된다.

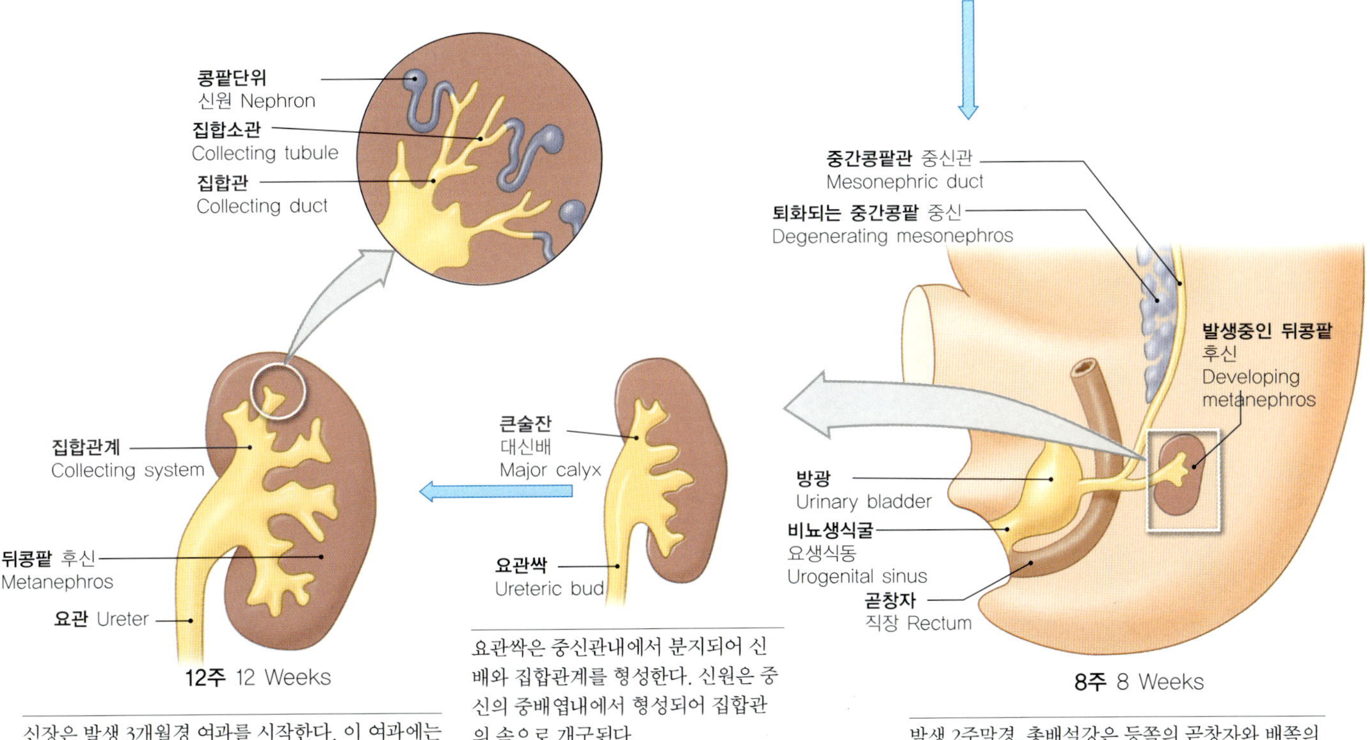

신장은 발생 3개월경 여과를 시작한다. 이 여과에는 노폐물을 가지고 있지 않으며 이 노폐물들은 태반에서 분비되어 어머니의 신장에서 제거된다. 멸균성 여과물은 양수와 같이 혼합되어 태아에 의해 섭취된 후 소화관벽을 지나 재흡수된다.

요관싹은 중신관내에서 분지되어 신배와 집합관계를 형성한다. 신원은 중신의 중배엽내에서 형성되어 집합관의 속으로 개구된다.

발생 2주말경, 총배설강은 등쪽의 곧창자와 배쪽의 비뇨생식굴로 나뉜다. 요막의 근위부는 방광으로 남고 또한 방광사이를 연결하고 체표에 개구하여 요도를 형성한다.

성적 무차별기(3-6주)
Sexually indifferent stages (Weeks 3-6)

생식샘의 발달 Development of the gonads

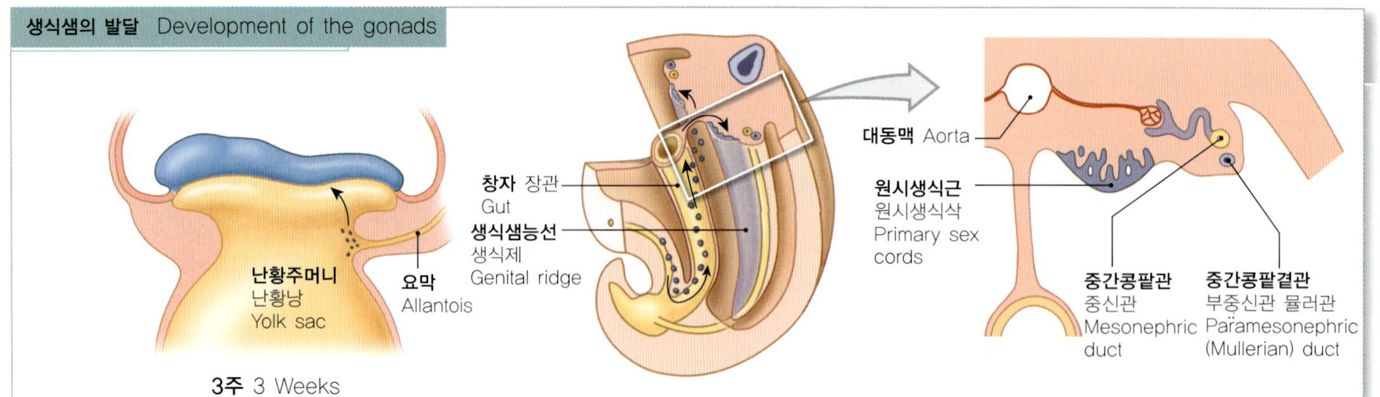

3주 3 Weeks

3주중, 내배엽세포는 요막에 가까이 있는 난황낭벽에서 복강의 배측벽으로 이주한다. 이 원시생식세포는 중신과 평행하게 위치하고 있는 생식제로 침투한다.

각 제는 제의 중앙(수질)으로 신장되어 있는 세포주인 원시생식삭과 연결된 비후상피를 가지고 있다. 각 중신관의 앞쪽에서 관은 신장과 연결을 갖지 않는데 이를 부중신관(Mullerian관)이라 한다. 이는 생식제를 따라 신장되며 총배설강쪽으로 연결되어 있다. 성적으로 미분화시기에는 남성배자와 여성배자를 구별할 수 없다.

생식관과 부생식기관의 발생 Development of ducts and accessory organs

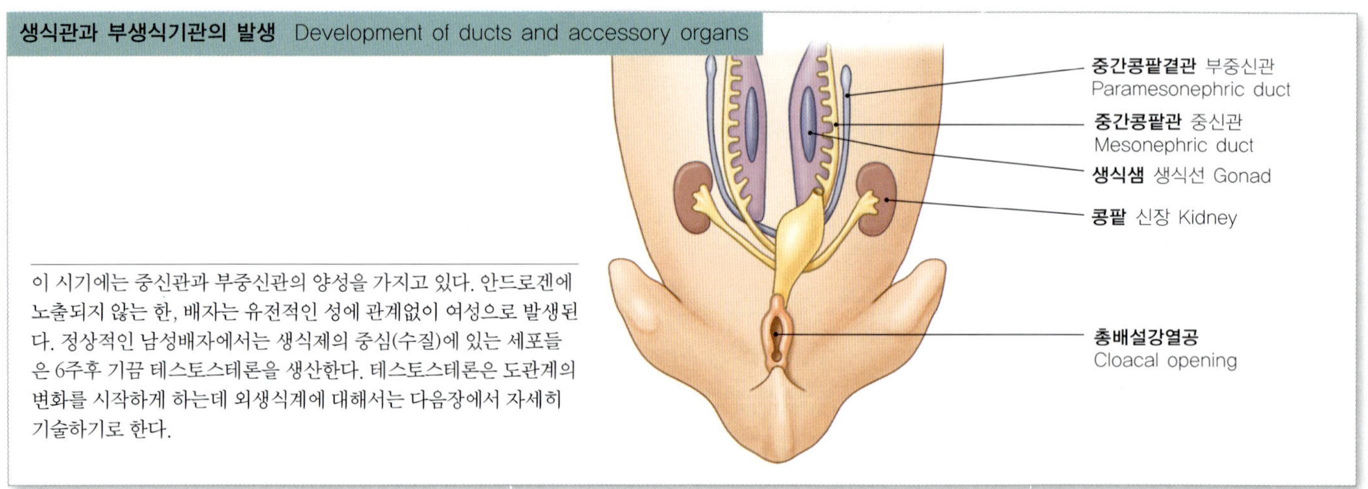

이 시기에는 중신관과 부중신관의 양성을 가지고 있다. 안드로겐에 노출되지 않는 한, 배자는 유전적인 성에 관계없이 여성으로 발생된다. 정상적인 남성배자에서는 생식제의 중심(수질)에 있는 세포들은 6주후 기끔 테스토스테론을 생산한다. 테스토스테론은 도관계의 변화를 시작하게 하는데 외생식계에 대해서는 다음장에서 자세히 기술하기로 한다.

외생식기의 발생 Development of external genitalia

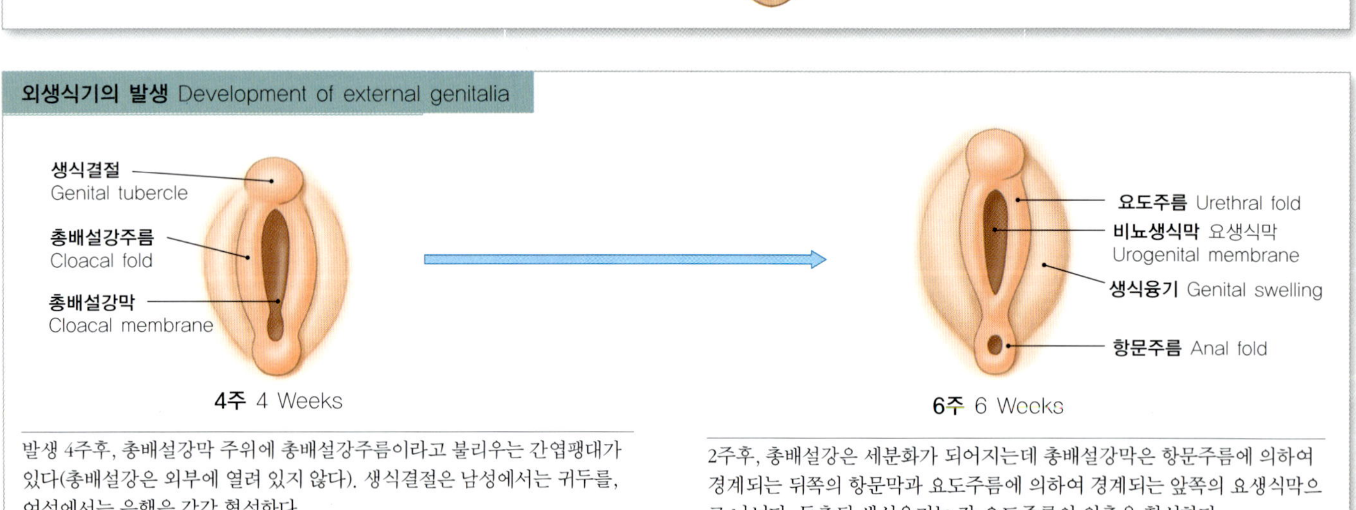

4주 4 Weeks

6주 6 Weeks

발생 4주후, 총배설강막 주위에 총배설강주름이라고 불리우는 간엽팽대가 있다(총배설강은 외부에 열려 있지 않다). 생식결절은 남성에서는 귀두를, 여성에서는 음핵을 각각 형성한다.

2주후, 총배설강은 세분화가 되어지는데 총배설강막은 항문주름에 의하여 경계되는 뒤쪽의 항문막과 요도주름에 의하여 경계되는 앞쪽의 요생식막으로 나뉜다. 돌출된 생식융기는 각 요도주름의 외측을 형성한다.

남성생식기의 발생 Development of the male reproductuve system

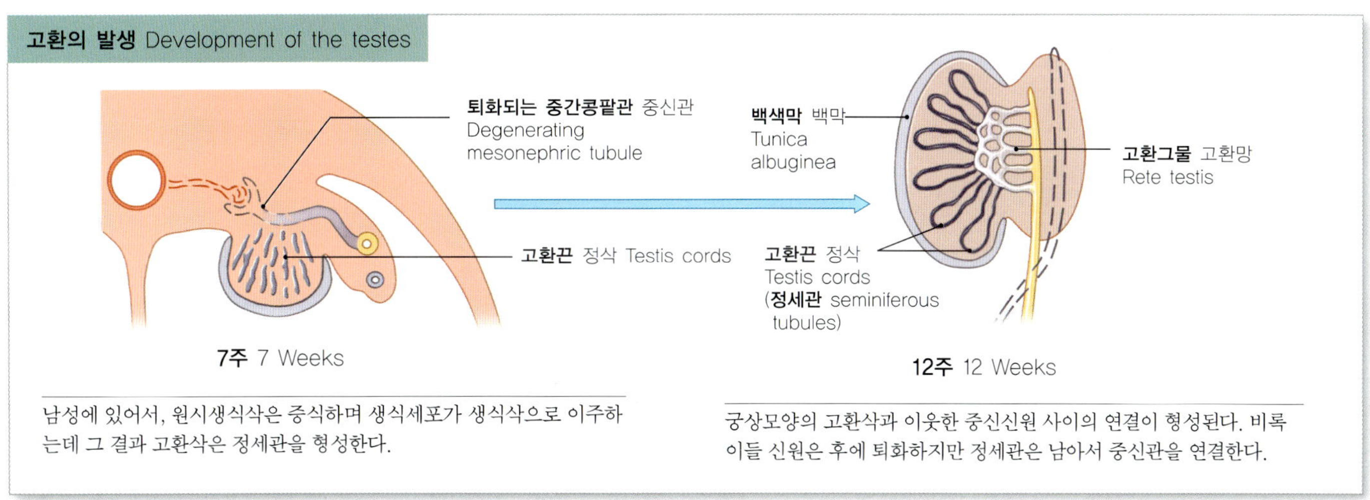

남성에 있어서, 원시생식삭은 증식하며 생식세포가 생식삭으로 이주하는데 그 결과 고환삭은 정세관을 형성한다.

궁상모양의 고환삭과 이웃한 중신신원 사이의 연결이 형성된다. 비록 이들 신원은 후에 퇴화하지만 정세관은 남아서 중신관을 연결한다.

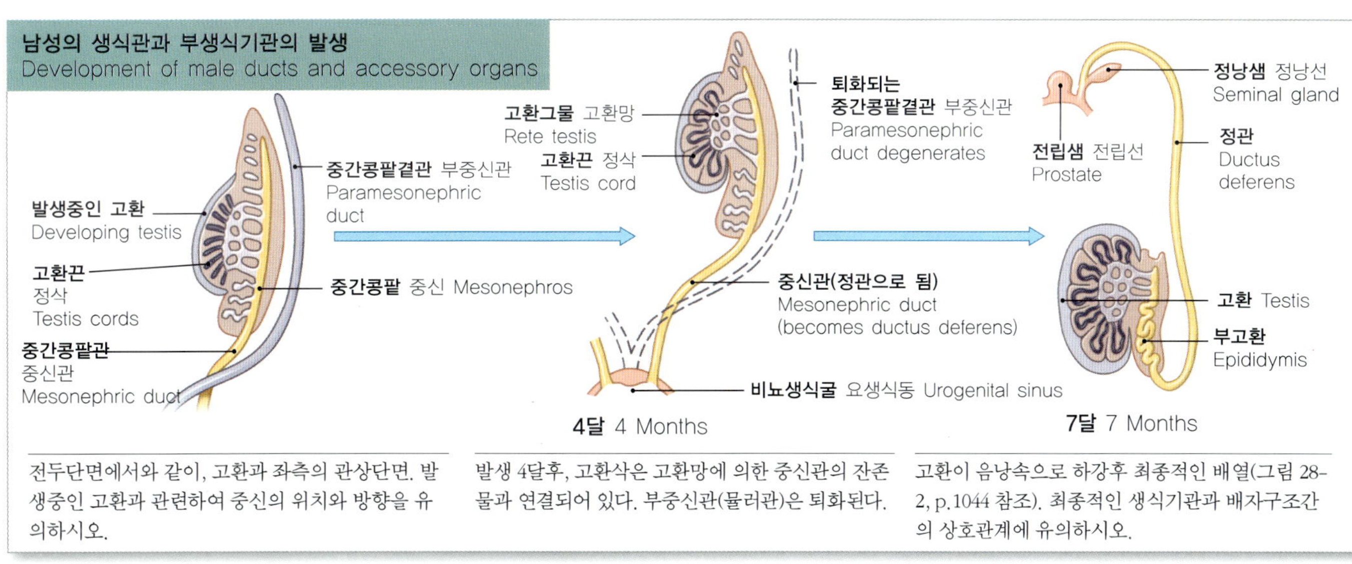

전두단면에서와 같이, 고환과 좌측의 관상단면. 발생중인 고환과 관련하여 중신의 위치와 방향을 유의하시오.

발생 4달후, 고환삭은 고환망에 의한 중신관의 잔존물과 연결되어 있다. 부중신관(뮬러관)은 퇴화된다.

고환이 음낭속으로 하강후 최종적인 배열(그림 28-2, p.1044 참조). 최종적인 생식기관과 배자구조간의 상호관계에 유의하시오.

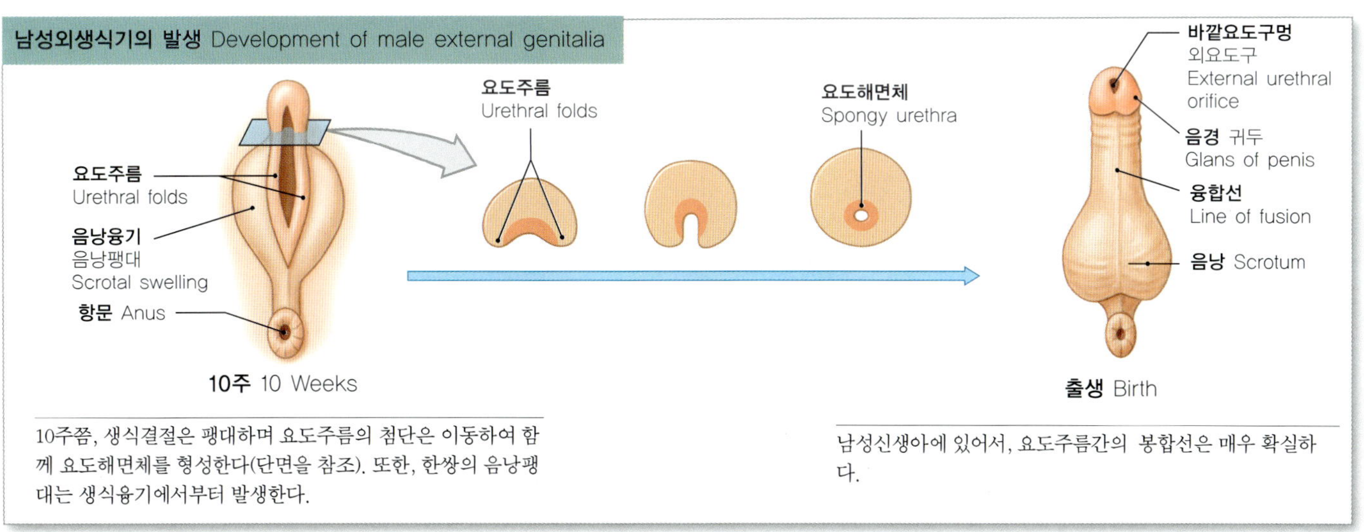

10주쯤, 생식결절은 팽대하며 요도주름의 첨단은 이동하여 함께 요도해면체를 형성한다(단면을 참조). 또한, 한쌍의 음낭팽대는 생식융기에서부터 발생한다.

남성신생아에 있어서, 요도주름간의 봉합선은 매우 확실하다.

여성생식계의 발생 Development of the female reproductuve system

난소의 발생 Development of the ovaries

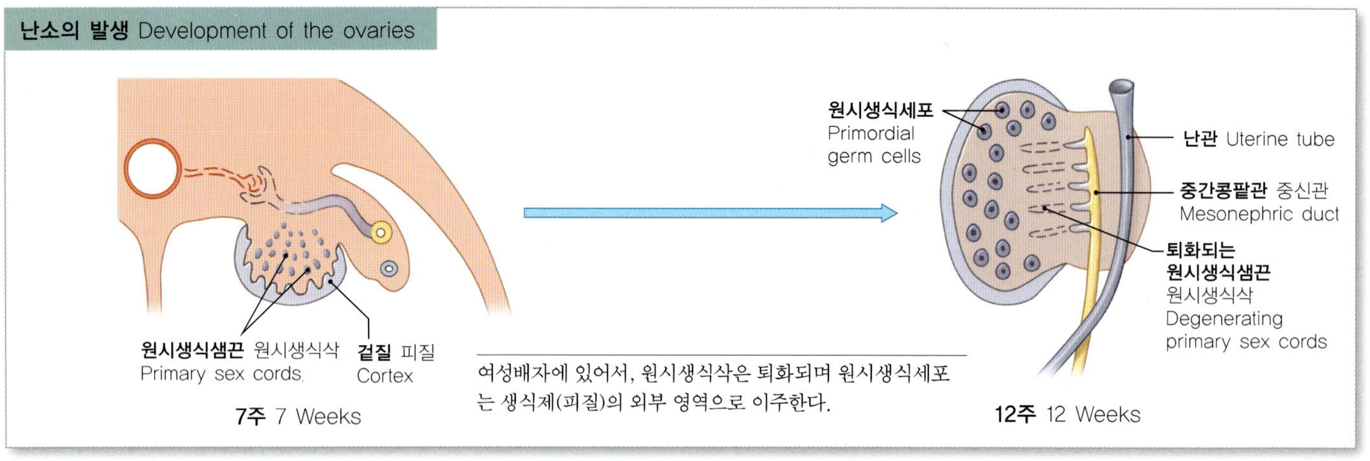

여성배자에 있어서, 원시생식삭은 퇴화되며 원시생식세포는 생식제(피질)의 외부 영역으로 이주한다.

여성생식관과 부생식기관의 발생 Development of female ducts and accessory organs

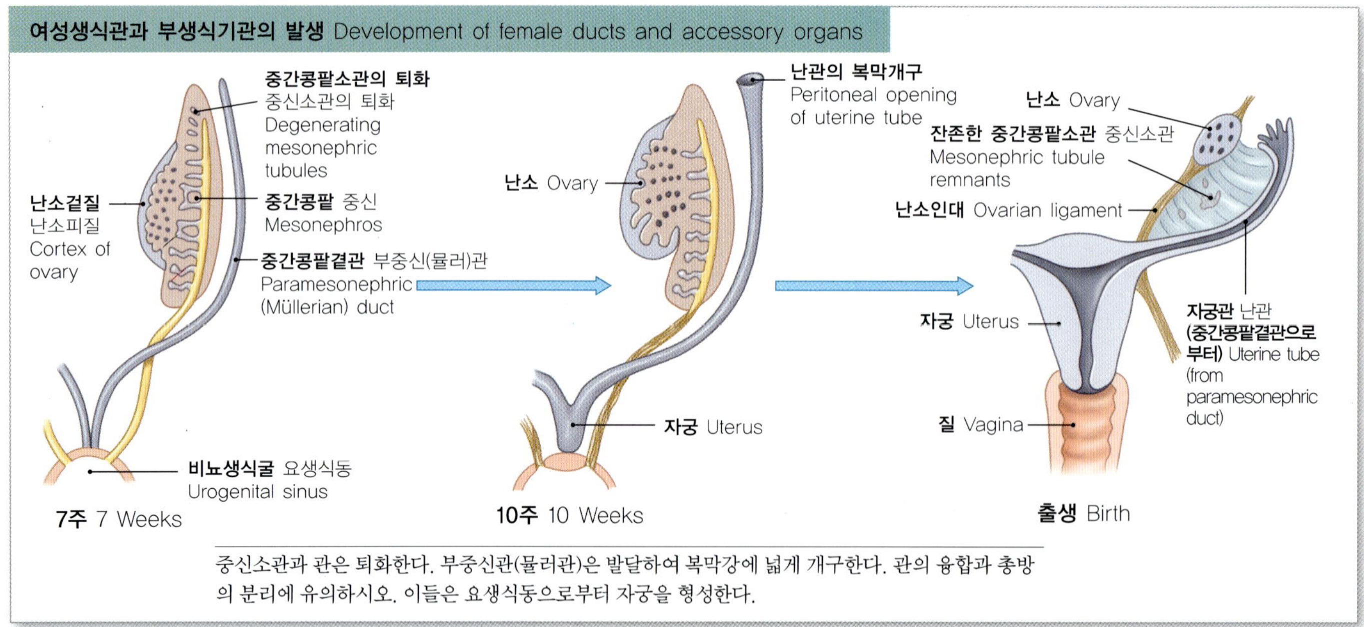

중신소관과 관은 퇴화한다. 부중신관(뮬러관)은 발달하여 복막강에 넓게 개구한다. 관의 융합과 총방의 분리에 유의하시오. 이들은 요생식동으로부터 자궁을 형성한다.

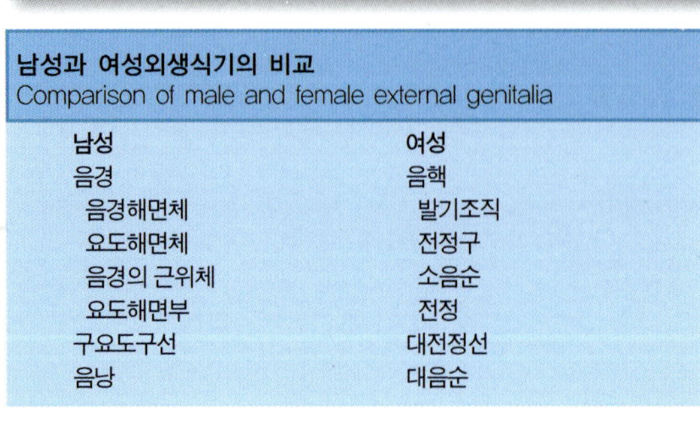

남성과 여성외생식기의 비교
Comparison of male and female external genitalia

남성	여성
음경	음핵
음경해면체	발기조직
요도해면체	전정구
음경의 근위체	소음순
요도해면부	전정
구요도구선	대전정선
음낭	대음순

여성의 외부생식기 발생 Development of female external genitalia

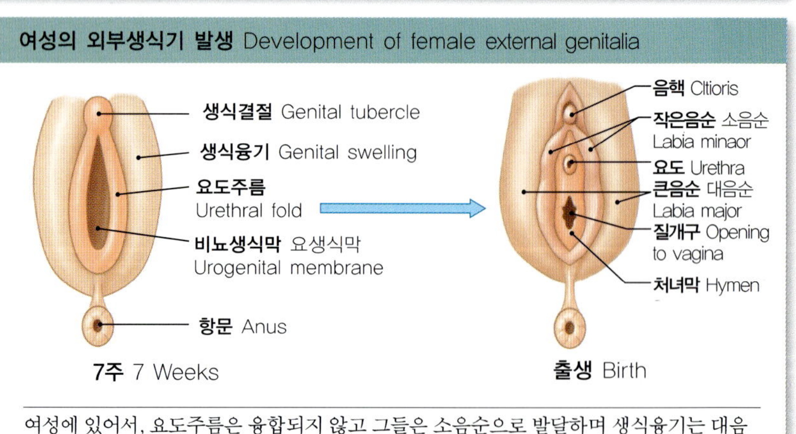

여성에 있어서, 요도주름은 융합되지 않고 그들은 소음순으로 발달하며 생식융기는 대음순을 형성한다. 생식결절은 발달하여 음핵으로 된다. 요도는 음핵의 바로 뒤쪽의 외부로 열리며 처녀막은 요생식막의 동화에 의하여 남아 있다.

| 역자 소개 |

박승택 원광대학교 의과대학 해부학교실
최영자 원광보건대학 방사선과
서영미 원광대학교 간호학과
박충선 목포과학대학 간호과

인체해부학 아·틀·라·스

초판 인쇄 • 2010년 2월 12일
초판 발행 • 2010년 2월 19일

저자 • Frederic H. Martini 외
역자 • 박승택 최영자 서영미 박충선

펴낸이 • 김기봉
펴낸곳 • 메디컬코리아 Medical Korea

주소 • 서울시 영등포구 문래동1가 39번지 센터플러스 1118호
출판등록 • 2005년 12월 7일 제307-2005-50호
전화 • 02-909-3141
팩스 • 02-338-4832
전자우편 • meko7@paran.com
홈페이지 • www.medical-korea.co.kr

* 낙장 및 파본은 교환해 드립니다.
* 본 도서는 무단 전재 및 복제를 법으로 금합니다.

ISBN 978-89-6315-202-8 (93510)

정가 20,000원

|개정판|

인체해부학실습

저 자 박승택 최영자 서영미

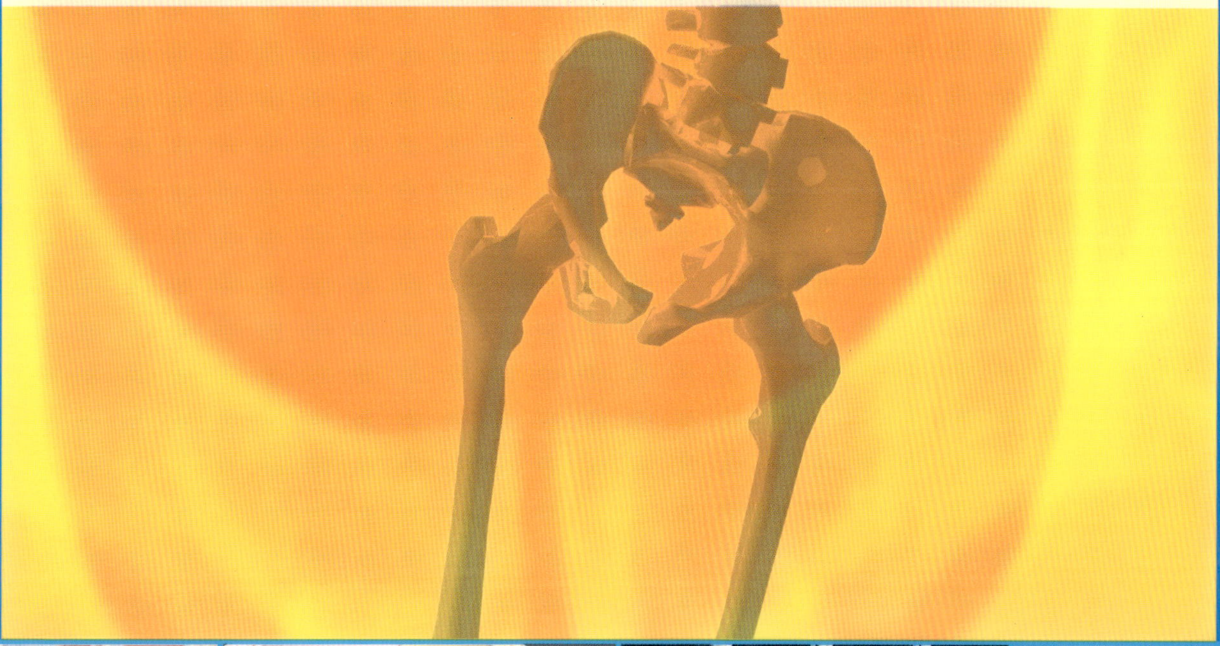

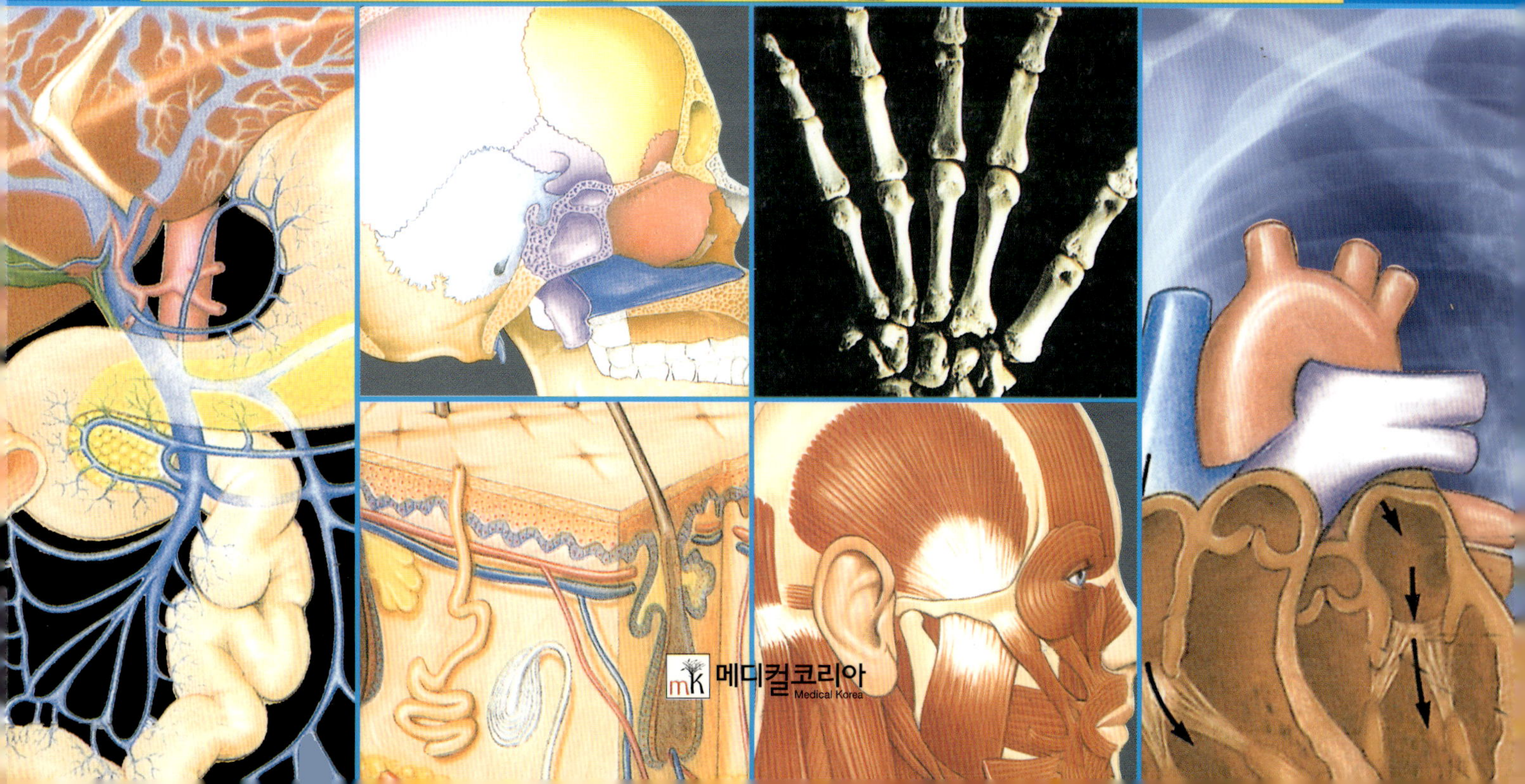

메디컬코리아
Medical Korea